「十三五」国家重点图书出版规划项目

中医古籍名家点评丛书

总主编 ◎ 吴少祯

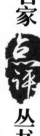

清·乐显扬 ◎ 编撰

黄龙祥 ◎ 点评

勉学堂针灸集成

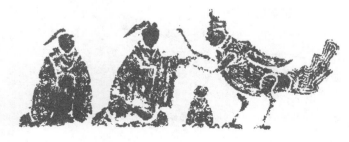

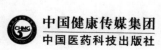
中国健康传媒集团

中国医药科技出版社

图书在版编目（CIP）数据

勉学堂针灸集成/（清）乐显扬编撰；黄龙祥点评. —北京：中国医药科技出版社，2018.12

（中医古籍名家点评丛书）

ISBN 978－7－5214－0625－2

Ⅰ. ①勉⋯　Ⅱ. ①乐⋯ ②黄⋯　Ⅲ. ①针灸学－中国－清代　Ⅳ. ①R245

中国版本图书馆 CIP 数据核字（2018）第 276037 号

美术编辑　陈君杞
版式设计　南博文化

出版　**中国健康传媒集团** | 中国医药科技出版社

地址　北京市海淀区文慧园北路甲 22 号

邮编　100082

电话　发行：010－62227427　邮购：010－62236938

网址　www.cmstp.com

规格　710×1000mm $^1/_{16}$

印张　20 ½

字数　201 千字

版次　2018 年 12 月第 1 版

印次　2018 年 12 月第 1 次印刷

印刷　三河市国英印务有限公司

经销　全国各地新华书店

书号　ISBN 978－7－5214－0625－2

定价　**49.00 元**

《中医古籍名家点评丛书》
编委会

◉ ┃ 出版者的话

　　中医药是中国优秀传统文化的重要组成部分之一。中医药古籍中蕴藏着历代名家的思维智慧与实践经验。温故而知新，熟读精研中医古籍是当代中医继承、创新的基石。新中国成立以来，中医界对古籍整理工作十分重视，因此在经典、重点中医古籍的校勘注释，常用、实用中医古籍的遴选、整理等方面，成果斐然。这些工作对帮助读者精选版本，校准文字，读懂原文方面发挥了良好的作用。

　　习总书记指示，要"切实把中医药这一祖先留给我们的宝贵财富继承好、发展好、利用好"，从而对弘扬中医药学、更进一步继承利用好中医药古籍提出了更高的要求。为此我们策划组织了《中医古籍名家点评丛书》，试图在前人整理工作的基础上，通过名家点评的方式，更进一步凸显中医古代要籍的学术精华，为现代中医药的发展提供借鉴。

　　本丛书遴选历代名医名著百余种，分批出版。所收医药书多为传世、实用，且在校勘整理方面已比较成熟的中医古籍。其中包括常用经典著作、历代各科名著，以及古今临证、案头常备的中医读物。本丛书致力于将现有相关的最新研究成果集于一体，使之具备版本精良、校勘细致、内容实用、点评精深的特点。

参与点评的学者，多为对所点评古籍研究有素的专家。他们学验俱丰，或精于临床，或文献功底深厚，均熟谙该古籍所涉学术领域的整体状况，又对其书内容精要揣摩日久，多有心得。本丛书的"点评"，并非单一的内容提要、词语注释、串讲阐发，而是抓住书中的主旨精论、蕴含深义、疑惑谬误之处，予以点拨评议，或考证比堪，溯源寻流。由于点评学者各有专擅，因此点评的形式风格也或有不同。但其共同之点是有益于读者掌握、鉴识所论医籍或名家的学术精华，领会临床运用关键点，解疑破惑，举一反三，启迪后人，不断创新。

　　我们对中医药古籍点评工作还在不断探索之中，本丛书可能会有诸多不足之处，亟盼中医各科专家及广大读者给予批评指正。

中国医药科技出版社

2017年8月

　　作为毕生研读整理、编纂古今中医临床文献的一员，前不久，我有幸看到张同君编审和全国诸多相关教授专家们合作编撰《中医古籍名家点评丛书》的部分样稿。感到他们在总体设计、精选医籍、订正校注，特别是名家点评等方面卓有建树，并能将这些名著和近现代相关研究成果予以提示说明，使古籍的整理探索深研，呈现了崭新的面貌。我认为特别能让读者在系统、全面传承中，有利于加强对丛书所选名著学验主旨的认识。

　　在我国优秀、靓丽的文化中，岐黄医学的软实力十分强劲。特别是名著中的学术经验，是体现"医道"最关键的文字表述。

　　《礼记·中庸》说："道也者，不可须臾离也。"清代徽州名儒程瑶田说："文存则道存，道存则教存。"这部丛书在很大程度上，使医道和医教获得较为集中的"文存"。丛书的多位编集者在精选名著的基础上，着重"点评"，让读者认识到中医药学是我国优秀传统文化中的瑰宝，有利于读者在系统、全面的传承中，予以创新、发展。

　　清代名医程芝田在《医约》中曾说："百艺之中，惟医最难。"特别是在一万多种古籍中选取精品，有一定难度。但清代造诣精深的名医尤在泾在《医学读书记》中告诫读者说："盖未有不师古而有济于今者，亦未有言之无文而能行之远者。"这套丛书的"师古济今"十分昭著。中国医药科技出版社重视此编的刊行，使读者如获宝璐，今将上述感言以为序。

中国中医科学院

余瀛鳌

2017年8月

目录 | Contents

全书点评 ……………………………………………… 1

整理说明 ……………………………………………… 6

勉学堂针灸集成卷一 …………………………… 1

制九针法 ……………………………………………… 1

炼针法 ………………………………………………… 2

四时针法 ……………………………………………… 2

针刺浅深法 …………………………………………… 3

火针法 ………………………………………………… 3

点穴法 ………………………………………………… 3

量分寸法 ……………………………………………… 4

制艾法 ………………………………………………… 6

作艾炷法 ……………………………………………… 6

取火法 ………………………………………………… 6

下火灸时法 …………………………………………… 7

灸法 …………………………………………………… 7

壮数多少法 …………………………………………… 8

发灸疮法 ……………………………………………… 8

疗灸疮法 ……………………………………………… 9

调养法 ·· 10

针灸不可并施·· 10

不耐针灸 ·· 11

用针须合天时 ·· 11

针补泻法 ·· 12

用针宜审顺逆 ·· 13

五夺勿用针泻 ·· 13

针法有泻无补 ·· 14

灸补泻法 ·· 14

针灸禁忌 ·· 14

针要得术 ·· 15

针有上工中工 ·· 15

针入着肉 ·· 16

针灸法 ·· 16

禁忌 ··· 17

灸后治法 ·· 17

禁针穴 ·· 17

禁灸穴 ·· 18

别穴 ··· 18

募穴 ··· 23

原穴 ··· 23

会穴 ··· 23

讹穴 ··· 24

五脏总属证 ·· 24

一身所属脏腑经 ···································· 25

五脏六腑属病 ······································ 26

十四①经抄穴 ………………………………… 28

　手太阴肺经 …………………………………… 28

　手阳明大肠经 ………………………………… 29

　足阳明胃经 …………………………………… 29

　足太阴脾经 …………………………………… 30

　手少阴心经 …………………………………… 31

　手太阳小肠经 ………………………………… 31

　足太阳膀胱经 ………………………………… 32

　足少阴肾经 …………………………………… 34

　手厥阴心包经 ………………………………… 34

　手少阳三焦经 ………………………………… 35

　足少阳胆经 …………………………………… 35

　足厥阴肝经 …………………………………… 37

　督脉 …………………………………………… 37

　任脉 …………………………………………… 38

十二经井荥腧经合旁通 ………………………… 39

十五络②所生病 ………………………………… 40

脉病有是动有所生病 …………………………… 42

脉有经脉络脉孙络脉 …………………………… 42

十二经血气多少 ………………………………… 43

十二经行度部分 ………………………………… 43

气行有街 ………………………………………… 44

针法有巨刺缪刺散刺 …………………………… 44

奇经八脉 ………………………………………… 45

子午八法 ………………………………………… 46

① 十四：原作"十二"，《针灸经验方》同，据正文中实际载有十四经穴改。

② 络：原作"路"，据正文改。

子午流注 ·· 47

五脏六腑所属五腧五行 ··············· 47

五脏六腑有疾当取十二原 ············ 48

脏腑要穴 ·· 49

六合所出所入 ·································· 49

足三焦别脉 ······································ 50

八①会穴 ·· 50

六经标本 ·· 50

人身四海腧穴 ·································· 51

大接经 ··· 51

主病要穴② ·· 52

禁针灸 ··· 52

奇穴 ·· 54

别穴 ·· 56

诸药灸法 ·· 59

鸡足针法 ·· 60

择针灸吉日法 ·································· 60

太乙徙立于中宫朝八风占吉凶 ··· 61

九宫图 ··· 62

身形应九野 ······································ 63

太乙游八节日数 ······························ 63

九宫尻神图 ······································ 67

逐日人神所在 ································· 67

每月诸神值日避忌旁通图 ············ 68

针灸吉日 ·· 69

针灸忌日 ·· 69

① 八：原作"入"，据正文改。

② 大接经、主病要穴：原作一条，据正文分作二条。

坐向法 …………………………………………………………………… 69

勉学堂针灸集成卷二 ……………………………………………… 70

折量法 …………………………………………………………………… 70

头部 ……………………………………………………………………… 70

背部 ……………………………………………………………………… 70

膺部 ……………………………………………………………………… 71

腹部中行 ………………………………………………………………… 71

头面部 …………………………………………………………………… 72

耳部 ……………………………………………………………………… 73

目部 ……………………………………………………………………… 73

口部 ……………………………………………………………………… 74

鼻部 ……………………………………………………………………… 75

咳嗽 ……………………………………………………………………… 75

咽喉 ……………………………………………………………………… 76

颊颈 ……………………………………………………………………… 77

齿部 ……………………………………………………………………… 78

心胸 ……………………………………………………………………… 78

腹胁 ……………………………………………………………………… 80

肿胀 ……………………………………………………………………… 80

针中脘穴手法 …………………………………………………………… 81

积聚 ……………………………………………………………………… 83

手臂 ……………………………………………………………………… 83

腰背 ……………………………………………………………………… 85

脚膝 ……………………………………………………………………… 86

风部 ……………………………………………………………………… 87

癫痫 ……………………………………………………………………… 89

厥逆 ……………………………………………………………………… 91

急死 …………………………………………………… 91

痢疾 …………………………………………………… 92

痔疾 …………………………………………………… 92

阴疝 …………………………………………………… 93

霍乱 …………………………………………………… 94

疟疾 …………………………………………………… 95

虚劳 …………………………………………………… 96

劳瘵 …………………………………………………… 96

四花穴 ………………………………………………… 97

食不化 ………………………………………………… 98

黄疸 …………………………………………………… 98

疮肿 …………………………………………………… 99

骑竹马穴法 …………………………………………… 100

五逆症察色 …………………………………………… 101

回骨症 ………………………………………………… 102

诸药灸痈疽法 ………………………………………… 103

痈疽疔疖瘰疬等疮八穴灸法 ………………………… 105

瘰疬 …………………………………………………… 106

蛊毒 …………………………………………………… 107

眠睡 …………………………………………………… 107

内伤瘀血 ……………………………………………… 108

消渴 …………………………………………………… 108

汗部 …………………………………………………… 108

伤寒及瘟疫 …………………………………………… 109

大小便 ………………………………………………… 111

身部 …………………………………………………… 112

呕吐 …………………………………………………… 113

妇人 …………………………………………………… 113

乳肿 ……………………………………………… 115

小儿 ……………………………………………… 116

五痫 ……………………………………………… 118

杂病 ……………………………………………… 119

九宫数 …………………………………………… 120

每月诸神值日避忌旁通图 …………………… 121

太乙游八① ……………………………………… 122

内景篇针灸② …………………………………… 122

外形篇针灸③ …………………………………… 126

杂病篇针灸④ …………………………………… 134

勉学堂经穴详集卷三 …………………… 147

手太阴肺经 ……………………………………… 147

十二经脉流注腧穴 ……………………………… 150

手太阴肺经流注 ………………………………… 151

手太阴肺经左右凡二十二穴 ………………… 151

手阳明大肠经 …………………………………… 153

手阳明大肠经流注 ……………………………… 157

手阳明大肠经左右凡四十穴 ………………… 157

足阳明胃经 ……………………………………… 160

足阳明胃经流注 ………………………………… 169

足阳明胃经左右凡九十穴 …………………… 170

足太阴脾经 ……………………………………… 174

足太阴脾经流注 ………………………………… 178

① 八：原作"入"，正文同，据《针灸经验方》改。

② 内景篇针灸：原脱，据正文补。

③ 外形篇针灸：原脱，据正文补。

④ 杂病篇针灸：原脱，据正文补。

足太阴脾经左右凡四十二穴 ······ 179

手少阴心经 ······ 181

手少阴心经流注 ······ 182

手少阴心经左右凡一十八穴 ······ 183

手太阳小肠经 ······ 184

手太阳小肠经流注 ······ 187

手太阳小肠经左右凡三十八穴 ······ 187

足太阳膀胱经 ······ 189

足太阳膀胱经流注 ······ 201

足太阳膀胱经左右凡一百二十六穴 ······ 202

勉学堂经穴详集卷四 ······ 209

足少阴肾经 ······ 209

足少阴肾经流注 ······ 214

足少阴肾经左右凡五十四穴 ······ 214

手厥阴心包络①经 ······ 217

手厥阴心包经流注 ······ 219

手厥阴心包经左右凡一十八穴 ······ 220

手少阳三焦经 ······ 221

手少阳三焦经流注 ······ 225

手少阳三焦经左右凡四十六穴 ······ 225

足少阳胆经 ······ 228

足少阳胆经流注 ······ 234

足少阳胆经左右凡九十穴 ······ 235

足厥阴肝经 ······ 239

足厥阴肝经流注 ······ 242

---

① 络：原脱，据正文补。

足厥阴肝经左右凡二十六穴 ················· 243

任脉 ·· 245

任脉流注及孔穴 ······························· 252

督脉 ·· 254

督脉流注及孔穴 ······························· 260

经外奇穴 ·· 263

　头部 ·· 263

　面部 ·· 264

　颈项部 ·· 265

　膺部 ·· 266

　腹部 ·· 267

　背部 ·· 268

　手部 ·· 270

　足部 ·· 273

　阴部 ·· 276

禁针穴目录① ····································· 277

　禁针穴 ·· 277

禁灸穴目录② ····································· 279

　禁灸穴 ·· 279

后记 ·· 282

① 禁针穴目录：原脱，据正文补。

② 禁灸穴目录：原脱，据正文补。

　　《勉学堂针灸集成》，4 卷，前二卷名"针灸集成"，后二卷名"经穴详集"，严格来说，该书实由这两种独立的书组成的合集，原无总书名。鉴于古代合集丛刊无总书名者每以第一种书名为总书名，并且本书的总目录以"勉学堂针灸集成总目录"为题总括了全书四卷两种书的全部内容，故本次整理确定以《勉学堂针灸集成》为总书名。

　　本书经承淡安《中国针灸治疗学》的转引对当代针灸学产生了一定的影响。但由于该书无序、无凡例、作者及编撰年代皆不明，在很大程度上影响了后人对它的正确理解，以及对该书价值和意义的认识。

一、成书背景

　　北京同仁堂的创始人乐显扬于康熙年间在太医院任职，掌管图书，得见当时刚入藏的朝鲜医籍《东医宝鉴》《针灸经验方》，遂将《针灸经验方》全书抄录，而将《东医宝鉴》的针灸专篇及散见各卷的针灸方全部抄录，合抄一部书名题曰《东医针灸经验方》；又从当时太医院藏书中选取了一部载录针灸学内容较全面的中国医籍《类经图翼》，最后利用近水楼台之便，目测折量明正统针灸铜人的腧穴定位，编撰了详细的 354 穴的点穴文本。又精心设计了非常实用的针灸学框架和腧穴学的理论框架，并以《东医宝鉴》《针灸经验方》《类经图翼》三部前人的著作，以及自撰的明正统针灸铜人的点穴文本为素材，完成了《针灸集成》和《经穴详集》两部书的编撰。

在清康熙间仿制明正统铜人是一件大事，一般人想都不敢想，很可能正是因为《勉学堂针灸集成》书中插入了明正统铜人的点穴文本，为免麻烦和保密，这部费尽心血，精心编撰、别有新意的针灸专书才故意不请名人撰序，也不题编撰者。

二、价值与影响

《勉学堂针灸集成》最大的文献价值在于完整载录了明正统铜人的点穴文本，其腧穴定位文字中大量出现的是"大些""小些""微上""微下""微高些""微向内""二寸少""五寸大些""一寸微外些""横开一寸大些"等这类明显带有目测性质的字眼，对于穴与穴之间相对位置关系的描述特别详细，与我们常见的腧穴文献的体例完全不同，所描述的腧穴位置以及相邻腧穴位置关系与现藏于圣彼得堡国立艾尔米塔什博物馆的明正统铜人腧穴定位完全吻合。说明这是一份目测正统铜人描述腧穴定位的文献，而且也是传世针灸文献中现知的唯一一种直接根据针灸铜人描述腧穴部位的文献。该文本不仅是乐氏当年仿制明正统铜人的关键文本和考试学徒取穴的依据，更于300多年后成为鉴定和仿制明正统铜人的关键文本，正是借助这一珍贵文献，再核照明正统石刻《铜人图经》文本，成功而准确地辨认出了现藏于圣彼得堡国立艾尔米塔什博物馆的明正统铜人上的全部穴名，解决了这一原以为无法完美解决的难题。从而也重新赋予了明正统铜人在腧穴定位上的学术生命。

同时这份非常珍贵的文本，其腧穴定位的表述方法对于当今的国家标准《经穴部位》修订很有启示：对于腧穴定位的描述应注意与相邻穴的位置关系的说明，即古人所谓"取五穴用一穴而必端"，尽可能减少由于文字表述的局限性、人体形状的不规则性以及人体不同部位取穴折量单位长度的不一致性所造成的对同一腧穴定位描述文字不同理解的可能性。

《勉学堂针灸集成》的文献价值还在于完整辑录了朝鲜许任《针灸经验方》一书。《针灸集成》所撰用的三部书中，《针灸经验方》一书在中国境内极少流传，当代中国针灸人几乎都是通过《勉学堂针灸集成》才得以接触该书的内容。经考察，当今针灸教材及工具书凡引《集成》文字几乎全出自该书引录《针灸经验方》的部分；今人对于《勉学堂针灸集成》学术价值的好评实际也是针对其中《针灸经验方》部分①，针灸医生在临床应用该书的效穴验方也出自这部分，例如国内最早重新发现干针疗法并用于临床的报道也是源出自《勉学堂针灸集成》②，只是人们毫不察觉所引用的文字实源出于朝鲜针灸古籍。

该书对于晚清、民国时期的针灸学也产生了一定影响：晚清周树冬的《金针梅花诗钞》、民国承淡安的代表作《中国针灸治疗学》皆以《勉学堂针灸集成》作为重要参考文献③。

三、学习要点

1. **理解理论框架**　乐显扬以《东医宝鉴》《针灸经验方》和《类经图翼》三书针灸内容为素材，构建了一个非常实用的针灸学框架和腧穴学的详集。其针灸学框架体现在第一、第二卷《针灸集成》，内容包括针具与刺灸法；经脉、经穴理论；经脉、脏腑辨证；诊疗原则及禁忌以及各科病症的治疗，并完整辑录《东医宝鉴》书中针灸方附于卷末。腧穴学部分见于第三、第四卷《经穴详集》，包括十四经穴、奇穴和禁针禁灸穴，内容系统而完整，全书有总论有各论，有详

---

① 盛燮荪，崔增骅，江一平. 略论《针灸集成》的学术成就［J］. 北京中医，1986（5）：52－53.
② 江一平. 针灸肩臂痛病案介绍［J］. 江苏中医，1963（1）：26－27.
③ 《中国针灸治疗学》一书的腧穴主治实录自《勉学堂针灸集成》，而承淡安皆未标明出处，我的博士生王勇通过逐条逐字对照而确认了这一事实。

有略，针灸学的理、法、方、穴齐备，又显得非常实用。读此书如果不能首先领会编者的设计意图，把握贯穿全书的针灸学和腧穴学两套框架，则不得其要，流散无穷。

2. **理解编排体例** 该书在编排上有三点比较特殊：第一，对于所辑录的《东医宝鉴》《针灸经验方》和《类经图翼》三书中相重复的文字，包括篇名的重复，既不删重，也不改编，而是依原书完整保留。这并不是编者的失误，而是古代类书或全书的一种体例，以往人们正因为不识此例，在校勘整理《勉学堂针灸集成》时多将此类重文删去，大误。第二，在采用文献上的辑录、合编之例，例如卷四"禁针穴目录""禁针穴""禁灸穴目录""禁灸穴"四篇皆系从《类经图翼》所载十四经穴中的禁针、禁灸穴一个个辑出而得，而不是直接抄录现成的原文；又卷四"经外奇穴"篇的框架采用的是《类经图翼》卷十"奇俞类集"，而内容则分别出自《类经图翼》《东医宝鉴》和《针灸经验方》三书，特别是其中部分奇穴还是从《针灸经验方》所载之针灸方中辑录、改编而成，这实际上已经超出了编辑的范畴，而是一种再创造的工作。第三，所录《东医宝鉴》，特别是《针灸经验方》文字，夹有朝鲜语注释，这些文字在《勉学堂针灸集成》中被处理为墨钉。按古籍版刻惯例，墨钉一般用来表示缺字，所以乐显扬的这一处理方式显得很特别，若不是寻得《针灸经验方》初刻本，很难破解。以往由于人们不明该书体例，不懂编者的设计意图，直接导致在整理此书时妄改误删，歪曲了编者的本义，破坏了原书的结构。

3. **理清原文出处** 《勉学堂针灸集成》除卷三插入的明正统铜人腧穴定位的点穴文本外，其余文字皆分别辑自《东医宝鉴》《针灸经验方》和《类经图翼》三书。由于编者在辑录这些文字时皆未标明出处（这与唐代孙思邈《备急千金要方》的体例相同），后人也未认真考察（由于《针灸经验方》在中国仅有太医院收藏，一般人也难以得见，客观上也限制了考察文献出处的可能性），不仅影响了人们对于此书的正确理解和正确评价，而且直接在校勘整理该书时带来极大的盲目性。因此，对于《勉学堂针灸集成》一书，不论是阅读还是校勘，理清文献出处都是至关重要的。

黄龙祥

2018 年 5 月

1. **关于版本考察和底本的选择** 1991 年中医古籍出版社出版《全国中医图书联合目录》所著录五种刻本，经考察实际都是同一版的不同时期的印本，只是在重印过程中递有修补或作伪（考证详见本书《校后记》）。故此次整理采用北京图书馆藏清康熙初刻本的早期印本为底本。

2. **关于校注** 鉴于现存刻本皆为同一版的不同时期印本，故对校的意义不大，校勘当以他校为主，辅以本校和理校。查明文献出处乃正确应用他校法的前提，同时也是正确理解全书的重要条件，经考察本书系采用《东医宝鉴》《针灸经验方》《类经图翼》、明正统针灸铜人点穴文本，通过不同的编辑方式编撰而成，故以上述四种文本作他校资料，并于"点评"项下一一注明文献出处，以及采用文献的方式。

3. **关于文字处理** 凡繁简字、古今字、俗字改为通用字，如藏府→脏腑；写→泻；横文→横纹；四支→四肢之类。而有些古籍十分常用的通假字未改，如"努肉""足指"之类；又因为原书为竖排，故原文中表示"前文"意思的"右"，均改为"上"字。

4. **关于编排体例** 原书标明出处的文字以及注文均排小字；但底本中有些小字明显不是注文的，均排大字；原书中用作间隔符号的"〇"照录。

勉学堂针灸集成卷一

制九针法

《内经》曰：虚实之要，九针最妙者，为其各有所宜也。注云：热在头身，宜镵针；分肉气满，宜圆针；脉气虚少，宜锃针；泻热出血、发泄痼病，宜锋针；破痈肿出脓血，宜铍针；调阴阳、去暴痹，宜圆利针；治经络中痛痹，宜毫针；痹深居骨解、腰脊、节腠之间者，宜长针；虚风舍于骨解、皮肤之间者，宜大针。此之谓各有所宜也。针形有九，叙之于下。

一曰镵针　长一寸六分，头大末锐，主泻阳气。《灵枢》○平半寸，长一寸六分，头大末锐，主热在头分。《易老》

二曰圆针　长一寸六分，针如卵形，揩摩分间，不得伤肌肉，以泻分气。《灵枢》○锋如卵形肉分气病，宜用此。《易老》

三曰锃针　长三寸半，锋如黍粟之锐，主按脉勿陷，以致其气。《易老》○脉气虚少者宜此。《易老》

四曰锋针　长一寸六分，刃三隅，以发痼疾。《易老》○泻热出血，发泄痼疾。《易老》

五曰铍针　长四寸，广二分半，末如剑锋，以取大脓。《易老》○一名破针，用以破痈肿出脓血。《易老》

六曰圆利针　长一寸六分，大如氂，且圆且锐，中身微大，以取暴气。《易老》○尖如毫且圆利，调阴阳，去暴气。《易老》

七曰毫针　长三寸六分，尖如蚊虻喙，静以徐往，微以久留，以

取痛痹。《易老》　尖如蚊虻喙，调经络，去痛痹。《易老》

　　八曰长针　长七寸，锋利身薄，可以取远痹。《易老》○锋利，故取痹深居骨解、腰脊、节腠之间者。《易老》

　　九曰大针　长四寸，尖如挺，其锋微圆，以泻机关之水。《易老》○一名焠针，取风虚舍于骨解、皮肤之间者。《易老》

　　【**点评**】此篇文字录自《东医宝鉴·针灸篇》。

炼针法

　　取久用马衔铁，作针最妙。《精要》○煮针取乌头、巴豆肉各一两，麻黄五钱，木鳖子肉十个，乌梅五个，上将针药同入银石器内，水煮一日，出，洗之；再用止痛药没药、乳香、当归、花蕊石各半两，又如前水煮一日，取出，以皂角水洗之；再于犬肉内煮一日，仍用瓦屑打磨净端直，松子油涂之，常近人气为妙。《得效》

　　【**点评**】此篇文字录自《东医宝鉴·针灸篇》。

四时针法

　　春气在经脉，夏气在孙络，长夏气在肌肉，秋气在皮肤，冬气在骨髓中。是故邪气者，常随四时之气血而入客也，必从其经气辟除其邪，则乱气不生，反之则生乱气相淫并焉。《内经》○病有浮沉，刺有浅深，各至其理，无过其道，过之则内伤，不及则生外壅，壅①则邪从之。浅深不得，反为大贼，内动五脏，后生大病。《内经》○春夏刺

---

　　① 壅：原脱，据《素问·刺要论》补。

浅，秋冬刺深者，盖春夏阳气在上，人气亦在上，故当浅刺之；秋冬阳气在下，人气亦在下，故当深取之也。《难经》

【点评】此篇文字录自《东医宝鉴·针灸篇》。

针刺浅深法

足阳明刺深六分，留十呼；足太阳刺深五分，留七呼；足少阳刺深四分，留五呼；足太阴刺深三分，留四呼；足少阴刺深二分，留三呼；足厥阴刺深一分，留二呼；手之阴阳，其受气之道，近其气之来疾，其刺深者皆无过二分，其留皆无过一呼。《灵枢》〇凡上体及当骨处，针入浅而灸宜少；凡下体及肉厚处，针可入深，灸多无害。《入门》

【点评】此篇文字录自《东医宝鉴·针灸篇》。

火针法

性畏艾灸者，当用火针。以针置火中令热，刺之，即火针也。《资生》〇凡诸穴忌灸之处，以针置火中令热，缪刺之，即效，乃知火不负人之说。《资生》〇《内经》有燔针法，即火针也。《内经》

【点评】此篇文字录自《东医宝鉴·针灸篇》。

点穴法

凡点穴时，须得身体平直，四肢无令拳缩，坐点无令俯仰，立点

无令倾侧。孔穴不正，则徒烧其肌肉，虚忍痛楚，无益于事。《千金》
○凡点穴，坐点则坐灸，立点则立灸，卧点则卧灸，坐立皆宜端直，
若一动则不得真穴。《入门》○古者用绳度量，绳多出缩，取穴不准。
今以薄竹片点量分寸，疗病准的。亦有用蜡纸条量者，但薄篾易折，
蜡纸亦粘手，惟取稻秆心量却易，尤胜于用纸之伸缩也。《资生》○人
有老少，体有长短，肤有肥瘦，皆须精思商量，准而折之。又以肌
肉、纹理、节解、缝会、宛陷之中及以手按之病者快然，如此子细①
安详用心者，乃得真穴耳。《千金》○吴蜀多行灸法，有"阿是穴"之法，
言人有病，即令捏其上，若果当其处，不问孔穴，下手即得便快，即
云"阿是"，灸刺皆验，《入门》云"天应"穴是也。《资生》

【点评】此篇文字录自《东医宝鉴·针灸篇》。

量分寸法

取病人男左女右中指第二节内，度两横纹相去为一寸，应取穴及
作炷分寸，并依此法。《局方》 取男左女右中指第二节内庭两横纹相
去为一寸，是谓同身寸，疗病多愈。今以为准的。《铜人》曰：取中
指内纹为一寸，《内经》曰：同身寸是也。《资生》○窦汉卿同身寸法，
以中指、大指相屈如环，取内侧交两角为一寸。○取中指内侧为同身
寸者，大法也。若取头部、膺腧部、背部、腹部同身寸外，又各有活
法，不可执一也。《纲目》○手足部并用同身寸取之。《神应》

头部寸 前发际至后发际折作十二节，为一尺二寸。○前发际不
明者，取眉心上行三寸；后发际不明者，取大椎上行三寸；前后发际
不明者，共折作一尺八寸。《神应》○头部横寸，以眼内眦角至外眦角
为一寸，并同此法。○神庭至曲差，曲差至本神，本神至头维，各一

---

① 子细：即"仔细"，下同。

寸半，自神庭至头维共四寸半。《神应》

膺腧部寸　两乳横折作八寸，并用此法取之。自天突至膻中，直折作六寸[①]八分，下行一寸六分为中庭，上取天突，下至中庭，共折作八寸四分。《神应》

背部寸　大椎穴下至尾骶骨，共二十一椎，通折作三尺。〇上七椎，每椎一寸四分一厘，共九寸八分七厘。〇中七椎，每椎一寸六分一厘，十四椎前与脐平，共二尺一寸一分四厘。〇下七椎，每椎[②]一寸二分六厘。〇背第二行挟脊各一寸半，除脊一寸，共折作四寸，分两旁。〇背第三行挟脊各三寸，除脊一寸，共折作七寸，分两旁。《神应》

腹部寸　自中行心蔽骨下至脐，共折作八寸。人若无心蔽骨者，取歧骨下至脐心，共折作九寸。〇脐中至毛际横骨，折作五寸取之。〇膺部、腹部横寸，并用乳间八寸法取之。《神应》

人身尺寸　人有长七尺五寸者，发以下至颐一尺。〇结喉至髑骬_{鸠尾骨也}一尺三寸。〇髑骬至天枢八寸。〇天枢_{穴名}至横骨六寸半。〇横骨至内辅上廉一尺八寸。〇内辅上廉至下廉三寸半。〇内辅下廉至内踝一尺三寸。〇内踝至地三寸。〇又膝腘至跗属一尺六寸。〇跗属至地三寸。〇又肩至肘一尺七寸。〇肘至腕一尺二寸半。〇腕至中指本节四寸。〇本节至末四寸半。《灵枢》

一夫法　凡量一夫之法，覆手并舒四指，对度四指上下节，横过为一夫也。《资生》

【**点评**】此篇文字录自《东医宝鉴·针灸篇》。

───────────────

① 寸：原作"字"，据《东医宝鉴·针灸篇》改。
② 椎：原脱，《东医宝鉴·针灸篇》同，据上下文例补。

制艾法

艾叶主灸百①病。三月三日、五月五日，采叶暴干，以覆道者为佳，经陈久方可用。《入门》○端午日，日未出时，于艾中以意求其似人者，辄采之以灸，殊有效。又云：三月三日艾，用灸极妙。《类聚》○取陈久黄艾叶，不以多少入臼内，用木杵轻捣令熟，以细筛②隔去青滓，再捣再筛，直至柔细黄熟为度用之。《局方》○艾熟捣，去青取白，入硫黄揉之，用尤妙。《入门》

【点评】此篇文字录自《东医宝鉴·针灸篇》。

作艾炷法

艾炷，根下广三分，长亦三分。若减此，则不覆孔穴，不中经脉，火气不行，亦不能除病。强壮人亦可稍增令大，小儿则可如小麦大或如雀粪大。《局方》艾炷依小竹箸头作之，其病脉，粗细状如巨线，但令当脉灸之，艾炷虽小，亦能愈疾。如腹内疝瘕、痃癖、气块、伏梁等疾，惟须大艾炷也。《入门》

【点评】此篇文字录自《东医宝鉴·针灸篇》。

取火法

古来用火灸病，忌八般木火，松、桑、枣、柏、竹、枳、榆、

---

① 百：原作"者"，据《东医宝鉴·针灸篇》改。
② 筛：原作"师"，据《东医宝鉴·针灸篇》改。

橘。今则不用木火，只以清油点灯，灯上烧艾茎点灸，兼滋润灸疮，至愈以来且无疼痛，用蜡烛更佳。○又火珠耀日，以艾承之，遂得火出，此火灸病为良。次有火照耀日，以艾引之，便得火出，此火亦可。火照，即火镜也。《局方》○凡取火者，宜敲石取火。今人以铁钝刀击石，先以纸灰为火丸，在下承之，亦得火，可用。《资生》

【点评】此篇文字录自《东医宝鉴·针灸篇》。

下火灸时法

凡下火灸时，皆以日正午以后，乃可下火，灸之之时，谓阴气未至，灸无不着。午前平旦，谷气虚，令人癫眩，不得针灸，慎之，慎之。其大法如此。卒急者不可用此例也。若遇阴、雨、风、雪，暂时且停，候待晴明乃可灸之。灸时不得伤饱、大饥、饮酒、食生冷硬物及思虑、愁忧、嗔怒、呼骂、丧葬、叹息，一切不祥，忌之大吉。《千金》

【点评】此篇文字录自《东医宝鉴·针灸篇》。

灸　法

治病大法，冬宜温及灸。仲景○凡病药之不及，针之不到，必须灸之。《入门》○《灵枢》曰：陷下则灸之。东垣云：陷下者，皮毛不任风寒，知阳气下陷也。○又曰：陷下则徒灸之。徒灸，谓不针只灸也。《纲目》○经云：陷下则灸之者，天地间无他，惟阴与阳二气而已，阳在外在上，阴在内在下。今言陷下者，阳气下陷入阴血之中，是阴反居其上而覆其阳，脉证俱见寒在外者，则灸之。《内经》云：北方之人，宜灸爇①。为冬寒太旺，伏阳在内，皆宜灸之。东垣○虚者灸之，使火气以助元阳也；实者灸之，使实邪随火气而发散也；寒者灸之，使其气之复温也；热者灸之，引郁热之气外发，火就燥之义也。《入门》○头面诸阳之会，胸膈二火之地，不宜多灸；背腹虽云多灸，阴虚有火者不宜；惟四肢穴最妙。《入门》○凡灸当先阳后阴，言从头向左而渐下，次后从头向右而渐下，乃先上后下也。《千金》先灸于上，后灸于下，先灸于少，后灸于多。《明堂》○灸则先阳后阴，先上后下，先少后多。《入门》

【点评】此篇文字录自《东医宝鉴·针灸篇》。

壮数多少法

着艾一炷，如人丁壮之力，故谓之"壮"。○凡头顶止于七壮，至七七壮而止。鸠尾、巨阙虽是胸腹穴，灸不过四七壮，若灸多，令人永无心力。如头上穴，若灸多，令人失精神。臂脚穴，若灸多，令人血脉枯竭，四肢细而无力。既失精神，又加细瘦，即令人短寿。《资生》○四肢但去风邪，不宜多灸，七壮至七七壮止，○不得过随年数。《资生》○凡小儿七日以上、周年以下，不过七壮，炷如雀屎。《资生》

【点评】此篇文字录自《东医宝鉴·针灸篇》。

发灸疮法

凡着灸疗病，虽然数足，若不得疮发脓出，其疾不愈。如灸疮不发，

---

① 爇：原作"炳"，为"焫"（古同"爇"）的形近字，据《东医宝鉴·针灸篇》改，下同。

取故履底灸，令热熨之，三日即发脓出，自然愈疾。《局方》〇又取赤皮葱三五茎，去其青，于煻灰火中煨熟、拍破，热熨灸疮十余遍，三日自发，脓出即愈。《局方》〇凡着艾灸，得灸疮发，所患即瘥；不得疮发，其疾不愈。灸后过数三日不发，可于疮上再灸两三壮即发。《资生》

【点评】此篇文字录自《东医宝鉴·针灸篇》。

疗灸疮法

凡着灸治病，才住火便用赤皮葱、薄荷煎汤，温温淋洗灸疮，令驱逐风气于疮口内出，兼令经脉往来不滞于疮下。若灸疮退痂后，取东南桃枝及青嫩柳枝等分煎汤，温洗灸疮，能护灸疮中诸风。若疮内黑烂溃者，加胡荽煎洗，自能生好肉。若疼痛不可忍，加黄连煎洗，立有神效。《局方》〇凡贴灸疮，春用柳絮，夏用竹膜，秋用新绵，冬用兔腹下白细毛，猫儿腹下毛更佳。《资生》〇灸疮不瘥，牛屎烧热灰敷之。〇白茅香花捣敷之。〇楸叶或根皮捣为末敷之。《本草》〇灸疮久不合，黄连、甘草节、白芷、黄丹、香油同煎膏贴之。《丹心》〇灸疮肿痛，取薤白切，与猪脂及苦酒浸，经宿微火煎，去滓敷之。〇伏龙肝煎水令热淋溃之。《本草》〇灸疮出血不止，蓝青布烧灰敷之。〇鳢肠草捣敷之。〇百草霜、蚌粉为末干糁。《本草》〇灸疮久不瘥，宜用内托黄芪丸、止痛生肌散。《诸方》

内托黄芪丸 治针灸伤经络，流脓不止，久不瘥。

黄芪_{八两} 当归_{三两} 肉桂 木香 乳香 沉香_{各一两}

上为末，以绿豆粉四两，姜汁煮糊和丸梧子大，熟水下五七十丸。《得效》

止痛生肌散 治同上。

牡蛎粉_{五钱} 寒水石 煅滑石_{各二钱}

上为末，先以药水洗后掺之。《资生》

【点评】此篇文字录自《东医宝鉴·针灸篇》。

调养法

凡灸，预却热物，服滋肾药。及灸，选其要穴，不可太过，恐气血难当。灸气海及炼脐，不可卧灸。素火盛者，虽单灸气海，亦必灸三里泻火。灸后未发，不宜热药；已发，不宜凉药；常须调护脾胃，俟其自发，不必外用药物。发时或作寒热，亦不可妄服药饵。落痂后，用竹膜纸贴三五日，次以麻油、米粉煎膏贴之。脓多者，一日一易，脓少者，两日一易，使脓出多而疾除也。务宜撙节饮食，戒生冷、油腻、鱼虾、笋蕨，量食牛肉、少鸡；长肉时，方可量用猪肚、老鸭之类。谨避四气、七情、六欲。《入门》○灸后忌食猪、鱼、酒、面、动风、生冷等物。鸡肉最毒，而房劳尤甚也。○亦忌饮水及将水濯手足。《资生》

【点评】此篇文字录自《东医宝鉴·针灸篇》。

针灸不可并施

《内经》言：针而不灸，灸而不针。庸医针而复灸，灸而复针。后之医者，不明轩岐之道，针而复灸，灸而复针者有之。殊不知书中所言某穴在某处，或针几分或灸几壮，此言若用针当用几分，若用灸当用几壮，谓其穴灸者不可复针，针者不可复灸矣。今之医者，凡灸必先灸三壮，乃用针，复灸数壮，谓之透火艾之说，是不识书中轩岐之旨也。《神应》○昔宏纲先生，尝言惟腹上用针随灸数壮，以固其穴，他处忌之。云此，亦医家权变之说也。《神应》○问《针经》即《灵枢经》也云：针几分，灸几壮，针讫而后灸，何也？曰针则针，灸则灸，若针而不灸，若灸而不针。《纲目》○灸而勿针，针而勿灸，《针经》为此常叮咛，庸医针灸一齐用，徒施患者炮烙刑。《入门》

【点评】此篇文字录自《东医宝鉴·针灸篇》。

不耐针灸

帝问曰：针石、火爇之痛何如？少俞曰：人之骨强筋弱肉缓皮肤厚者耐痛。帝曰：其耐火爇者，何以知之？少俞曰：加以黑色而美骨者，耐火爇。帝曰：其不耐针石之痛者，何以知之？少俞曰：坚肉薄皮者，不耐针石之痛也。《灵枢》

【点评】此篇文字录自《东医宝鉴·针灸篇》。

用针须合天时

天温日明，则人血淖液而卫气浮，故血易泻，气易行；天寒日阴，则人血凝涩而卫气沉；月始生，则血气始精，卫气始行；月廓满，则血气实，肌肉坚；月廓空，则肌肉减，经络虚，卫气去，形独居。是以因天时而调血气也。是以天寒无刺，天温无凝，月生无泻，月满无补，月廓空无治，是谓得时而调之。故日月生而泻，是谓脏虚；月满而补，血气扬溢，络有留血，命日重实；月廓空而治，是谓乱经，阴阳相错，真邪不别，沉以留止，外虚内乱，淫邪乃起。《内经》

【点评】此篇文字录自《东医宝鉴·针灸篇》。

针补泻法

　　必先度其形之肥瘦，以调其气之虚实。实则泻之，虚则补之，必先去血脉而后调之，无问其病，以平为期。《内经》○补虚者，必先扪而循之，切而散之，推而按之，弹而怒之，抓而下之，通而取之，外引其门，以闭其神；呼尽纳针，静而久留，以气至为故；候吸引针，气不得出，各在其处，推阖其门，令神气存，大气留止，命曰补。○泻实者，吸则纳针，无令气忤；静以久留，无令邪布；吸则转针，以得气为故；候呼引针，呼尽乃去，大气皆出，故命曰泻。《内经》○知为针者，信其左，不知为针者，信其右。当刺之时，必先以左手厌按其所针荣腧之处。弹而怒之，抓而下之，其气之来如动脉之状。顺针而刺之，得气因推而纳之，是谓补，动而伸之，是谓泻。《难经》○补者随经脉推而纳之，左手闭针孔，徐出针而疾按之；泻者，迎经脉动而伸之，左手开①针孔，疾出针而徐按之。随而济之是谓补，迎而夺之是谓泻。《难经》○刺虚者须其实，刺实者须其虚。解云：刺实须其虚者，为针阴气隆至，针下寒乃去针也；刺虚须其实者，为针阳气隆至，针下热乃去针也。注云：要以气至而有效也。《内经》○候气有二：一曰邪气，二曰谷气。邪气来也紧而疾，谷气来也徐而和。紧而疾者，补而未实，泻而未虚也；徐而和者，补而已实_{已，当作易}，泻而已虚也。○脉实者，深刺之，以泄其气；脉虚者，浅刺之，使精气无得出，以养其脉，独出其邪气也。《灵枢》○左手重而切按，欲令气散，右手轻而徐入，不痛之因也。《纲目》

　　【点评】此篇文字录自《东医宝鉴·针灸篇》。

---

　　① 开：原作"闭"，《东医宝鉴·针灸篇》同，据前后文义改。

用针宜审顺逆

帝曰：形气之逆顺奈何？岐伯曰：形气不足，病气有余，是邪胜也，急泻之；形气有余，病气不足，急补之；形气不足，病气不足，此阴阳俱不足也，不可刺之，刺之重不足；重不足，则阴阳俱竭，血气皆尽，五脏空虚，筋骨髓枯，老者绝灭，壮者不复矣。形气有余，病气有余，此谓阴阳俱有余也，急泻其邪，调其虚实。故曰：有余者泻之，不足者补之，此之谓也。《灵枢》○刺不知逆顺，真①邪相薄②。满而补之，则阴阳四溢，肠胃充郭，肝肺内膜，阴阳相错；虚而泻之，则经脉空虚，血气枯竭，肠胃僻僻，皮肤薄者，毛腠夭焦，预之死期。故曰：用针之要，在于知调阴与阳；调阴与阳，精气乃光，合形与气，使神内藏。故曰：上工平气，中工乱脉，下工绝气危生。故曰：下工不可不慎也。《灵枢》

【点评】此篇文字录自《东医宝鉴·针灸篇》。

五夺勿用针泻

帝曰：何谓五夺？岐伯曰：形肉已脱，是一夺也；大失血之后，是二夺也；大汗出之后，是三夺也；大泄之后，是四夺也；新产下血之后，五夺也。皆不可针泻。《灵枢》

【点评】此篇文字录自《东医宝鉴·针灸篇》。

---

① 真：原作"其"，据《东医宝鉴·针灸篇》改。
② 薄：通"搏"。

针法有泻无补

针刺虽有补泻之法，予恐但有泻而无补焉。《经》谓：泻者迎而夺之，以针迎其经脉之来气而出之，固可以泻实也；谓补者，随而济之，以针随其经脉之去气而留之，未必能补虚也，不然《内经》何以曰：无刺熇熇之热，无刺浑浑之脉，无刺漉漉之汗，无刺大劳人，无刺大饥人，无刺大渴人，无刺新饱人，无刺大惊人。又曰：形气不足，病气不足，此阴阳皆不足，不可刺，刺之则重竭其气，老者绝灭，壮者不复矣；若此等语，皆有泻无补之谓也。凡虚损、危病、久病，俱不宜用针。《入门》

【点评】此篇文字录自《东医宝鉴·针灸篇》。

灸补泻法

灸法有补泻。火若补，火艾灭至肉；若泻，火不要至肉便扫除之，用口吹之，风主散故也。《丹心》○以火补者，毋吹其火，其火须自灭也；火泻者，疾吹其火，传至艾，须其火灭也。《灵枢》

【点评】此篇文字录自《东医宝鉴·针灸篇》。

针灸禁忌

凡针刺之禁。○新内勿刺，已刺勿内。○已刺勿醉，已醉勿刺。○新怒勿刺，已刺勿怒。○新劳勿刺，已刺勿劳。○已饱勿刺，已刺勿饱。○已饥勿刺，已刺勿饥。○已渴勿刺，已刺勿渴。○大惊大恐，必定其气乃刺之。○乘车来者，卧而休之，如食顷乃刺之。出行来者，坐而休之，如行十里久乃刺之。《灵枢》○无刺大醉，令人气乱；无刺大怒，令人气逆。无刺大劳人，无刺新饱人，无刺大饥人，无刺大渴人，无刺大惊人。《内经》○微数之脉，慎不可灸。因火为邪，则为烦逆，追虚逐实血散，脉中火气虽微，内攻有力，焦骨伤筋，血难复也。○脉浮应以汗解，用火灸之，则邪无从出。因火而盛，从腰以下必重而痹，名曰火逆。○脉浮热甚，而反灸之，此为实实虚虚。因火而动，必咽燥、吐唾血。仲景

【点评】此篇文字录自《东医宝鉴·针灸篇》。

针要得术

五脏之有疾也，譬犹刺也，犹污也，犹结也，犹闭也。善用针者，取其疾也，犹拔刺也，犹雪污也，犹解结也，犹决闭也，疾虽久，犹可毕也。言不可治者，未得其术也。《灵枢》○寒与热争，能合而调之；虚与实邻，知决而通之；左右不调，犯而行之；上气不足，推而扬之；下气不足，积而从之；阴阳皆虚，火自当之。《灵枢》

【点评】此篇文字录自《东医宝鉴·针灸篇》。

针有上工中工

上工治未病，中工治已病者，何谓也？曰：所谓治未病者，见肝之病，则知肝当传之于脾，故先实其脾气，无令得肝之邪也，故曰治未病焉；中工见肝之病，不晓相传，但一心治肝，故曰治已病

也。《难经》

【点评】此篇文字录自《东医宝鉴·针灸篇》。

针入着肉

帝曰：针入而肉着者，何也？岐伯曰：热气因于针，则针热，热则肉着于针，故坚焉。《灵枢》

【点评】此篇文字录自《东医宝鉴·针灸篇》。

针灸法

《内经》曰：无刺大劳，无刺大饥，无刺大饱，无刺大醉，无刺大惊，无刺大怒人。又曰：形气不足者，久病虚损者，针刺则重竭其气。又曰：针入如芒，气出如车轴，是谓针之有泻无补也。凡灸平朝及午后，则谷气虚乏，须施于日午。大概脉络有若细线，以竹箸头作炷，但令当脉灸之，亦能愈疾。是以四肢则但去风邪，不宜多灸，故七壮至七七壮而止，不得过随年数。脐下久冷、疝瘕、气块、伏梁、积气之证，则宜艾炷大，故曰：腹背宜灸五百壮。如巨阙、鸠尾，虽是胸腹之穴，灸不过七七壮而止；若大炷多灸，则令人永无心力；头顶穴多灸，则失精神；臂脚穴多灸，则血脉枯竭，四肢细瘦无力，又失精神；盖穴有浅深，浅穴多灸，则必伤筋力，故不过三壮、五壮、七壮而止，可不慎哉？

【点评】此篇文字录自《针灸经验方》。

禁　忌

生、冷、鸡、猪、酒、面、房劳、炙煿等物。

【点评】此篇文字录自《针灸经验方》。

灸后治法

灸疮无汗则未易发脓　用薄荷、桃柳叶，煎汤淋洗；因用盐汤和麦末如泥，形如厚棋子着布上，敷贴灸疮；若干，更用盐汤水润其布上，即脓。俗名灸花。

灸后有热　取柳寄生煎服，限瘥。

灸疮久未合痛甚者　用人粪烧灰细研作末，先以盐汤洗疮，后糁当处，即愈；又黄土细筛，和盐汤水如泥，厚贴当处，效。

【点评】此篇文字录自《针灸经验方》。

禁针穴

神庭	脑户	囟会	玉枕	络却	承灵	颅息	角孙	承泣	神
道 灵台	云门	肩井	膻中	缺盆	上关	鸠尾	五里	青灵	合
谷 神阙	横骨	气冲	箕门	承筋	水分	会阴	石门	人迎	乳
中 然谷	伏兔	三阴交	三阳络						

【点评】此篇文字录自《针灸经验方》。

禁灸穴

哑门　风府　天柱　承光　临泣　头维　攒竹　睛明　素髎　禾

髎　迎香　颧髎　下关　人迎　天牖　天府　周荣　渊腋　乳中　鸠

尾　腹哀　肩贞　阳池　中冲　少商　鱼际　经渠　阳关　脊中　隐

白　漏谷　条口　犊鼻　阴市　伏兔　髀关　申脉　委中　殷门　心

俞　承泣　承扶　瘈脉　耳门　石门　脑户　丝竹空　地五会　白

环俞

【点评】此篇文字录自《针灸经验方》。

别　穴

虽不出《铜人经》而散载诸方，故谓之别穴。

神聪四穴　在百会前、后、左、右各去一寸。主头风目眩、风

痫、狂乱。针三分。

当阳二穴　在直目上，入发际一寸血络。主风眩、不识人、鼻塞

症。针三分。

太阳二穴　在两额角眉后青络。治偏头风。针出血。

明堂一穴　在鼻直上，入发际一寸。主头风，鼻塞，多涕。上星

穴是。

眉冲二穴　在目外眦上，锐发动脉。主五痫、头痛，鼻塞。针二分。

鼻准一穴　在鼻柱尖。主鼻上酒瘤。针出血。

耳尖二穴　在耳尖，卷耳取之。治目生白膜。灸七壮，不宜多灸。

聚泉一穴　在舌。以舌出口外使直，有缝陷中。治哮喘，咳嗽久

不愈。用生姜切薄片，搭舌上中，灸七壮，不宜多灸。○热喘，用雄黄末少许，和艾炷灸。○冷喘，用款冬花末少许，和艾炷灸，灸毕，即用生姜茶清微呷下。若舌苔、舌强，少刺出血。

海泉一穴　在舌下中央脉上，治消渴。

阿是穴　谓当处也，又名天应穴也。

崇骨一穴　在大椎上第一小椎是也。

百劳二穴　在大椎向发际二寸点记，将其二寸中折，墨记横布于先点上，左右两端尽处是。治瘰疬。灸七壮，神效。

精宫二穴　在第十四椎下各开三寸半。治梦遗。灸七壮，神效。

胛缝二穴　在肩胛端，腋缝尖。主治肩背痛连胛。针三分。

环冈二穴　在小肠俞下二寸横纹间。治大便不通。灸七壮。

腰眼二穴　令病人解去衣服，直身正立，于腰上脊骨两旁，有微陷处，是谓腰眼穴也。先计癸亥日前一日预点，至夜半子时交为癸亥日期，便使病人伏床，着面而卧，以小艾炷灸七壮、九壮至十一壮，瘵虫吐出或泻下，则焚虫即安。此法之名：遇仙灸。○治瘵之捷法也。

下腰一穴　在八髎正中央脊骨上，名曰三宗。治泄痢下脓血。灸五十壮。

回气一穴　在脊穷骨上。主五痔、便血、失屎。灸百壮。

囊底一穴　在阴囊下十字纹。主治肾脏风疮及小肠疝气，一切肾病。灸七壮。

阑门二穴　在玉茎旁各二寸，治疝气冲心欲绝。针二分半，灸二七壮。

肠绕二穴　在挟玉泉相去各二寸。主大便闭塞，灸以年为壮。

肩柱二穴　在肩端起骨尖。主治瘰疬及手不举。灸七壮。

肘尖二穴　在屈肘骨尖。治瘰疬。又治肠痈，灸则脓下肛门。灸百壮。

龙玄二穴　在列缺之后青络中。治下牙痛。一云：在侧腕上交叉脉。灸七壮。

吕细二穴 在足内踝尖。主治上牙痛。灸二七壮。

中泉二穴 在手腕①阳溪、阳池之中两筋间陷中。治心痛、腹中诸气块。灸七壮。

三白四穴 在掌后横纹上四寸，手厥阴脉也。两穴②相并，而一穴在两筋中，又一穴在大筋外。主痔漏下血、痒。针三分，泻两吸，灸三壮。

中魁二穴 在中指第二节尖上。主五噎、吞酸、呕吐。灸五壮，吹火自灭。

五虎四穴 在食指及无名指第二节尖，屈拳取之。治五指拘挛。灸五壮。

大都二穴 在手大指、次指间，虎口赤白肉际，屈掌取之。主治头风及牙疼痛。针一分，灸七壮。

上都二穴 在食指、中指本节歧骨间。治手臂红肿。针一分，灸七壮。

中都二穴 在手中指、无名指之间，本节前歧骨间。治手臂红肿。针一分，灸三壮③。

下都二穴 在手小指、无名指之间，本节前歧骨间。针一分，灸三壮。

以上四穴，一名八邪，又名八关。治大热，眼痛睛欲出。针出血，立止。

四缝左右十六穴 在手四指内中节横纹紫脉是。针出血。

十宣十穴 在手十指头端，去爪甲一分。治乳蛾。针一分。

大空骨④二穴 在手大指第二节尖上，治眼烂风眩。灸七壮，以

---

① 腕：原作"脘"，《针灸经验方》同，据文义改。古医籍中此二字常混用。

② 穴：原作"脉"，据《针灸经验方》改。

③ 壮：原作"分"，据《针灸经验方》改。

④ 大空骨：《针灸经验方》同，当据下篇"别穴"（录自《东医宝鉴》）作"大骨空"。

口吹火灭。

小空骨①**二穴** 在手小指本节尖，治眼烂风眩。灸九壮，以口吹火灭。

旁廷二穴 在腋下四肋间，高下正与乳相直，乳后二寸陷中。名注市，举臂取之。主卒中恶、飞尸、遁疰、胸胁支满。针五分，灸五十壮。

通关二穴 在中脘②穴旁各五分。主五噎。○左捻能进饮食，右捻能和脾胃。○此穴一针有四效：下针良久后，觉脾磨食，又觉针动为一效；次觉针病根、腹中作声为二效；次觉流入膀胱为三效；四觉气流腰间为四效。针八分。

直骨二穴 在乳下大约纹③离一指头，看其低陷处与乳直对不偏者是。○妇人按乳头直向下，乳头所到处正穴也，慎勿差误。主积年咳嗽。艾炷如小豆大，男左女右，灸三壮。○如不愈者，不可治。

阴都二穴 在脐下一寸五分，两旁相去各三寸。针五分。

气门二穴 在关元旁三寸。主治妇人崩漏。针五分。

胞门一穴 在关元左旁二寸。治妇人无子。灸五十壮。

子户一穴 在关元右旁二寸。治妇人无子。灸五十壮。

子宫二穴 在中极两旁各五分。

鹤顶二穴 在膝盖骨尖上。主治两足瘫痪无力。灸七壮。

膝眼二④**穴** 一名百虫窠，又名血郄。在膝盖下两旁陷中。主治肾脏风疮及膝膑酸痛。针五分，留三呼，灸禁。一云二七壮。

风市二穴 使病人正立，以两手自然垂下，当第三指之端是穴。主治中风证。灸七壮。

---

① 小空骨：《针灸经验方》同，当据下篇"别穴"（录自《东医宝鉴》）作"小骨空"。

② 脘：原作"腕"，据《针灸经验方》改。

③ 纹：原无，据《针灸经验方》补。

④ 二：《针灸经验方》同，当作"四"。

营冲二①穴　一名营池。在足内踝前后两边池中脉。主赤白带下，小便不通。针三分，灸三十壮。

漏阴二穴　在足内踝下五分，有脉微微动。主治赤白带下。针一分，灸三十壮。

交仪二穴　在足内踝上五寸，主妇人漏下赤白。灸三十壮。

阴阳二穴　在足大拇指下，屈里纹头白肉际。主妇人赤白带下，灸二七壮。

阴独二②穴　一名八风，又名八邪。在足四指间。主治妇人月经不调，须待经定为度；又治足背上红肿。针三分，灸五壮。

足内踝尖二穴　在足内踝尖。治下牙疼，又治足内廉转筋。灸七壮。

足外踝尖二穴　在足外踝尖。治脚外转筋，又治寒热脚气。针出血，灸七壮。

独阴二穴　在足大指、次指内中节横纹当中。主胸腹痛及疝痛欲死。男左女右，灸五壮，神妙。

内太冲二穴　在足太冲穴对内旁隔大筋陷中，举足取之。主治疝气上冲，呼吸不通。针一分，灸三壮，极妙。

甲根四穴　在足大拇指端，爪甲角隐皮爪根左右廉内甲之隙。治疝。针一分，灸三壮。极妙。

【点评】此篇文字录自《针灸经验方》。此篇系在《东医宝鉴》"别穴"篇的基础上增补而成。但在抄录《东医宝鉴》原文时有所改编，例如：

膝眼四穴，在膝盖头骨下两旁陷中。主膝髌酸痛。

血郄二穴，即百虫窠，在膝内廉上膝三寸陷中。主肾脏风疮（《东医宝鉴·别穴》）。

---

① 二：《针灸经验方》同，当作"四"。
② 二：《针灸经验方》同，当作"八"。

膝眼二穴，一名百虫窠，又名血郄。在膝盖下两旁陷中。主治肾脏风疮及膝髌酸痛(《针灸经验方·别穴》)。

许任将《东医宝鉴》"膝眼""血郄"两穴合为一穴，非是。

募　穴

肺募中府　心募巨阙　胃募中脘　肝募期门　胆募日月　脾募章门　肾募京门　大肠募天枢　小肠募关元　三焦、包络、膀胱，此三经无募矣。五脏六腑之病，必取门穴、海穴、俞穴、募穴而治之。

【点评】此篇文字录自《针灸经验方》。

原　穴

胆原丘墟　肝原太冲　小肠原腕骨　心原神门　胃原冲阳　脾原太白　大肠原合谷　肺原太渊　膀胱原京骨　肾原太溪　三焦原阳池　包络原大陵

【点评】此篇文字录自《针灸经验方》。

会　穴

血会膈俞　气会膻中　脉会太渊　筋会阳陵　骨会大杼　髓会绝骨　脏会章门　腑会中脘

【点评】此篇文字录自《针灸经验方》。

讹　穴

少商二穴　《铜》曰：在手大指端内侧，去爪甲角如韭叶。所谓韭叶有大小，而俗取爪甲距肉如丝，而不察爪甲角距肉三分许，与第一节横纹头相直。手足指端，悉皆仿此。

合谷二穴　《铜》曰：在手大指、次指歧骨间陷中。而俗抑度阳明经之所属，妄从食指偏取陷中，不察歧骨间陷中。

神门二穴　《铜》曰：在掌后锐骨端陷中。而俗不分阴阳经之属，抑从表腕锐骨端陷中，几至横犯太阳、少阳经。正所谓：毫厘之差，千里之谬。

肩井二穴　《铜》曰：在肩上陷缺盆上，大骨前一寸半，以三指按取之，当中指下陷者是。俗不察自肩上横大骨端按三指，巧寻膊上叉骨间陷中。

绝骨二穴　《铜》曰：在足外踝上三寸，必以绝垄处为穴。而俗徒取绝垄骨上，不察脉行于绝垄向前骨肉之隙。

三里二穴　《铜》曰：在膝盖下三寸，骱骨外廉，两筋间陷中。○拔挥①云：膝盖下三寸，骱外廉自骨边横量一寸，该②的两筋间陷中；以手按两筋间，则足跗上大冲脉不动是可验矣。而俗徒取骱外廉陷中，不察其在两筋间陷中。

【点评】此篇文字录自《针灸经验方》。

五脏总属证

诸痛痒疮疡，皆属心。汗者心之主，在内为血，在外为汗，湿热

---

① 拔挥：《针灸经验方》同，未详是人名还是书名。
② 该：此后疑脱"处"字。

相扑而为汗。

诸风掉眩，皆属肝。发者肝之华，血者肝之液，筋者血之余，爪者骨之余。

诸湿肿满，皆属脾。

诸咳气喘，皆属肺。

诸筋骨痛，皆属肾。骨者肾之精，齿者骨之余。

诸节，皆属胆。

五心，谓手、足掌及心脏。

【**点评**】此篇文字录自《针灸经验方》。

一身所属脏腑经

头属　督脉，膀胱经，胆经，胃经。

颏属　督脉，肝经，膀胱经。

目属　肝经。〇白睛属肺，瞳人属肾，大小眦属心，上下胞属①脾胃，黑睛属肝，黑白间属②脾，内眦属膀胱及大肠，外眦属胆经及小肠。

面属　心与大肠及胃经。

耳属　胃与小肠，三焦经。

鼻属　肺与督脉。

口属　脾脏。

齿属　肾脏。〇上龈及唇属胃，下龈及唇属大肠。

上腭属　胃。

舌属　心，肾，脾经。

---

① 属：原脱，《针灸经验方》同，据上下文例补。
② 属：原脱，《针灸经验方》同，据上下文例补。

喉咙属 胃，肾，心经。

胸属 上焦，肺，心，心包，任脉。

腹属 中焦，脾，肝，肾经，任脉。

小腹属① 下焦，肝，肾经。

胁属 肝经，胆经。

背属 膀胱，督脉。

肩属 大肠，小肠，三焦经。

腰属 肾与肝脏。

四肢属 脾胃。

肌肉属 主脾。

皮毛属 主肺。

声音属 主肺。

九窍属 心脏。

【点评】此篇文字录自《针灸经验方》。

五脏六腑属病

五脏病各治五脏腧。

肺属病 肺胀满而喘咳，缺盆中痛，甚则交两手而瞀，是谓臂厥证也。烦心胸满，臑臂内前廉痛，掌中热。气盛则肩背痛，风汗出，中风，小便数而欠。气虚则肩背痛寒，少气不足而息，尿色变，遗矢无度。

大肠属病② 齿痛颊肿。是主津所生病，目黄口干，鼽衄，喉痹，肩前臑痛，手大指次指不用。阳气盛、阴气不足，则当脉所过者热

---

① 属：原脱，《针灸经验方》同，据上下文例补。下"声音属"同。

② 病：原脱，《针灸经验方》同，据上下文例补。

肿；阴气盛、阳不足，则为寒栗也。

胃属病 振寒，善伸数欠，颜黑。恶人与火，闻木音则惊惕心动，欲独闭户牖而处，甚则登高而歌，弃衣而走，腹胀，温疟汗出，衄衊，口喝，颈肿喉痹，大腹水肿。气盛则身以前皆热，膝膑肿痛，消谷善饥，尿色黄。气不足则身以前皆寒，胀满，足中指不用谓骭厥，是主血。

脾属病 舌本强痛，食则呕、胃脘痛，腹胀善噫，得通后与气则快然如衰，身体皆重，不能动摇，食不下，烦心，心痛，寒疟，溏瘕泄水，黄疸，不能卧，股膝内肿厥，足大指不用。

心属病 嗌干，心痛，渴而欲饮，目黄胁痛，谓臂厥证也，臑臂内后廉痛，掌中热。

小肠属病① 嗌痛颔肿，不能回顾，肩似拔，臑似折，耳聋目黄，颊颔肿，颈肩臑肘外痛，手小指不用。

膀胱属病② 冲头痛，目似脱，项似拔，脊痛腰似折，髀不能曲，腘如结，腨如裂，谓踝厥证也。主筋，痔、疟、狂癫疾，目黄泪出，衄衊，项、背、腰、尻、腘、腨、脚皆痛，足小指不用。

肾属病 饥不欲食，面黑如炭色，咳唾有血，喉鸣而喘，坐而欲起，目眑眑如无所见，心如悬若饥状，气不足则善恐，心惕惕若人将捕之，是谓骨厥证也。口热舌干，咽肿上气，嗌干及痛，烦心心痛，黄疸肠澼，脊、臀、股内后廉痛，痿厥嗜卧，足下热而痛。

心包络属病③ 肘臂④挛急，手掌中热，腋痛，胸胁支满，心动，面赤目黄，善笑不休，烦心，心痛。

三焦属病⑤ 耳聋，嗌肿喉痹，是主气，汗出，目锐眦痛，耳

---

① 病：原脱，《针灸经验方》同，据上下文例补。

② 病：原脱，《针灸经验方》同，据上下文例补。

③ 属病：原脱，《针灸经验方》同，据上下文例补。

④ 臂：原作"擘"，据《针灸经验方》改。

⑤ 病：原脱，《针灸经验方》同，据上下文例补。

后、肩、臑、肘、臂外皆痛，手小指次指不用。

胆属病 耳中及耳前、耳后痛，口苦，善太息，心胁痛，面尘无膏泽，谓阳厥证也。偏头角颔痛，目锐眦、缺盆中皆痛，腋下肿痛，马刀挟瘿，汗出振寒，疟，胸胁肋髀膝外、外踝前及诸节皆痛，足小指次指不用。胆主谋虑，亦主骨节。

肝属病 腰痛，㿉疝，狐疝，小腹肿痛，嗌干，面尘脱色，胸满呕逆，洞泄，癃闭遗尿。

脏腑十二经脉气血经络，尽言其处，详载《铜人经》。

【点评】此篇文字录自《针灸经验方》。

十四①经抄穴

手太阴肺经多气少血

少商 井木也。在手大指端，去爪甲角如韭叶。针一分、出血，灸禁。

鱼际 荥火也。在手大指本节后、内侧散脉中白肉际。针三分、留三呼，灸禁。

太渊 腧土也。在掌后内侧横纹头、动脉陷中。针二分，灸三壮。

经渠 经金也。在寸口陷中，动脉应手。针三分，留三呼，灸伤神。

列缺 在腕侧上一寸半，以手交叉头指末、筋骨罅中、动脉。针三分、留三呼、泻五吸，灸七壮。

孔最 在腕上七寸。治热病汗不出，灸三壮即出汗。针三分，灸

---

① 十四：原作"十二"，《针灸经验方》同，然正文中实际载有十四经穴，故改。

三壮。

尺泽 在肘中约上动脉中。禁针深。针三分，灸五壮。

中府 在云门下一寸，乳上三肋间，动脉应手。针五分、留五呼，灸五壮。

手阳明大肠经 多气多血

商阳 井金也。在手大指次指内侧，去爪甲角如韭叶。治青盲。左取右，右取左。针一分、留一呼，灸三壮。

二间 荥水也。在手大指次指内侧，本节前陷中。针三分，灸三壮。

三间 腧木也。在手大指次指本节后内侧陷中。针三分、留三呼，灸三壮。

合谷 一名虎口。在手大指次指歧骨间陷中。针三分，留六呼。妊损胎。灸三壮。

阳溪 经火也。一名中魁。在腕中上侧两筋陷中。针三分、留七呼，灸三壮。

曲池 合土也。在肘外辅骨横纹头陷中，拱胸取之。针七分、先泻后补，灸三壮。

肩髃 在肩端两骨间陷中，举臂①取之。针五分，灸七壮至七七壮，禁多。

迎香 在挟鼻孔旁五分。针三分、留三呼，灸禁。

足阳明胃经 多气多血

厉兑 井金也。在足大指次指端，去爪甲如韭叶。针一分，灸

---

① 臂：原作"背"，据《针灸经验方》改。

一壮。

内庭 荥水也。在足大指次指外间陷中。针三分，灸三壮。

陷谷 腧木也。在大指次指本节后，去内庭二寸陷中。针三分、留七呼，灸三壮。

冲阳 胃原。在足跗上五寸，去陷谷三寸，骨间动脉上。针五分，灸三壮。

解溪 经火也。在冲阳后一寸五分，系鞋带处。针五分，灸三壮。

三里 合土也。在膝盖下三寸，骱外廉两筋间陷中。针八分，灸三壮。

气冲 在鼠蹊上横纹下，横取乳间寸之二寸许动脉中。治阴丸蹇缩。针禁，灸七壮至七七壮，立愈。

天枢 一名长溪，魂魄之舍。在挟脐旁二寸。针五分、留七呼；一云禁。灸百壮。

大迎 在曲颔前一寸二分骨罅中动脉；又以口下当两肩是。针三分、留七呼，灸三壮。

头维 神庭至曲差，曲差至本神，本神至头维各寸半，神庭至头维共四寸半，额角入发际耳前上一寸五分是。

足太阴脾经 *多气少血*

隐白 井木也。在足大指内侧去爪甲角如韭叶。妇人月事不止，愈。针三分，灸三壮。一云：禁。

大都 荥火也。在足大指本节后，内侧白肉际陷中。针三分，灸三壮。

太白 腧土也。在足内侧核骨下，大都后一寸陷中。针三分，灸三壮。

公孙 在足大指本节后一寸陷中。针三分，灸三壮。

商丘 经金也。在足内踝下微前陷中。针三分，灸三壮。

三阴交 在足内踝上除踝骨三寸骨下陷中。针三分，孕妇则禁。灸三壮。

阴陵泉 合水也。在膝内辅骨下内侧陷中，曲膝取之。针五分，灸禁。

血海 在膝膑上内廉二寸白肉际。针五分，灸三壮。

手少阴心经 少血多气

少冲 井木也。在手小指内侧端，去爪甲角如韭叶。针一分，灸三壮。

少府 荥火也。在手小指本节后陷中，直劳宫穴是。针二分，灸三壮。

神门 腧土也。在掌后锐骨端陷中。治五痫。针三分、留七呼。灸七壮、炷如小麦。

通里 在腕后一寸陷中。针三分，灸三壮。

灵道 经金也。在掌后一寸五分，或一寸。针三分，灸三壮。

少海 合水也。在肘内廉节后陷中，屈肘向头取之。头痛禁灸。针三分，灸三壮。

手太阳小肠经 多血少气

少泽 井金也。在手小指外侧，去爪甲角如韭叶。针一分，灸一壮。

前谷 荥水也。在手小指外侧，本节前陷中。针一分，灸一壮。

后溪 腧木也。在手小指外侧，本节后陷中。针一分，灸一壮。

腕骨 原。在手外侧，腕前起骨下陷中，有歧骨罅缝。针三分、留三呼，灸三壮。

阳谷 经火也。在手外侧，表腕锐骨下陷中。针二分、留二呼，灸三壮。

小海 合土也。在肘内尖骨筋外，自尖端上去五分陷中，与心经少海内外相对，屈肘取之。针二分，灸三壮。

天窗 在颈大筋前，曲颊下动脉应手。针三分，灸三壮。

听宫 在耳中珠子前，动脉陷中。针三分，灸三壮。

足太阳膀胱经 多血少气

背部二行、三行，并从脊骨而用①。

至阴 井金也。在足小指外侧，去爪甲角如韭叶。针二分，灸三壮。

通谷 荥水也。在足小指外侧，本节前陷中。针二分，灸三壮。

束骨 腧木也。在足小指外侧，本节后陷中。针三分，灸三壮。

京骨 在足外侧，大骨下白肉际。针三分，灸七壮。

申脉 在足直外踝下陷中，容爪甲白肉际。针三分。

昆仑 经火也。在足外踝后跟骨上五分陷中动脉。针三分，灸三壮，炷如小麦大。

委中 合土也。在腘中央约纹中动脉。针八分，灸三壮。

譩譆 在肩膊内廉，挟脊第六椎下，两旁相去各三寸半。针六分、留三呼，泻五吸；灸二七壮至百壮。

膏肓俞 在第四椎下，两旁相去各三寸半，四肋三间，去胛骨容侧指许。灸百壮至五百壮。

上髎 在第一空腰踝②下挟脊陷中。针三分，灸七壮。

次髎 在第二空挟脊陷中。针三分，灸七壮。

中髎 在第三空挟脊陷中。针二分、留十呼，灸三壮。

---

① 背部、并从：此前均有一墨钉，《针灸经验方》作空格。
② 踝：《针灸经验方》同，当据《针灸甲乙经》作"髁"。

下髎　在第四空挟脊陷中。针二分、留十呼，灸三壮。

大杼　在项后第一椎下，两旁相去各二寸陷中。针五分，灸七壮。

风门　一名热府。在第二椎下，两旁相去各二寸陷中。针二分、留七呼，灸五壮。

肺俞　在第三椎下，两旁相去各二寸陷中。针五分、留七呼，刺中肺，三日卒；灸百壮。

心俞　在第五椎下，两旁相去各二寸陷中。针三分、得气即泻；灸禁，一云：灸。

膈俞　在第七椎下，两旁相去各二寸陷中。针三分、留七呼；灸三壮至百壮。

肝俞　在第九椎下，两旁相去各二寸陷中。针三分、留六呼，刺中肝，五日卒；灸七壮。

胆俞　在第十椎下，两旁相去各二寸陷中。针五分，灸三壮。

脾俞　在第十一椎下，两旁相去各二寸陷中。针三分、留七呼。

胃俞　在第十二椎下，两旁相去各二寸陷中。针三分、留七呼；灸三壮。

三焦俞　在第十三椎下，两旁相去各二寸陷中。针三分、留七呼，灸三壮。

肾俞　在第十四椎下，两旁相去各二寸陷中。针三分、留七呼，刺中肾则六日卒；灸随年壮。

大肠俞　在第十六椎下，两旁相去各二寸陷中。针三分、留七呼，灸三壮。

小肠俞　在第十八椎下，两旁相去各二寸陷中。针三分、留六呼，灸三壮。

膀胱俞　在第十九椎下，两旁相去各二寸陷中。针三分、留六呼，灸三壮。

曲差　在神庭旁一寸五分，入发际动脉中。针二分，灸三壮。

攒竹　在眉头陷中。针一分、留三呼、泻三吸；灸禁。

睛明　一名泪孔，在目内眦。针一分、留三呼、泻三吸；灸禁。

足少阴肾经*少血多气*

涌泉　井木也。在足心陷中，屈足卷指取之，穴在宛宛中。针五分，灸三壮。

然谷　荥火也。在足内踝前，起大骨下陷中。针三分、禁血；灸三壮。

太溪　腧土也。在足内踝后，跟骨上，动脉陷中。针三分，灸三壮。

照海　在足内踝下白肉际。治阴挺出。针三分，灸七壮。

复溜　经金也。在足内踝上二寸陷中。针三分、留三呼，灸五壮。

阴谷　合水也。在膝内辅骨后，大筋下、小筋上，按之应手，屈膝取之。治男子如蛊，女子如妊之证。针四分、留七呼，灸三壮。

手厥阴心包经*多血少气*

中冲　井木也。在手中指端，去爪甲如韭叶。针一分。

劳宫　荥火也。在手掌中央两骨间，以屈无名指着端处是穴。针二分，灸三壮。

大陵　腧土也。在掌后横纹中、两筋间陷中即是穴。针五分，灸三壮。

内关　在手掌后横纹上二寸，两筋间陷中。针五分，灸三壮。

间使　经金也。在手掌后横纹上三寸，两筋间陷中。针三分，灸五壮。

曲泽　合水也。在肘内前廉陷中，屈肘横纹头是。针三分、留七呼，灸三壮。

手少阳三焦经少血多气

关冲 井金也。在手小指、次指端，去爪甲角如韭叶。治翳膜证。针一分，灸一壮。

液门 荥水也。在手小指、次指间本节前陷中，屈拳取之。针二分，灸三壮。

中渚 腧木也。在手小指、次指本节后间陷中。针一分，灸三壮。

阳池 在手表腕上陷中。针二分、留三呼，灸三壮。

外关 在手表腕上二寸，两骨间陷中。针三分、留七呼，灸三壮。

支沟 经火也。在手表腕后三寸，两筋间陷中。针二分，灸二七壮。

天井 合土也。在肘外大骨后两筋间，肘后一寸陷中，屈肘取之。针三分，灸三壮。

翳风 在耳后陷中，按之引耳中。针七分，灸七壮。

丝竹空 一名目髎。在眉后陷中。针三分、留三呼，即泻；灸禁。

耳门 在耳前起肉当耳缺下陷中。针三分、留三呼，灸三壮。

足少阳胆经少血多气

窍阴 井金也。在足小指次指端，去爪甲角如韭叶。针一分，灸三壮。

侠溪 荥水也。在足小指次指本节前，歧骨间陷中。针三分，灸三壮。

临泣　腧木也。在足小指次指本节后间，去侠溪一寸五分陷中。针二分，灸三壮。

丘墟　在足外踝下，如前去临泣三寸。针五分、留七呼，灸三壮。

悬钟　一名绝骨。在足外踝上三寸，绝垄前动脉中。针六分、留七呼，灸三壮或七壮。

阳辅　经火也。在足外踝上四寸，辅骨前、绝骨上如前三分，去丘墟七分。针五分、留七呼，灸三壮。

阳陵泉　合土也。在膝下一寸外廉、尖骨前陷中。针六分、久留得气即泻；灸七壮至七七壮。

环跳　在髀枢中，砚子骨下陷中，侧卧伸下足、屈上足取之。针一寸、留十呼，灸五十壮。

京门　肾募。在监骨腰中季肋本挟脊。针三分、留七呼，灸三壮。

日月　胆募。在期门下五分。针七分，灸五壮。

肩井　在肩上陷，缺盆上、大骨前一寸半，以三指按取之，当中指下陷者是。针五分、禁深刺；灸七壮。

风池　在脑空后发际陷中，去耳根一寸五分。针七分、留七呼，灸七壮。

目窗　去临泣后一寸。针三分，灸五壮。

临泣　在目直上入发际五分陷中。针三分、留七呼，得气即泻。

本神　在曲差旁一寸五分，目上入发际四分。针三分，灸七壮。

客主人　一名上关。在耳前起骨上廉，开口有空，动脉宛宛中。针一分、禁深；灸七壮。

听会　在耳前上关下一寸，动脉宛宛中，张口取之。针七分、留三呼，得气即泻不补；灸五壮至七七壮，十日后更灸。

瞳子髎　在目外眦三分陷中。针三分，灸三壮。

风市　别穴。在膝上外廉两筋间，正立舒两手垂下，着当中指头尽处是，自膝上五寸也。针五分，灸七壮。

当阳　别穴。在直目上发际血络。针出血。

足厥阴肝经多血少气

大敦 井木也。在足大指端去爪甲如韭叶，如前三毛中。针六分、留六呼，灸三壮。

行间 荥火也。在足大指外间，动脉应手陷中。针六分、留七呼，灸三壮。

太冲 腧土也。在足大指外间，本节后二寸陷中。男病诊诀死生处也。针三分、留十呼，灸三壮。

中封 经金也。在足内踝前一寸，伸足取之，筋前陷中是。针四分、留七呼，灸三壮。

曲泉 合水也。在膝内辅骨下，大筋下、小筋上陷中，屈膝取之。针六分、留十呼，灸三壮。

章门 脾募。在季肋端，脐上二寸、两旁六寸，侧卧屈上足、伸下足，取其动脉中，用乳间寸。针六分；灸七壮至二七壮，一云：百壮。

期门 肝募。在乳旁一寸半直下，又一寸半，第二肋间缝中，用乳间寸。针四分，灸三壮至七壮。

督脉起于长强穴，终于人中穴。

素髎 在鼻柱之端。针一分。

水沟 一名人中。在鼻柱下陷中。针四分、留五呼，得气即泻；灸七壮至三七壮。

神庭 在鼻直上，入发际五分。针禁；灸七壮至三七壮，一云：七七壮。

上星 在鼻直上，入发际一寸，刺泄诸阳热气。针一分；灸七壮，不宜多。

百会 在顶中央旋毛中，自前发际五寸、后发际七寸也。针二分、得气即泻；灸七壮至七七壮，不宜多。

风府 一名舌本。在项①发际二寸，大筋内宛宛中，疾言其肉立起，言休其肉立下。针三分，灸禁。

哑门 在项后入发际五分宛宛中，仰头取之。针三分；灸禁，灸则哑。

大椎 在小骨下第一椎节下陷中。针五分，灸随年壮。

神道 在第五椎下间，俯而取之。治小儿风痫、瘛疭。灸七壮至百壮。

腰俞 一名腰户。在二十一椎节下间宛宛中。以腹挺地，两手相重支额，纵四体，然后乃取之。针八分、留三呼、泻五吸；灸七壮至七七壮。

任脉 起于会阴穴，终于承浆穴。

承浆 在颐前唇棱下宛宛中。针三分、得气即泻；灸七壮至七七壮。

膻中 在两乳间陷中，量乳间正中，仰卧取之。针禁，灸七壮至七七壮。

鸠尾 在臆前蔽骨下五分陷中；人无蔽骨者，从歧骨下行一寸至脐共九寸用。针三分。

巨阙 心募。在鸠尾下一寸。针六分、留七呼，得气即泻；灸七壮至七七壮。

中脘 胃募。在脐上四寸，足阳明经所过。针八分、留七呼、泻五吸，速出针；灸三七壮至百壮。

水分 在脐上一寸。治水肿，灸良。针八分、留三呼、泻五吸；灸七壮至百壮。

神阙 一名气合。当脐中是。针禁，灸百壮。

---

① 项：原作"顶"，据《针灸经验方》改。下一"项"字同。

阴交　在脐下一寸。治女子月事不调。针八分、得气即泻；灸百壮。

气海　在脐下一寸五分。男子生气之海也。针八分，得气即泻，后补；灸百壮。

石门　三焦募。一名丹田。在脐下二寸。针禁，针妇人则终身绝子；灸七壮至百壮。

关元　小肠募。在脐下三寸。针八分、留三呼、泻五吸；灸百壮至三百壮。

中极　膀胱募。一名玉泉。在关元下一寸。妇人断绪四度，针即有子。针八分、留十呼，即泻；灸百壮至三百壮。

曲骨　在横骨上毛际陷中，动脉应手。针二分，灸七壮至七七壮。

【点评】此篇文字录自《针灸经验方》。

十二经井荥腧经合旁通

		肺经	心经	心包络	肝经	脾经	肾经
春刺	井木	少商	少冲	中冲	大敦	隐白	涌泉
夏刺	荥火	鱼际	少府	劳宫	行间	大都	然谷
仲夏刺	腧土	太渊	神门	大陵	太冲	太白	太溪
秋刺	经金	经渠	灵道	间使	中封	商丘	复溜
冬刺	合水	尺泽	少海	曲泽	曲泉	阴陵泉	阴谷
		大肠经	小肠经	三焦经	胆经	胃经	膀胱经
所出	井金	商阳	少泽	关冲	窍阴	厉兑	至阴
所流	荥水	二间	前谷	液门	侠溪	内庭	通谷
所注	腧木	三间	后溪	中渚	临泣	陷谷	束骨
所过	原	合谷	腕谷	阳池	丘墟	冲阳	京骨
所行	经火	阳溪	阳谷	支沟	阳辅	解溪	昆仑
所入	合土	曲池	小海	天井	阳陵泉	三里	委中

井者，东方春也，万物始生，故所出为井。谓终日常汲而未尝损，终日泉注而未尝溢。今言井者，不损不溢，常如此焉，故名。

荥者，水始出，其原流之尚微，故所言流者为荥。

腧者，水上而注下，下复承流，故为腧。

原者，三焦所行之原也，三焦者元气之别名，故所过为原。

经者，水行经而过，故所行为经。

合者，北方冬也，阳气入脏，故为合；谓其经脉自此而入脏，与诸经相合也。

【点评】此篇文字录自《针灸经验方》。

十五络所生病

手太阴络、足太阴络、手少阴络、足少阴络、手厥阴络、足厥阴络、手太阳络、足太阳络、手少阳络、足少阳络、手阳明络、足阳明络、任脉之络、督脉之络、脾之大络，合为十五络，自经分派而别走他经者也。《入门》

手太阴之别名曰列缺　起于腕上分间，去腕一寸半，别走阳明并太阴之经，直入掌中，散于鱼际。其病，实则手锐掌热，虚则欠㰦、小便遗数，取之所别也。《灵枢》

足太阴之别名曰公孙　去本节之后一寸，别走阳明；其别者入络肠胃。厥气上逆则霍乱，实则肠中切痛，虚则鼓胀，取之所别也。《灵枢》

手少阴之别名曰通里　去腕一寸半，别走太阳，循经入于心中，系舌本，属目系。实则支膈，虚则不能言，取之所别也。《灵枢》

足少阴之别名曰大钟　当踝后绕跟，别走太阳；其别者，并经上走于心包，下别贯腰脊。其病，气逆则烦闷，实则闭癃，虚则腰痛，取之所别也。《灵枢》

手厥阴之别名曰内关　　去腕二寸，别走少阳，出于两筋之间，循经以上，系于心包，络心系。实则心痛，虚则为头项强，取之所别也。《灵枢》

足厥阴之别名曰蠡沟　　在内踝上五寸，别走少阳；其别者，循胫上睾，结于茎。其病，气逆则睾肿卒疝，实则挺长，虚则暴痒，取之所别也。《灵枢》

手太阳之别名曰支正　　在腕后五寸，别走少阴；其别者，上走肘，络肩髃。实则节弛肘废，虚则生疣，取之所别也。《灵枢》

足太阳之别名曰飞扬　　在外踝上七寸，别走少阴。实则鼻窒，头背痛，虚则鼽衄，取之所别也。《灵枢》

手少阳之别名曰外关　　在腕后二寸，外别走心主，绕臂，注胸中。其病，实则肘挛，虚则不收，取之所别也。《灵枢》

足少阳之别名曰光明　　在外踝上五寸，别走厥阴，下络足跗。实则厥，虚则痿躄，坐不能起，取之所别也。《灵枢》

手阳明之别名曰偏历　　在腕后三寸，别走太阴。其别者，上循臂，绕肩髃，上曲颊偏齿；其别者，入耳合于宗脉。实则龋聋，虚则齿寒、痹隔，取之所别也。《灵枢》

足阳明之别名曰丰隆　　在外踝上八寸，别走太阴；其别者，循胫骨外廉，上络头项①，合诸经之气，下络喉嗌。其病，气逆则喉痹卒喑，实则狂癫，虚则足不收，胫枯，取之所别也。《灵枢》

任脉之别名曰会阴　　在两阴间，下鸠尾，散于腹。其病，实则腹皮痛，虚则瘙痒，取之所别也。《灵枢》

督脉之别名曰长强　　在脊骶端，挟膂上项，散头上，下当肩胛左右，别走太阳，入贯膂。其病实则脊强，虚则头重，取之所别也。《灵枢》

脾之大络名曰大包　　在渊腋下三寸，布胸胁。其病，实则身尽

---

①　头项：原作"头顶"，据《东医宝鉴·针灸篇》改。

痛，虚则百节①皆纵，此脉若罗络之血者，皆取之脾之大络脉也。
《灵枢》

【点评】此篇文字录自《东医宝鉴·针灸篇》。

脉病有是动有所生病

《难经》曰：经脉有是动，有所生病；一脉辄变为二病者何也？然《经》言是动者，气也；所生病者，血也；邪在气，气为是动；邪在血，血为所生病。气主呴之，血主濡之，气留而不行者，为气先病也；血滞而不濡者，为血后病也。故先为是动，后为所生病也。

【点评】此篇文字录自《东医宝鉴·针灸篇》。

脉有经脉络脉孙络脉

经脉为里，支而横者为络；络之别者为孙络。盛而血者，疾诛之。盛者泻之，虚者饮药以补之。《灵枢》〇经，径也，径直者为经，经之支派旁出者为络。《入门》〇络穴俱在两经中间，乃交经过络之处也。《入门》〇刺脏、腑、经、络四病皆不同，十五络病至浅在表也，十二经病次之，六腑病又次之，五脏病至深在里也，故治法有难易焉。至于络又各不同：十五络之络，乃阴经别走阳经，阳经别走阴经，而横贯两经之间者所为，支而横者为络是也；缪刺之络，乃病邪流溢大络，不得入贯经腧，而其痛与经脉缪处，乃络病经不病者也；血络之络，乃皮

① 百节：原作"下节"，据《东医宝鉴·针灸篇》改。

肤所见，或赤或青或黑之络，而小者如针，大者如箸①也；以浅深言之，血络至浅，缪刺者次之，十五络近里而贯经腧也。《纲目》

【点评】此篇文字录自《东医宝鉴·针灸篇》。

十二经血气多少

夫人之常数，太阳常多血少气，少阳常多气少血，阳明常多血多气，厥阴常多血少气，少阴常多气少血，太阴②常多气少血，此天之常数也。○故曰：刺阳明出血气，刺太阳出血恶气，刺少阳出气恶血，刺太阴出气恶血，刺厥阴出血恶气，刺少阴出气恶血也。《灵枢》○足阳明、太阴为表里，足少阳③、厥阴为表里，足太阳、少阴为表里，手阳明、太阴为表里，手少阳、心主为表里，手太阳、少阴为表里也。《灵枢》

【点评】此篇文字录自《东医宝鉴·针灸篇》。

十二经行度部分

手之三阴，从脏走至手；手之三阳，从手走至头；足之三阳，从头走至足；足之三阴，从足走至腹。《灵枢》○人之经络，三阳三阴分布一身。太阳、少阴，在身之后；阳明、太阴，在身之前；少阳、厥阴，在身之侧。《丹心》

---

① 箸：原作"筋"，据《东医宝鉴·针灸篇》改。
② 太阴：原作"太阳"，据《东医宝鉴·针灸篇》改。
③ 少阳：原作"少阴"，据《东医宝鉴·针灸篇》改。

【点评】此篇文字录自《东医宝鉴·针灸篇》。

气行有街

胸气有街，腹气有街，头气有街，胫气有街。故气在头者，止之于脑。气在胸者，止之于膺与背俞。气在腹者，止之背俞与冲脉于脐左右之动脉者。气在胫者，止之于气街与承山、踝上以下。取此者用毫针，得气乃刺之。《灵枢》

【点评】此篇文字录自《东医宝鉴·针灸篇》。

针法有巨刺缪刺散刺

经曰：左盛则右病，右盛则左病，右痛未已而左脉先病，左痛未已而右脉先病，如此者，必巨刺之。此五穴井、荥、腧、经、合临时变合刺法之最大者也。巨刺者刺经脉也。《入门》○经曰：邪气大络者，左注右，右注左，上下左右，其气无常不入经腧，命曰缪刺。缪刺者，刺络脉也，言络脉与经脉缪处。身有蜷挛疼痛而脉无病，刺其阴阳交贯之道也。《入门》○散刺者，散针也。因杂病而散用其穴，因病之所宜而针之。初不拘于流注，即天应穴，《资生经》所谓阿是穴是也。《入门》○邪客于经，痛在于左，而右脉先病者，巨刺之，必中其经非络脉也。络病者，其痛与经脉缪处，故命曰缪刺，皆左取右，右取左；又曰：身形有痛，九候莫病，则缪刺之，缪刺皆取诸经之络脉也。《纲目》

【点评】此篇文字录自《东医宝鉴·针灸篇》。

奇经八脉

脉有阳维、阴维，有阳跷、阴跷，有冲、有督、有任、有带之脉。凡此八脉者，皆不拘于经，故曰奇经八脉也。《难经》○奇经病，非自生，盖因诸经溢出而流入之也。比于圣人图设沟渠以备水潦之溢，沟渠满溢则流于深湖；人脉隆盛，入于八脉而不环周，故其受邪气，蓄则肿热，砭射之也。《纲目》○督、冲、任三脉，并起而异行，皆始于气冲穴名，一源而分三歧。督脉行背而应乎阳，任脉行腹而应乎阴，冲脉自足至头若冲，冲而直行于上。上为十二经脉之海，总领诸经气血。三脉皆起于气冲，气冲又起于胃脉，其源如此，则知胃气为本矣。《入门》

阳维 起于金门穴名，以阳交为郄，与手足太阳及跷脉会于肩腧，与手足少阳会于天髎及会肩井，与足少阳会于阳白、上本神、下至风池，与督脉会于哑门。此阳维之脉，起于诸阳之交会也。《入门》○阳维为病，苦寒热。又曰：阳维维于阳，阴维维于阴，阴阳不能相维，则怅然失志，溶溶不能自收持。《纲目》

阴维 阴维之郄曰筑宾穴名，与足太阴、厥阴会于府舍、期门，又与任脉会于廉泉、天突，此阴维起于诸阴之交会也。《入门》○阴维为病，苦心痛。《纲目》

阳跷 阳跷脉者，起于跟中，循外踝上行申脉穴，入风池。○阳跷之病，阳急而狂奔。《入门》○跷者，捷也。言此脉之行，如跷捷者之举动手足也。《入门》

阴跷 阴跷脉者，亦起于跟中，循内踝上行照海穴，至咽喉交贯冲脉。○阴跷之病，阴急而足直。《入门》

冲脉 冲脉行身之前，挟任脉两旁。东垣云：冲脉起于会阴穴名，根于气街，为二道入腹中央，发脐两旁上行，附足阳明之脉至胸前而散。《纲目》○冲脉为病，逆气而里急。○《内经》言冲脉并足少阴之经。《难经》言并足阳明之经。以此推之，则冲脉起自气街，在阳明、少阴二经之内挟脐上行，其理明矣。《纲目》

督脉 始终行身之后，出于会阴，根于长强，上行脊里，至于巅，附足太阳之脉。谓之督者，以其督领诸经也。《纲目》○督脉为病，脊强而反折。《纲目》

任脉 任脉始终行身之前。东垣云：任脉起于会阴，根于曲骨，入前阴中，出腹里，过脐上行，附足厥阴之经。谓之任者，女子得之以妊养也。《纲目》○任脉①为病，其内苦急，男子为七疝，女子为瘕聚。《纲目》○冲脉、任脉皆于胞中上循腹里，为经络之海，其浮而外者，循腹右上行，会于咽喉，别而络唇口。《纲目》

带脉 带脉者，起于季胁，回身一周。《难经》○经云：带脉周回季胁间。注云：回绕周身，总束诸脉如束带然，起于季胁，即章门穴，乃胁下接腰骨之间也。《入门》○带脉为病，腹满溶溶若坐水中。《入门》

【点评】此篇文字录自《东医宝鉴·针灸篇》。

子午八法

子者阳也，午者阴也。不曰阴阳而曰子午者，正以见人身任督与天地子午相为流通，故地理南针，不离子午，乃阴阳自然之妙用也。八法者，奇经八穴为要，乃十二经之大会也。《入门》○公孙冲脉、内关阴维、临泣带脉、外关阳维、后溪督脉、申脉阳跷、列缺任脉、照海阴跷。其阳跷、阳维并督脉属阳，主肩背腰腿在表之病；其阴跷、阴维、任、冲、带属阴，主心腹胁肋在里之病。《入门》○周身三百六十穴流于手足六十六穴，六十六穴又统于八穴，故谓之奇经八穴。《入门》

---

① 脉：原作"病"，据《东医宝鉴·针灸篇》改。

【点评】此篇文字录自《东医宝鉴·针灸篇》。

子午流注

流者往也，注者住也，神气之流行也。十二经每经各得五穴，井、荥、腧、经、合也。手不过肘，足不过膝，阳于三十六穴，阴于三十穴，共成六十六穴，阳于多六穴者，乃原穴也。《入门》〇大肠合又有巨虚上廉，小肠合又有巨虚下廉，三焦合又有委阳也。《纲目》

【点评】此篇文字录自《东医宝鉴·针灸篇》。

五脏六腑所属五腧五行

肺	少商井木	鱼际荥火	太渊腧土	经渠经金	尺泽合水	
大肠	商阳井金	二间荥水	三间腧木	合谷原	阳溪经火	曲池上廉合土
心	中冲井木	劳宫荥火	大陵腧土	间使经金	曲泽合水	心不主令故代以心包
小肠	少泽井金	前谷荥水	后溪腧木	腕骨原	阳谷经火	少海下兼合土
肝	大敦井木	行间荥火	太冲腧土	中封经金	曲泉合水	
胆	窍阴井金	侠溪荥水	临泣腧木	丘墟原	阳辅经火	阳陵泉合土
脾	隐白井木	大都①荥火	太白腧土	商丘经金	阴陵泉合水	
胃	厉兑井金	内庭荥水	陷谷腧木	冲阳原	解溪经火	三里合土
肾	涌泉井木	然谷荥火	太溪腧土	复溜经金	阴谷合水	
膀胱	至阴井金	通谷荥水	束骨腧木	京骨原	昆仑经火	委中合土
三焦	关冲井金	液门荥水	中渚腧木	阳池原	支沟经火	天井委阳合土

---

① 大都：原作"人都"，据《东医宝鉴·针灸篇》改。

五腧阴阳配合 阴井木，阳井金；阴荥火，阳荥水；阴腧土，阳腧木；阴经金，阳经火；阴合水，阳合土。阴阳皆不同，其意何也？然是刚柔之事也。阴井乙木，阳井庚金。庚者，乙之刚，乙者，庚之柔，故为配合焉，他仿此。《难经》

五腧主病 五脏六腑各有井、荥、腧、经、合，皆何所主？然经言所出为井，所溜为荥，所注为腧，所行为经，所入为合。井主心下痞满肝邪也，荥主身热心邪也，腧主体重节痛脾邪也，经主喘咳寒热肺邪也，合主气逆而泄肾邪也，此所主病也。《难经》

五腧针随四时 春刺井、夏刺荥、季夏刺腧、秋刺经、冬刺合者，何也？盖春刺井者，邪在肝也；夏刺荥者，邪在心也；季夏刺腧者，邪在脾也；秋刺经者，邪在肺也；冬刺合者，邪在肾也。《难经》

井合有义 所出为井，所入为合，奈何？盖井者东方春也，万物始生，故言所出为井也；合者北方冬也，阳气入脏，故言所入为合也。《难经》

【**点评**】此篇文字录自《东医宝鉴·针灸篇》。

五脏六腑有疾当取十二原

五脏有六腑，六腑有十二原，十二原出于四关，主治五脏，五脏有疾，当取之十二原。十二原者，五脏之所以禀三百六十五节气味也。五脏有疾，应出十二原，而原各有出。阳中之少阴肺也，其原出于太渊；阳中之太阳心也，其原出于大陵；阴中之少阳肝也，其原出于太冲；阴中之至阴脾也，其原出于太白；阴中之太阴肾也，其原出于太溪；膏之原出于鸠尾；肓之原出于气海。此十二原，主治五脏六腑之有疾也。《灵枢》〇四关者，合谷、太冲穴也，十二经原，皆出于

四关。《入门》

【点评】此篇文字录自《东医宝鉴·针灸篇》。

脏腑要穴

五脏腧二十五穴，六腑腧三十六穴，并巨虚上下廉共六十四腧，实切要之穴也。脏腑有病，此六十四穴皆主之。其太渊、大陵、太冲、太白、太溪为五脏之原，其三里、巨虚上下廉、委中、委阳、阳陵泉为六腑之合，又切要中之切要，而医所最当先者也脏腧二十五，腑腧三十六，合为六十一腧，加委阳、上廉、下廉是为六十四腧也。《纲目》

【点评】此篇文字录自《东医宝鉴·针灸篇》。

六合所出所入

帝曰：荥腧与合，各有名乎？岐伯曰：荥腧治外经，合治内腑。帝曰：合各有名乎？岐伯曰：胃合入于三里，大肠合入于巨虚上廉，小肠合入于巨虚下廉，此三腑皆出足阳明也；三焦合入于委阳，膀胱合入于委中，此二腑皆出足太阳也；胆合入于阳陵泉，此一腑出足少阳也。帝曰：取之奈何？岐伯曰：取三里者，低跗取之；取巨虚者，举足取之；委阳者，屈伸而索之；委中者，屈而取之；阳陵泉者，正竖膝与之齐①，下至委阳之阳取之。《灵枢》

【点评】此篇文字录自《东医宝鉴·针灸篇》。

---

① 齐：原作"脐"，据《东医宝鉴·针灸篇》改。

足三焦别脉

足三焦者，足太阳之别也，上踝五寸别入贯腨肠出于委阳^{穴名}，并太阳之正入络膀胱，约下焦。其病实则闭癃，虚则遗尿；遗尿①则补之，闭癃则泻之。《灵枢》

【点评】此篇文字录自《东医宝鉴·针灸篇》。

八会穴

腑会太仓^{中脘穴}，脏会季胁^{章门穴}，筋会阳陵泉^{穴名}，髓会绝骨^{阳辅穴}，血会膈俞^{穴名}，骨会大杼^{穴名}，脉会太渊^{穴名}，气会三焦外一筋直两乳内也^{膻中穴}。〇腑会中脘，腑病治此；脏会章门，脏病治此；筋会阳陵泉，筋病治此；髓会绝骨，髓病治此；血会膈俞，血病治此；骨会大杼，骨病治此；脉会太渊，脉病治此；气会膻中，气病治此。《难经》

【点评】此篇文字录自《东医宝鉴·针灸篇》。

六经标本

足太阳之本，在跟以上五寸中，标在两络命门；命门者，目也。〇足少阳之本，在窍阴之间，标在窗笼之前；窗笼者，耳也。〇足少

---

① 尿：原作"屎"，据《东医宝鉴·针灸篇》改。

阴之本，在内踝下上三寸中，标在背腧与舌下两脉也。○足厥阴之本，在行间上五寸所，标在背腧也。○足阳明之本，在厉兑，标在人迎颊挟颃颡也。○足太阴之本，在中封前上四寸之中，标在背腧与舌本也。○手太阳之本，在外踝之后，标在命门之上一寸也。○手少阳之本，在小指、次指之间上二寸，标在耳后上角下外眦也。○手阳明之本，在肘骨中，上至别阳，标在颜下合钳上也。○手太阴之本，在寸口之中，标在腋下动也。○手少阴之本，在锐骨之端，标在背腧也。○手心主之本，在掌后两筋之间二寸中，标在腋下三寸也。○凡候此者，下虚则厥，下盛则热，上虚则眩，上盛则热痛。《灵枢》

【点评】此篇文字录自《东医宝鉴·针灸篇》。

人身四海腧穴

胃为水谷之海，其腧上在气街，下在三里。○冲脉为十二经之海，其腧上在于大杼，下出于巨虚之上下廉。○膻中为气之海，其腧上在于柱骨之上，下在于人迎。○脑为髓之海，其腧上在于其盖，下在风府。盖，即百会穴也①。《灵枢》

【点评】此篇文字录自《东医宝鉴·针灸篇》。

大接经

经曰：留瘦不移，节而刺之，使十二经无过绝。假令十二经中是

---

① 盖，即百会穴也：非《灵枢·海论》经文，当系《东医宝鉴》所添之注文，当排作小字。

何经络不通行，当刺不通凝滞经，俱令气过节，无问①其数，以平为期。大接经治中风偏枯，从阳引阴，从阴引阳，皆取十二经井穴也。《纲目》

【点评】此篇文字录自《东医宝鉴·针灸篇》。

主病要穴

大概上部病多取手阳明，中部病取足太阴，下部病取足厥阴，前膺取足阳明，后背取足太阳，因各经之病而取各经之穴者，最为要决。百病一针为率，多则四针，满身针者可恶。《入门》○膏肓俞、三里、涌泉，百病无所不治。《入门》○若要安，丹田、三里不曾干。《资生》

【点评】此篇文字录自《东医宝鉴·针灸篇》。

禁针灸

身之穴三百六十有五，其三十穴灸之有害，七十九穴刺之为忧。叔和○用针者，先明孔穴；补虚泻实，勿失其理；针皮肤腠理，勿伤肌肉；针肌肉，勿伤筋脉；针筋脉，勿伤骨髓；针骨髓，勿伤诸络。伤筋膜者，愕视失魂；伤血脉者，烦乱失神；伤皮毛者，上气失魂；伤骨髓者，呻吟失志；伤肌肉者，四肢不收失智。此为五乱，有死之忧也。《资生》

刺中五脏死候 五脏主藏神，不可伤，伤之则死。○刺中心，一

---

① 问：原作"同"，据《东医宝鉴·针灸篇》改。

日死，其动为噫。○刺中肺，三日死，其动为咳。○刺中肝，五日死，其动为语—作欠。○刺中脾，十日死，其动为吞。○刺中肾，六日死—作三日，其动为嚏。○刺中胆，一日半死，其动为呕。○刺中膈，为伤中①，其病虽愈，不过一岁必死。《内经》

失针致伤 刺跗上中大脉，血出②不止死。○刺阴中大脉，血出不止死。○刺面中溜脉，不幸为盲。○刺客主人上关穴内陷中脉，为内漏、为聋。○刺头中脑户，入脑立死。○刺膝膑出液，为跛。○刺舌下中脉太过，出血不止为喑。○刺臂太阴脉，出血多，立死。○刺足布络中脉，血不出为肿。○刺足少阴脉，重虚出血，为舌难以言。○刺郄中大脉，令人仆③脱色。○刺膺中陷中肺，为喘逆仰息。○刺气冲中脉，血不出为肿鼠鼷。○刺肘中内陷气归之，为不屈伸。○刺脊间，中髓为伛。○刺阴股下三寸内陷，令人遗尿。○刺乳上中乳房，为肿根蚀。○刺腋下胁间，令人咳。○刺缺盆中内陷气泄，令人喘咳逆。○刺小腹中膀胱，尿出，令人小腹满。○刺手鱼腹内陷为肿。刺眶上陷骨④中脉，为漏为盲。○刺关节中液出，不得屈伸。《内经》○刺上关者⑤，呿不能欠。○刺下关者，欠不能呿。○刺犊鼻者，屈不能伸。○刺两关者，伸不能屈。《灵枢》

禁针穴 神庭　脑户　囟会　玉枕　络却　承灵　颅息　角孙　承泣　神道　灵台　云门　肩井　膻中　缺盆　上关　鸠尾　五里手⑥　青灵　合谷　神阙　横骨　气冲　箕门　承筋　三阴交　水分　会阴　石门　三阳络　人迎　乳中　然谷　伏兔《入门》

禁灸穴 哑门　风府　天柱　承光　临泣　头维　攒竹　睛明　素髎　禾髎　迎香　颧髎　下关　人迎　天牖　天府　周荣　渊腋

---

① 中：原脱，据《东医宝鉴·针灸篇》补。
② 出：原作"患"，据《东医宝鉴·针灸篇》改。
③ 仆：原作"伸"，据《东医宝鉴·针灸篇》改。
④ 骨：原作"省"，据《东医宝鉴·针灸篇》改。
⑤ 者：原作"去"，据《东医宝鉴·针灸篇》改。
⑥ 手：原作大字，《东医宝鉴·针灸篇》作小字，但显系后人添加，故改作小字。

乳中　鸠尾　腹哀　肩贞　阳池　中冲　少商　鱼际　经渠　阳关①
脊中　隐白　漏谷　条口　地五会　犊鼻　阴市　伏兔　髀关　申
脉②　委中　阴陵泉　殷门　心俞　承扶　承泣　瘈脉　丝竹空　喑
门　耳门　石门　气冲　脑户　白环俞

【点评】此篇文字录自《东医宝鉴·针灸篇》。

奇　穴

不出于③《灵枢内经》，故谓之奇穴。

取膏肓腧穴法　此穴主阳气亏弱，诸虚痼冷，梦遗，上气咳逆，
噎膈，狂惑忘误百病，尤治痰饮诸疾。须令患人就床平坐，曲膝齐
胸，以两手围其足膝，使胛④骨开离，勿令动摇，以指按四椎微下一
分，五椎微上二分，点墨记之，即以墨平画相去二寸许，四肋三间，
胛骨之里，肋间空处，容侧指许，摩膂肉之表，筋骨空处，按之，患
者觉牵引胸户，中手指瘅即真穴也。灸后觉气壅盛，可灸气海及足三
里，泻火实下。灸后令人阳盛，当消息以自保养，不可纵欲。《入门》
○又法，令病人两手交在两膊上，则胛骨开，其穴立见，以手揣摸第
四椎骨下两旁各开三寸，四肋三间之中，按之酸，酸是穴。灸时手搭
两膊上，不可放下，灸至百壮为佳。《回春》

取患门穴法　主少年阴阳俱虚，面黄体瘦，饮食无味，咳嗽遗
精，潮热盗汗，心胸背引痛，五劳七伤等证，无不效。先用蜡绳一
条，以病人男左女右脚板，从足大拇指头齐量起，向后随脚板当心贴

---

① 关：原作"阙"，据《东医宝鉴·针灸篇》改。
② 申脉：原作"中脘"，据《东医宝鉴·针灸篇》改。
③ 于：原作"在"，据《东医宝鉴·针灸篇》改。
④ 胛：原作"脾"，形误也，据《东医宝鉴·针灸篇》改。下两处，"胛骨"同此。

肉直上至膝腕大横纹中截断。次令病人解发匀分两边，平身正立，取前绳子从鼻端齐引绳向上，循头缝下脑后贴肉，随脊骨垂下至绳尽处，以墨点记此不是灸穴也。别用秆心按于口上，两头至吻却钩起秆心中心至鼻端根，如人字样齐两吻截断，将此秆展直，于先点墨处取中横量，勿令高下，于秆心两头尽处以墨记之，此是灸穴。初灸七壮，累灸至百壮，初只灸此两穴。《入门》○一法，治虚劳羸瘦，令病人平身正直，用草于男左女右，自脚中指尖量过脚心下，向上至曲瞅大纹处切断，却将此草自鼻尖量，从头正中须分开头心发，贴肉量至脊，以草尽处用墨点记；别用草一条，令病人自然合口量阔狭切断。却将此草于墨点上平折两头尽处量穴。灸时随年多灸一壮如年三十，灸三十一也，累效。《资生》○此法与上法略同。《类聚》

取四花穴法 治病同患门，令病人平身正立，稍缩臂膊，取蜡绳绕项，向前平结喉骨、后大杼骨俱墨点记，向前双垂与鸠尾穴齐即切断，却翻绳向后以绳原点大杼墨放结喉墨上，结喉墨放大杼骨上，从背脊中双绳头贴肉垂下，至绳头尽处以墨点记不是灸穴。别取秆心，令病人合口，无得动喉，横量齐两吻切断，还于背上墨记处折中横量，两头尽处点之此是灸穴。又将循脊直量上下点之此是灸穴。初灸七壮，累灸百壮，迨疮愈；病未愈，依前法复灸，故云累灸百壮。但当灸脊上两穴，切宜少灸。凡一次可灸三五壮，多灸则恐人膇背；灸此等穴，亦要灸足三里，以泻火气为妙。《入门》○崔知悌四花穴法，以稻秆心量口缝切断，以如此长裁纸四方，当中剪小孔，别用长稻秆踏脚下，前取脚大趾为止，后取三曲瞅横纹中为止断了，却环在结喉下垂向背后看秆止处，即以前小孔纸当中安，分为四花，盖灸纸四角也。○又一法：先横量口吻取长短，以所量草就背上三椎骨下直量至草尽处，两头用笔点了，再量中指长短为准，却将量中指草横直量两头，用草圈四角，其圈者是穴不圈者，不是穴。可灸七七壮止。《资生》○此灸法皆阳虚所宜。华佗云：风虚冷热，惟有虚者不宜灸。但方书云：虚损劳瘵，只宜早灸膏肓、四花；乃虚损未成之际，如瘦弱兼

火，虽灸亦只宜灸内关、三里，以散其痰火，早年欲作阴火，不宜灸。《入门》

骑竹马灸法 专主痈疽、发背、肿毒、疮疡、瘰疬、疔风诸风，一切无名肿毒，灸之疏泻心火。先从男左女右臂腕中横纹起，用薄篾条量至中指齐肉尽处切断，却令病人脱去上下衣裳，以大竹杠一条跨定，两人徐徐扛起，足要离地五寸许，两旁更以两人扶定，勿令动摇不稳，却以前量竹篾贴定竹杠竖起，从尾骶骨贴脊量至篾尽处，以墨点记不是穴也。却比病人同身寸篾二寸，平折放前点墨上，自中横量两旁各相去开一寸方是灸穴，可灸三七壮，极效。《入门》

【点评】此篇文字录自《东医宝鉴·针灸篇》。

别　穴

不出于《铜人》，而散见诸书，故谓之别穴。《入门》

神聪四穴 在百会左右前后四面各相去各一寸。主头风目眩、风痫狂乱。针入三分。

膝眼四穴 在膝盖骨头下两旁陷中。主膝膑酸痛。针入五分、留三呼；禁不可灸。

旁廷二穴 在腋下四肋间，高下正与乳相当，乳①后二寸陷中，俗名注布，举腋取之。主卒中恶、飞尸遁疰、胸胁满。针入五分，灸五十壮。

长谷二穴 在胁，脐旁相去各五寸，一名循元。主泄痢、不嗜食。可灸三十壮。

下腰一穴 在八髎正中央脊骨上，名三宗骨。主泄痢、下脓血。灸五十壮。

---

① 乳：原作"见"，据《东医宝鉴·针灸篇》改。

肠绕二穴　挟玉泉相去二寸。主大便闭。灸随年数。

环冈二穴　在小肠俞下二寸横纹间。主大小便不通。灸七壮。

八关八穴　在手十指间。治大热眼痛、睛欲出。针刺出血，即愈。

阑门二穴　在玉茎旁二寸。治疝气冲心欲绝。针入二寸半，灸二七壮。

独阴二穴　在足第二趾节下横纹。一云：在足大指、次指下中节横纹当中。主心腹痛及疝痛欲死。当中灸五壮，男左女右，极妙。

胞门、子户各一穴　胞门在关元左旁二寸，子户在关元右旁二寸。俱主妇人无子。各灸五十壮。

金津、玉液二穴　在舌下两旁脉。主舌肿喉痹。以三棱针出血即愈。

大骨空①二穴　在手大指第二节尖上。可灸九壮，如下法。

小骨空二穴②　在手小指二节尖上。治眼疾及烂弦风。灸九壮，以口吹火灭。

太阳二穴　在两额角眉后紫脉上。治头风及偏头痛。针出血。一云：即瞳子髎也。

明堂一③穴　在鼻直上，入发际一寸。主头风、鼻塞多涕。针入二分。一云：即上星穴也。

眉冲二穴　一名小竹。当两眉头直上，入发际。主五痫、头痛、鼻塞。针入二分，不可灸。

营池二穴　在足内踝前后两边池中脉。一名阴阳穴。主赤白带下。针入三分，灸三十壮。

漏阴二穴　在足内踝下五分微有动脉。主赤白带下。针入一分，灸三十壮。

---

① 空：原作"穴"，据《东医宝鉴·针灸篇》改。下"小骨空"同。

② 二穴：原脱，据《东医宝鉴·针灸篇》补。

③ 一：原作"二"，据《东医宝鉴·针灸篇》改。

中魁二穴 在手中指第二节尖上。主五噎、吞酸、呕吐。灸五壮，以口吹火灭。

血郄二穴 即百虫窠。在膝内廉上膝三寸陷中。主肾脏风疮。针入二寸半，灸二七壮止。

腰眼二穴 令病人解去上体衣服，于腰上两旁微陷处，谓之腰眼穴。直身平立用笔点定，然后上床合面而卧，每灼小艾炷七壮灸之。瘵虫或吐出或泻下，即安。○此法名遇仙灸，治瘵捷法也。《丹心》○先一日点定腰眼穴，至半夜子时交癸亥日期，便灸七壮，若灸九壮至十一壮尤妙。《医鉴》

通关二穴 在中脘旁各五分。主五噎。针入八分，左捻能进饮食，右捻能和脾胃。此穴一针有四效：凡下针后良久，觉脾磨食，觉针动为一效；次针破病根，腹中作声，为二效；次觉流入膀胱，为三效；又次觉气流行腰后骨空间，为四效。《纲目》

胛缝二穴 在背端骨下，直腋缝尖及臂。主肩背痛连胛。针入三分，泻六吸。

二白二穴 在掌后横纹上四寸，手厥阴脉，两穴相并：一穴在两筋中，一穴在大筋外。主痔漏下血痒痛。针入三分、泻两吸。

回气一穴 在脊穷骨上。主五痔便血、失屎。灸百壮。

气端十穴 在足十指端。主脚气。日灸三壮，神效。

鹤顶二穴 在膝盖骨尖上。主两足瘫痪无力。灸七壮。

龙玄二穴 在列缺上青脉中。主下牙痛。灸七壮。

阴独八穴 在足四指间。主妇人月经不调，须待经定为度。针三分，灸三壮。

通理二穴 在足小指上二寸。主妇人崩中及经血过多。针入二分，灸二七壮。

气门二穴 在关元旁三寸。主妇人崩漏。针入五分。

阴阳二穴 在足拇指下屈里表头白肉际。主妇人赤白带下。灸三七壮。

漏阴二穴　在足内踝下五分，微有动脉。主赤白带下。针入一分，灸三十壮。

精宫二穴　在背第十四椎下，各开三寸。专主①梦遗。可灸七壮，神效。

直骨二穴　在乳下大约离一指头，看其低陷之处，与乳直对不偏者，是穴也；妇人按其乳直向下，看乳头所到之处，正穴也。主远年咳嗽。炷如小豆大，灸三壮，男左女右，不可差误，其咳即愈，如不愈，不可治。

交仪二穴　在足内踝上五寸。主女子漏下赤白。灸三十壮。

当阳二穴　在目瞳子直上，入发际一寸。主风眩卒不识人，鼻塞。针入三分。

鱼腰二穴　一名印堂。在两眉中。主眼疾。针入二分。

夺命二穴　在曲泽上。主目昏晕。针入三分，禁灸。

以上穴，散出诸方。

【点评】此篇文字录自《东医宝鉴·针灸篇》。

诸药灸法

豉饼灸法　治疽疮不起发。取豆豉和椒、姜、盐、葱烂捣，捏作饼子，厚薄如折三钱，以来安疮头上灸之。若觉太热即抬起，又安其上；若饼子干，更换新者灸之；若脓已成，慎不可灸。《精义》

硫黄灸法　治诸疮久不瘥，变成瘘。取硫黄一块，可疮口大小安之，别取少许硫黄于火上烧，用叉尖挑起点硫黄，令着三五遍，取脓水干瘥为度。《精义》

隔蒜灸法　治痈疽肿毒大痛或不痛麻木。先以湿纸覆其上，候先

---

① 主：原作"上"，据《东医宝鉴·针灸篇》改。

干处为疮，以独头蒜切片三分厚，安疮头上，艾炷灸之；每五炷换蒜片。如疮大有十余头作一处生者，以蒜捣烂，摊患处，铺艾灸之。若痛灸至不痛，不痛灸至痛。此援引郁毒之法的，有回生之功。若疮色白，不起发，不作脓，不问日期，最宜多灸。《入门》

桑枝灸法 治发背不起发不腐。桑枝燃着吹息火焰，以火头灸患处，日三五次，每次片时，取瘀肉腐动为度；若腐肉已去，新肉生迟，宜灸四围；如阴疮、臁疮、瘰疬、流注久不愈者，尤宜灸之。《入门》

附子灸法 治脑瘘诸痛肿坚牢。削附子令如棋子厚，正着肿上，以小唾湿附子，艾灸附子令热彻，附子欲干辄更唾湿之，常令附子热彻，附子欲干辄更之，气入肿中，无不愈。《资生》

黄土灸法 凡发背，率多于背两胛间，初如粟米大，或痛或痒，人皆慢忽不为治，不过十日逐至于死，急取净黄土和水为泥，捻作饼子；厚二分阔一寸半贴疮上，以大艾炷安饼上灸之，一炷一易饼子。若粟米大时，灸七饼即瘥；如钱许大，可日夜不住灸之，以瘥为度。《资生》

【点评】此篇文字录自《东医宝鉴·针灸篇》。

鸡足针法

《灵枢》云：病重者，鸡足取之，其法正入一针，左右斜入二针，如鸡之足，有三爪也。《纲目》

【点评】此篇文字录自《东医宝鉴·针灸篇》。

择针灸吉日法

欲行针灸，先知行年宜忌及人神所在，不与禁忌相应即可矣。若遇卒急暴病，不可拘于此法，通人达士，岂拘此哉。《资生》《千金》云：凡痈疽疔肿、喉痹客忤尤为急，觉病即宜便治；又中风卒急之证，须速救疗，此论甚当。夫急难之际，命在须臾，必待吉日后治，则已沦于鬼录矣！此所以不可拘于避忌也。惟平居治病于未形，选天德、月德等日服药、针灸可也。《资生》

【点评】此篇文字录自《东医宝鉴·针灸篇》。

太乙徙立于中宫朝八风占吉凶

帝曰：候八正奈何？少师曰：候此者，当以冬至之日太乙立于叶蛰之宫，其至也，天必应之以风雨。所谓风者，皆发屋折树木，扬沙石，起毫毛，发腠理者也。○风从太乙所居之方来者为实风，主生长万物；其从冲后来者为虚风，主杀害伤人。故圣人谨候虚风而避之。今言风从南方来者，夏至为实风，太乙所居之方故也；冬至为虚风者，以其冲太乙者故也。余方仿此。《灵枢》○其以夜半至者，万民皆卧而不犯也，故其岁民少病，其以昼至者，万民懈惰而皆中于虚风，故多病。《灵枢》

风从南方来 名曰大弱风。其伤人也，内舍于心，外在于脉，其气主为热。○夏至为实风，冬至为虚风。《灵枢》

风从西南来 名曰谋风。其伤人也，内舍于脾，外在于肌，其气主为弱。○立秋为实风，立春为虚风。《灵枢》

风从西方来 名曰刚风。其伤人也，内舍于肺，外在于皮肤，其气主为燥。○秋分为实风，春分为虚风。《灵枢》

风从西北来 名曰折风。其伤人也，内舍于小肠，外在于手太阳脉，脉绝则溢，脉闭则结，不通善暴死。○立冬为实风，立夏为虚风。《灵枢》

风从北方来 名曰大刚风。其伤人也，内舍于肾，外在于骨与肩背之膂筋，其气主为寒。○冬至为实风，夏至为虚风。《灵枢》

风从东北来 名曰凶风。其伤人也，内舍于大肠，外在于两胁腋骨下及肢节。○立春为实风，立秋为虚风。《灵枢》

风从东方来 名曰婴儿风。其伤人也，内舍于肝，外在于筋纽，其气主为身温。○春分为实风，秋分为虚风。《灵枢》

风从东南来 名曰弱风。其伤人也，内舍于胃，外在于肌肉，其气主体重。○立夏为实风，立冬为虚风。《灵枢》

八正谓八节之正气也；虚邪者谓八节之虚风也，以从虚之乡来，袭虚而入为病，故谓之八正虚邪也。以身之虚，逢时之虚，两虚相感，其气至骨，入则伤五脏，故圣人避风如避矢石焉。《灵枢》

【点评】此篇文字录自《东医宝鉴·针灸篇》。

九宫图

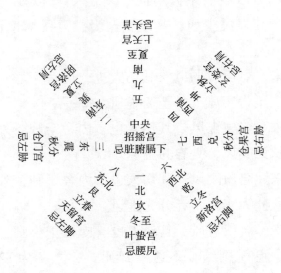

太乙_{神名}常以冬至之日居叶蛰之宫四十六日，明日居天留之宫四十六日，明日居仓门宫四十六日，明日居阴洛宫四十六日，明日居上天宫四十六日，明日居玄委宫四十六日，明日居仓果宫四十六日，明日居新洛宫四十五日，明日复居叶蛰宫数，所在日从一处至九日复还于一，常如是无已终而复始。《灵枢》〇始自八节得王之日，从其宫至所在之处，首一终九，日徙一宫至九日，复返于一，周而复始，如是次而行之，计每宫各得五日，九之则一节之日悉备矣。《铜人》

【点评】此篇文字录自《东医宝鉴·针灸篇》。

身形应九野

帝曰：身形应九野奈何？岐伯曰：请言身形之应九野也。左足应立春，其日戊寅、己丑；左胁应春分，其日乙卯；左肩应立夏，其日戊辰、己巳；膺喉首头应夏至，其日丙午；右手应立秋，其日戊申、己未；右胁应秋分，其日辛酉；右足应立冬，其日戊戌、己亥；腰尻下窍应冬至，其日壬子；六腑膈下五脏应中州，其大禁！大禁！太乙所在之日及诸戊己，是谓天忌日也。《灵枢》

【点评】此篇文字录自《东医宝鉴·针灸篇》。

太乙游八节日数

立春节

自立春入节日始，计至春分，通计四十五日而止，或除一日则弃之不用，以下仿此。

一日	十日	十九日	二十八日	三十七日	忌左脚足
二日	十一日	二十日	二十九日	三十八日	忌头首喉膺
三日	十二日	二十一日	三十日	三十九日	忌腰尻下窍
四日	十三日	二十二日	三十一日	四十日	忌右肩臂
五日	十四日	二十三日	三十二日	四十一日	忌左胁
六日	十五日	二十四日	三十三日	四十二日	忌左肩臂
七日	十六日	二十五日	三十四日	四十三日	忌脏腑膈下
八日	十七日	二十六日	三十五日	四十四日	忌右脚足
九日	十八日	二十七日	三十六日	四十五日	忌右胁

春分节

自春分入节日始，计至立夏，通计四十五日。

一日	十日	十九日	二十八日	三十七日	忌左胁
二日	十一日	二十日	二十九日	三十八日	忌左肩臂
三日	十二日	二十一日	三十日	三十九日	忌脏腑膈下
四日	十三日	二十二日	三十一日	四十日	忌右脚足
五日	十四日	二十三日	三十二日	四十一日	忌右胁
六日	十五日	二十四日	三十三日	四十二日	忌左脚足
七日	十六日	二十五日	三十四日	四十三日	忌头首喉膺
八日	十七日	二十六日	三十五日	四十四日	忌腰尻下窍
九日	十八日	二十七日	三十六日	四十五日	忌右肩臂

立夏节

自立夏入节日始，计至夏至，通计四十五日。

一日	十日	十九日	二十八日	三十七日	忌左肩臂
二日	十一日	二十日	二十九日	三十八日	忌脏腑膈下
三日	十二日	二十一日	三十日	三十九日	忌右脚足
四日	十三日	二十二日	三十一日	四十日	忌右胁
五日	十四日	二十三日	三十二日	四十一日	忌左脚足
六日	十五日	二十四日	三十三日	四十二日	忌头首喉膺
七日	十六日	二十五日	三十四日	四十三日	忌腰尻下窍
八日	十七日	二十六日	三十五日	四十四日	忌右肩臂
九日	十八日	二十七日	三十六日	四十五日	忌左胁

夏至节

自夏至入节日始，计至立秋，通计四十五日。

一日	十日	十九日	二十八日	三十七日	忌头首喉膺
二日	十一日	二十日	二十九日	三十八日	忌腰尻下窍
三日	十二日	二十一日	三十日	三十九日	忌右肩臂
四日	十三日	二十二日	三十一日	四十日	忌左胁
五日	十四日	二十三日	三十二日	四十一日	忌左肩臂
六日	十五日	二十四日	三十三日	四十二日	忌脏腑膈下
七日	十六日	二十五日	三十四日	四十三日	忌右脚足
八日	十七日	二十六日	三十五日	四十四日	忌右胁
九日	十八日	二十七日	三十六日	四十五日	忌左脚足

立秋节

自立秋入节日始，计至秋分，通计四十五日。

一日	十日	十九日	二十八日	三十七日	忌右肩臂
二日	十一日	二十日	二十九日	三十八日	忌左胁
三日	十二日	二十一日	三十日	三十九日	忌左肩臂
四日	十三日	二十二日	三十一日	四十日	忌脏腑膈下
五日	十四日	二十三日	三十二日	四十一日	忌右脚足
六日	十五日	二十四日	三十三日	四十二日	忌右胁
七日	十六日	二十五日	三十四日	四十三日	忌左脚足
八日	十七日	二十六日	三十五日	四十四日	忌头首喉膺
九日	十八日	二十七日	三十六日	四十五日	忌腰尻下窍

秋分节

自秋分入节日始，计至立冬，通计四十五日。

一日	十日	十九日	二十八日	三十七日	忌右胁
二日	十一日	二十日	二十九日	三十八日	忌左脚足
三日	十二日	二十一日	三十日	三十九日	忌头首喉膺
四日	十三日	二十二日	三十一日	四十日	忌腰尻下窍
五日	十四日	二十三日	三十二日	四十一日	忌右肩臂
六日	十五日	二十四日	三十三日	四十二日	忌左胁
七日	十六日	二十五日	三十四日	四十三日	忌左肩臂
八日	十七日	二十六日	三十五日	四十四日	忌脏腑膈下
九日	十八日	二十七日	三十六日	四十五日	忌右脚足

立冬节

自立冬入节日始，计至冬至，通计四十五日。

一日	十日	十九日	二十八日	三十七日	忌右脚足
二日	十一日	二十日	二十九日	三十八日	忌右胁
三日	十二日	二十一日	三十日	三十九日	忌左脚足
四日	十三日	二十二日	三十一日	四十日	忌头首喉膺
五日	十四日	二十三日	三十二日	四十一日	忌腰尻下窍
六日	十五日	二十四日	三十三日	四十二日	忌右肩臂
七日	十六日	二十五日	三十四日	四十三日	忌左胁
八日	十七日	二十六日	三十五日	四十四日	忌左肩臂
九日	十八日	二十七日	三十六日	四十五日	忌脏腑膈下

冬至节

自冬至入节日始，计至立春，通计四十五日。

一日	十日	十九日	二十八日	三十七日	忌腰尻下窍
二日	十一日	二十日	二十九日	三十八日	忌右肩臂
三日	十二日	二十一日	三十日	三十九日	忌左胁
四日	十三日	二十二日	三十一日	四十日	忌左肩臂
五日	十四日	二十三日	三十二日	四十一日	忌脏腑膈下
六日	十五日	二十四日	三十三日	四十二日	忌右脚足
七日	十六日	二十五日	三十四日	四十三日	忌右胁
八日	十七日	二十六日	三十五日	四十四日	忌左脚足
九日	十八日	二十七日	三十六日	四十五日	忌头首喉膺

【点评】此篇文字录自《东医宝鉴·针灸篇》。

九宫尻神图

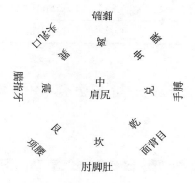

坤踝震腨指牙上，巽属头分乳口中，面背目干手膊兑，项腰艮膝胁离从，坎肘脚肚轮流数，惟有肩尻在中宫。

【点评】此篇文字录自《东医宝鉴·针灸篇》。

逐日人神所在 出《神应经》

一日在足大指厥阴分	二日在足外踝少阳分
三日在股内少阴分	四日在腰太阳分
五日在口舌太阴分	六日在手阳明分
七日在足内踝少阴分	八日在手腕太阳分
九日在尻厥阴分	十日在腰背太阴分
十一日在鼻柱阳明分	十二日在发际少阳分
十三日在牙齿少阴分	十四日在胃脘阳明分
十五日在遍身针灸大忌	十六日在胸乳太阴分
十七日在气冲阳明分	十八日在股内少阴分
十九日在足蹋阳明分	二十日在足内踝少阴分

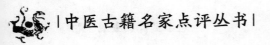
续表

二十一日在手小指太阳分	二十二日在足外踝少阳分
二十三日在肝腧厥阴分	二十四日在手阳明分
二十五日在足阳明分	二十六日在胸太阴分
二十七日在膝阳明分	二十八日在阴少阴分
二十九日在膝胫厥阴分	三十日在足跗阳明分

【点评】此篇文字录自《东医宝鉴·针灸篇》。

每月诸神值日避忌旁通图 出《针灸书》

	正月	二月	三月	四月	五月	六月	七月	八月	九月	十月	十一月	十二月
月厌	戌	酉	申	未	午	巳	辰	卯	寅	丑	子	亥
月忌	戌	戌	戌	丑	丑	丑	辰	辰	辰	未	未	未
月杀	丑	戌	未	辰	丑	戌	未	辰	丑	戌	未	辰
月刑	巳	子	辰	申	午	丑	寅	酉	未	亥	卯	戌
大杀	戌	巳	午	未	寅	卯	辰	亥	子	丑	申	酉
大害	巳	辰	卯	寅	丑	子	亥	戌	酉	申	未	午
血忌	丑	未	寅	申	卯	酉	辰	戌	巳	亥	午	子
血支	丑	寅	卯	辰	巳	午	未	申	酉	戌	亥	子
天医	卯	寅	丑	子	亥	戌	酉	申	未	午	巳	辰
季忌	丑	戌	未	辰	丑	戌	未	辰	丑	戌	未	辰
天灭	丑	卯	申	酉	丑	卯	申	酉	丑	卯	申	酉
瘟瘟	未	戌	辰	寅	午	巳	酉	申	亥	子	丑	卯
不向	东	西	北	南	东	西	北	南	东	西	北	南

【点评】此篇文字录自《东医宝鉴·针灸篇》。

针灸吉日

每月甲戌、甲申、甲寅；○乙巳、乙卯、乙丑、乙亥；○丙子、丙申、丙午、丙戌；○丁卯、丁亥、丁丑；○戊戌、戊申；○己亥；○庚午、庚子、庚戌、庚申；○辛卯、辛丑、辛亥；○壬午、壬子、壬戌、壬申；○癸丑、癸未。以上皆吉日。《纲目》○虽云吉日，太乙所在及戊巳日不可针灸。《针灸书》○春甲乙、夏丙丁、四季戊巳，秋庚辛、冬壬癸，皆吉。○男喜破日，女喜除日，男女俱宜开日。《入门》

【点评】此篇文字录自《东医宝鉴·针灸篇》。

针灸忌日

凡针灸必忌人神尻神、血支血忌、瘟瘟之类，急病则一日上忌一时。《入门》○每月忌初六、十六、十八、二十二、二十四小尽日及弦望、晦朔、五辰、五酉、五未及八节前后各一日凶。《纲目》○病人本命日，不可针灸。《纲目》○辛未日，针药俱忌，扁鹊死日也。《入门》○男忌除日及戌日，女忌破日及巳日，男女俱忌满日。《入门》○壬辰、甲辰、己巳、丙午、丁未日男忌针灸。○甲寅、乙卯、乙酉、乙巳、丁巳日女忌针灸。《入门》

【点评】此篇文字录自《东医宝鉴·针灸篇》。

坐向法

春东坐向西，夏南坐向北，秋西坐向东，冬北坐向南。《入门》

【点评】此篇文字录自《东医宝鉴·针灸篇》。

勉学堂针灸集成卷二

折量法

头有头部尺寸，腹有腹部尺寸，横直尺寸俱不同，各有其要。惟背部、手足部并以同身寸取之。

头　部

前发际至后发际折作十二寸，为一尺二寸。前发际不明者，以眉心上行三寸；后发际不明者，取大椎上行三寸；前后发际不明者，共折作一尺八寸用。

头部横寸以眼内眦角比至外眦角为一寸，用神庭至曲差，曲差至本神，本神至头维共四寸半。

【点评】此段文字与卷一"量分寸法·头部寸"同。

背　部

自大椎下至尾骶，共二十一椎，通折作三尺。上七椎每椎一寸四分一厘，共九寸八分七厘；中七椎每椎一寸六分一厘_{十四椎与脐平共二尺一寸一分四厘}；下七椎每椎一寸二分六厘。

第二行挟脊各一寸半，除脊骨一寸，共折作四寸，分两旁。

第三行挟脊各三寸，除脊骨一寸，共折作七寸，分两旁。

【点评】此段文字与卷一"量分寸法·背部寸"同。卷一辑自《东医宝鉴》，而此篇录自《针灸经验方》，《勉学堂针灸集成》所录各书文字皆保持各自的完整性，而不采用《针灸甲乙经》"事类相从，删其浮辞，除其重复"的编辑体例。然而，《勉学堂针灸集成》编者如果考知此处所录《针灸经验方》的"折量法"也系直接抄录自《东医宝鉴》，恐怕就不会于此重出此篇文字。

膺　部

自天突至膻中为准，折作六寸八分。下行一寸六分为中庭，上取天突下至中庭，共折作八寸四分。

【点评】此段文字与卷一"量分寸法·膺腧部寸"同。

腹部中行

自心蔽骨下至脐，共折作八寸。人若无蔽骨者，取歧骨下至脐心，共折作九寸取之。

自脐中至毛际横骨横纹，折作五寸用。

膺部、腹部横寸，并用乳间横折作八寸用。

【点评】此段文字与卷一"量分寸法·腹部寸"同。

头面部

头者，诸阳之会。故曰：头无冷痛，欲以针治，宜刺手足诸阳经。不宜头部者何也？针者能于引气，若刺头部，则诸阳之气并郁于头，其热难可止抑；或为不省人事者，必须引泻手足诸阳经，故曰扬汤止沸，莫如抽薪。若气不能引气者，或痰厥头痛者，必灸头部穴乃能获痊者，何则？艾之性，热者灸之，则使其热发散；寒者灸之，则使其寒温和，入药则上行，艾灸则下行故也。手之三阳从手走之头，足之三阳从头走之足。足阳明胃经面络入上齿，挟口下交承浆，下颐前至耳前循喉咙；手阳明大肠经入下齿，挟口交人中，左之右，右之左，上挟鼻孔，上下阳明经皆挟鼻孔也。欲泻诸阳之气，先刺百会，次引诸阳热气，使之下行，比之如开砚滴之上孔也。若热极不能下气者，以绸系颈，则头额太阳及当阳血络自现，即以三棱针贯刺其血络，弃血如粪，神效。〇此法与惜血如金之言大不同，然奇效良方之法也。老人不宜多出血，然可以出血者施。

头痛及眼疾赤目等症 全用泻，去其他诸症宜平补平泻。

伤风为热者 乃风为木，木生火故也。

头目臃肿胸胁支满 肘内血络及陷谷，多出血立瘥。

偏头痛目眣眣不可忍 风池、头维、本神，患左治右，患右治左，皆留针十呼，引气即瘥，神效。〇两眼外眦上锐发动脉，各灸三壮，立效。

面苍黑 行间、中封、肾俞、肝俞、尺泽、合谷、下三里。

头面风瘴 发作一二日，赤肿形如火烂突起，如榛子或如润太，因渐广大，气息奄奄，急以三棱针乱刺当处及四畔赤晕，不计其数，多出恶血，片时即苏，色变如常。翌日更观未尽处及新量针刺，随肿随针则神效，宜临机应变。

【点评】此篇文字录自《针灸经验方》。

耳　部

耳属肾，左主气，右主血。耳塞噪者，九窍不通。○又曰：心主窍，心气通耳气通于肾，故心病则耳噪而鸣，不能听远声。

耳鸣不能听远　心俞三十壮。

耳痛耳鸣　以苇筒长五寸切断，一头插耳孔，以泥面密封于筒之口畔而外出筒头，安艾灸七壮，左取右，右取左。

又方：取苍术以四棱铁销穿孔如竹筒，一如前苇筒法，灸三七壮，有大效。

耳聋　先刺百会，次刺合谷、腕骨、中渚、后溪、下三里、绝骨、昆仑，并久留针，肾俞二七壮至随年为壮。

虚劳羸瘦耳聋　肾俞三七壮，心俞三十壮。

【点评】此篇文字录自《针灸经验方》。

目　部

目属肝，心生血，肝藏之，目得血而能视，掌得血而能握，足得血而能步。

目睛属五脏精采，黑睛属肝，白睛属肺，白黑间脾胃，瞳子属肾①，眼胞属脾，上弦膀胱，下弦脾胃，内眦属膀胱及大肠，外眦胆与小肠，内外眦并属心经，各随其经治之，无不神效。

迎风冷泪　晴明、腕骨、风池、头维、上星、迎香。

风目眶烂　太阳、当阳、尺泽，皆针，弃血如粪，神效。

---

① 肾：原作"俞"，据《针灸经验方》改。

目生白翳 先看翳膜出处，随经逐日通气，则无不神效。又方：肝俞七壮，第九椎节上七壮，合谷、外关、睛明、昆仑，并久留针。○大空①骨九壮，吹火灭。手大指内侧横纹头各三壮，手小指本节尖各三壮。○耳尖七壮，不宜多灸。

目睛痛无泪 中脘、内庭，皆久留针，即泻，神效。

眼眶上下有青黑色 尺泽针三分，神效。

瞳子突出 涌泉、然谷、太阳、太冲、合谷、百会、上髎、次髎、中髎、下髎、肝俞、肾俞。

大人小儿雀目 肝俞七壮，手大指甲后第一节横纹头白肉际各灸一壮。

【**点评**】此篇文字录自《针灸经验方》。

口　部

口属脾，鼻属肺，上齿、上腭龈及唇属胃，下齿、下龈及唇属大肠。○督脉、任脉主中行，各随其经治之，万无一失。

胃热则主口臭，肺热喉辛，脾热口甜，胆热口苦呕苦，心热口苦，肝热口酸，肾热口咸，胃热口淡。

口中生疮 承浆、劳宫。

唇肿 内关、神门、合谷、下三里、内庭、三阴交。

口中如胶 太溪。

口中出血不止 上星五十壮，风府针三分。

口鼻并出血 亦灸上星。

唇吻不收 合谷、下三里。

口苦 下三里、绝骨、然谷、神门。

---

① 空：原作"牢"，据《针灸经验方》改。又，"大空骨"当作"大骨空"。

重舌舌裂舌强 舌者，心之窍也。神门、隐白、三阴交。

口噤牙车不开 上关、颊车、阿是。

【**点评**】此篇文字录自《针灸经验方》。

鼻　部

鼻属肺，主声音。

五臭 心焦、肝臊、脾香、肺腥、肾腐。

鼻中瘜肉 上星百壮，迎香、合谷、神门、肺俞、心俞、尺泽、囟会。

鼻塞 百会、上星、囟会、临泣、合谷、厉兑，并皆灸之。

衄衊 水出曰衄，血出曰衊。○风府、迎香、上星二七壮，太冲、绝骨、合谷、大陵、尺泽、神门。

鼻不闻香臭 囟会、天柱、水沟并灸。

衊血不止，喑不能言 肝俞、合谷、间使、太溪、灵道、风府、太冲。

【**点评**】此篇文字录自《针灸经验方》。

咳　嗽

凡痰喘因热而上，谓火气炎上故也。

咳逆不止 自大椎至五椎节上，灸随年壮。

又方：期门三壮立止。

又方：在乳下容一指许，正与乳相直肋间陷中灸三壮，女人则屈乳头取之，灸男左女右，到肌立止。

失音 鱼际、合谷、间使、神门、然谷、肺俞、肾俞。

唾喘 上星七壮，合谷三壮，太渊、后溪、然谷、天突。

呕吐不下食 中脘、然谷针，心俞二十壮。

喘急 上星、合谷、太溪、大陵、列缺、下三里，久留针，下其气。

哮喘 天突五壮，又以细索套颈量鸠尾骨尖其两端，旋后脊骨上索尽处点记，灸七壮或三七壮。

翻胃，酒及粥汤皆吐 间使三壮，中脘针，神效。

痰喘 膏肓俞灸，肺俞灸，肾俞灸。合谷针，太渊针。天突灸七壮，神道三七壮，膻中七七壮。

干呕 期门三壮。

肺痈咳嗽上气 天突、膻中、膏肓俞、肺俞，皆灸。骑竹马穴七壮，诸穴之效，无逾于此穴也。

咳喘饮水 太渊、神门、支沟、中渚、合谷。

喘呕欠伸 太渊、中脘、下三里、三阴交，并针。

唾血内损 鱼际泻，尺泽补。间使、神门、太冲、肺俞，百壮，肝俞百壮，脾俞三壮，下三里。

痰涎 然谷、复溜、肾俞，并灸。

喘胀不能行 期门五壮，中脘、下三里，并针；合谷、上星，并灸。

结积留饮 膈俞五壮，照海三壮，中脘①针，留十呼而出。

【**点评**】此篇文字录自《针灸经验方》。

咽 喉

前颈后咽。 咽以咽物，喉以候气。〇咽接三脘以通胃，故以之咽物；喉通五脏以系肺，故以之候气，气喉谷咽是也。〇若腑寒，则

---

① 脘：原作"腕"，据《针灸经验方》改。

咽门破而声嘶。

噎者 皆由于阴阳不恒，三焦隔绝，津液不利，故令人气隔成噎也。○足阳明胃经、肺经、心经、小肠经，皆络于喉咙。凡治者，各随其经应手针之，万无一失。

单蛾① 天窗穴，在颈大筋前曲颊端下陷中。以针深刺患边一二寸许，至喉内当处而后即出，旋使病人吞涎无碍，神效。

双蛾 天窗、尺泽、神门、下三里、太溪，并针少商及大拇指爪甲后根排刺三针。○如病急，一日再针，神效。

咽喉不肿而热塞，吞饮从鼻还出 久不愈，然谷、合谷，并久留针即泻。

喉痛，胸胁支满 尺泽、太溪、神门、合谷、内关、中渚、绝骨。

【点评】此篇文字录自《针灸经验方》。

颊　颈

项属胃经、胆经，凡病痛者为实，痒者为虚，医者宜临机应变。

牙颊痛 合谷、下三里、神门、列缺、龙玄三壮，在手侧腕上交叉脉，吕细二七壮，在足内踝尖。

项强 风门、肩井、风池、昆仑、天柱、风府、绝骨，详其经络治之，兼针阿是穴。随痛随针之法，详在于手臂酸痛之部，能行则无不神效。

【点评】此篇文字录自《针灸经验方》。

---

① 单蛾：此后底本有8个字的墨钉，《针灸经验方》此处为朝鲜文注文。下条的"双蛾"后墨钉同此。

齿 部

齿者，骨之余。骨者，肾之精。○《千金》云：凡人患齿者，多由于日食夜饮食所致也。

上齿痛 下三里灸七壮。

下齿痛 合谷灸七壮。

上下齿痛 并灸手表腕上踝骨尖端三壮，若不愈更灸七壮，左痛灸右，右痛灸左，神效。

又方：灸痛齿七壮，慎勿加灸，必患附骨疽。

又方：取片瓦画人口形，又明计病人上下齿之元数，以墨笔尽记于画口内，仍察痛齿第几，而当于画齿上灸三七壮，不数日立瘥，神效。

齿齲痛① 合谷、列缺、厉兑、中渚、神门、下三里。

齿龈腐 合谷、中脘、下三里并针，承浆七壮，劳宫一壮。

【**点评**】此篇文字录自《针灸经验方》。

心 胸

手三阴经主之。○《资》云：心邪实则心中暴痛，虚则心烦，惕然失智。

心惕惕失智 内关、百会、神门。

胸腹痛，或痰厥胸痛 量三椎下近四椎上，从脊骨上两旁各五分，灸三七壮至七七壮立瘥，神效。

卒心胸痛汗出 间使、神门、列缺、大敦刺出血。

胸满逆气闷热 心俞二七壮，膈俞三壮，厥阴俞随年壮。

积年胸痛 足大指爪甲之本根、爪甲之半当中灸七壮，男左女

---

① 齿齲痛：此后底本有5个字的墨钉，《针灸经验方》此处为朝鲜文注文。

右。太冲三壮，独阴五壮，章门七壮，立愈。若或不愈更灸。

真心痛　爪甲俱青，只得半日活，朝发夕死，夕发朝死，不可治。盖心者，一身君主故也。

胸痛吐冷酸水　太冲三壮，内关二壮，独阴五壮，足大指内初节横纹中三壮，尾穷骨灸五十壮。

心热不寐　解溪泻，涌泉补，立愈。

胸痛如刺，手卒青　间使、内关、下三里、支沟、太溪、少冲、膈俞七壮。

冷气冲心痛　内关、太冲三壮，独阴五壮，脐下六寸两旁各一寸，灸三七壮。○又以蜡绳量患人口两角为一寸，作三折成三角，以一角安脐心，两角在脐下两旁尽处点记，灸二七壮，立瘥。

惊恐心痛　神门、少冲、然谷、阳陵泉、内关。

心恍惚　天井、心俞、百会、神道。

胸腹痛暴泄　大都、阴陵泉、太白、中脘针。

心痛呕涎　有三虫则多涎，上脘七壮。

心痛，面苍黑欲死　尺泽针，支沟泻，下三里留针，合谷二七壮，大陵三壮，太冲。

心悲恐烦热　神门、大陵、鱼际、通里、太渊、公孙、肺俞、隐白、三阴交、阴陵泉。

心风　心俞三十壮，中脘、曲泽并针。

风眩　临泣、阳谷、腕骨、申脉。

胸引两胁痛　肝俞、内关、鱼际、绝骨。

胸痛口噤　期门三壮，大陵、神门、阴囊下十字纹三壮。

胸连胁痛　期门、章门、绝骨、神门、行间、涌泉。

胸中瘀血　下三里、内关、神门、太渊。

胸噎不嗜食　间使、关冲、中脘针，期门三壮，然谷。

【**点评**】此篇文字录自《针灸经验方》。

腹　胁

直寸用中行寸，横寸用乳间寸。

方曰：腹无热痛，治在足三阴经及五脏俞穴。若冷气留注痛，针刺付缸灸法在腹胁门末。

胃脘痛　肝俞、脾俞、下三里、膈俞、太冲、独阴、两乳下各一寸，灸二十壮。

饮食不下，腹中雷鸣，大便不节，小便黄赤　中脘针，大肠俞、膀胱俞、魂门，在九椎下两旁各三寸半，可灸三壮。

冷热不调，绕脐攻注疼痛　气海三七壮，天枢百壮，大肠俞三壮，太溪三壮。

腹胀坚脐小腹亦坚　水分、中极各百壮，三焦俞、膈俞各三壮，肾俞以年壮，太溪、太冲、三阴交、脾俞、中脘针。

肠鸣痛　三阴交、公孙。

腹胁及诸处流注刺痛不可忍　用体长缸，而缸口以手三指容入，乃能吸毒也。随其痛，每一处以三棱针刺四五穴，并入缸口内付缸灸七壮，随痛随针，亦付缸灸累次，神效。

【点评】此篇文字录自《针灸经验方》。

肿　胀

满身卒肿，面浮洪大　内踝下白肉际三壮，立效。

水肿腹胀　水分、三阴交、阴交并百壮，并治五脏俞穴。中脘针后按其孔，勿令出水。阴跷七壮。

四肢面目浮肿 照海、人中、合谷、下三里、绝骨、曲池、中脘针，腕骨、脾俞、胃俞、三阴交。

浮肿及鼓胀 脾俞、胃俞、大肠俞、膀胱俞、水分、中脘针，下三里、小肠俞、三阴交。

浮肿鼓胀乃脾胃不和，水谷妄行皮肤，大小便不利之致也。方书云：针水分水尽则毙，然而水胀甚则不能饮食，腹如抱鼓，气息奄奄，心神闷乱，死在顷刻，当其时若不救急，则终未免死亡。愚自臆料以谓等死，莫如救急，针水分出水三分之二，胀下至脐，未至脐水，急用血竭末或寒水石末涂敷针穴，即塞止水，未针之前预备急用，如无血竭即以槐花炒黄不至过黑作末，以热手满握敷贴，慎勿动手，移时成痂乃塞止水，且百草霜末敷接亦能止水。出水三日，观风稍歇便治上诸穴，效。〇且浮肿之人或有外肾及肾囊亦致肿者，针刺肾皮囊，皮多出黄水则安，如或出血，则不吉之兆也。盖针外肾出水者，乃通利小便之义也，吉；针手足出水者，妄行皮肤之义也，凶。凡病，加与少愈，都在慎摄而已。脉法：止脉、雀啄脉、虾游脉皆危也。

【点评】此篇文字录自《针灸经验方》。

针中脘穴手法

方书云中脘穴针入八分，然而凡人之外皮内胞，各有浅深，铭念操心。纳针皮肤，初似坚固，徐徐纳针，已过皮肤，针锋如陷空中，至其内胞忽觉似固，病人亦致微动，然后停针，留十呼，徐徐出针。凡诸穴之针，则或间一日行针，而中脘则每间七八日而行针，针后虽频数食之，慎勿饱食，不尔则有害。

【点评】此篇文字录自《针灸经验方》，所说"方书"是指《针经摘英集》，该书辑录了大量特殊针法，大多出自宋代许氏针书。

经考察腹部穴深刺正是许氏针术的鲜明特点，从《针经摘英集》所录"通关"和"气海"刺法可见其针术精妙之一斑。然而元代杜思敬在辑录其针方时，每将原方中的针刺深度据《铜人腧穴针灸图经》改动，依照这样的针刺深度是很难获得书中所述许氏刺法的针效。故许任对"方书云中脘穴针入八分"表示怀疑，而可贵的是许任依据临床实践，重现了《针经摘英集》没有详述的刺法，并且所总结的刺法颇切合于临床实际，虽然其描述的操作步骤仍不够详细，但已达到量化的程度，据其描述可知针尖已达胃壁，而据其方后注可推测其使用的针具较粗，针感很强，刺激量大。中国古典针灸早期曾盛行一种"针至病所"的刺法，病在皮刺皮，在筋刺筋，在骨刺骨，在耳刺耳，在胃刺胃，随病所而刺，这一刺法在《内经》时代达到了非常高的境界，而且其中不少都被总结为专门的刺法，并形成当时的刺法标准。《针经摘英集》和《针灸经验方》所传宋代许氏针术实际上是中国古典针灸"针至病所"法的遗存或重发现。其操作要点：第一，针具的选择，手感好且左右手配合精当者可选用较粗的长毫针(0.30 的 5 寸或 7 寸针。手感欠佳、技术不精者，或针刺小儿、瘦弱病人用细针。粗针与细针的操作手法不同)，针尖不宜太锐，略圆钝为宜。第二，空腹进针，嘱患者胸式均匀浅呼吸。第三，左手重按穴位，右手缓慢进针不捻转，遇到明显抵抗时不可勉强硬进，或稍候再进或拔出重扎。第四，针刺深度以触及胃外壁即可，摩刺数下出针。针感向下腹或两胁肋方向走窜感，或向四周放散，或满腹疼痛。当触觉的灵敏度达不到时常常会刺进胃的肌层甚至胃腔内。如采用粗针进针一旦手下有动脉搏动感则停止进针。第五，粗针强针感者间隔一周针一次。至于许任所言"针后虽频数食之，慎勿饱食"，乃因其针具较粗且刺穿胃壁。民国时针灸大家赵熙还精于此针术，当代能够自信、熟练掌握此针术的已不多见。

积　聚

心之积伏梁，肺之积息贲，肝之积肥气，脾之积痞气，肾之积奔豚。积主脏病，聚主腑病。积者，饮食包结不消；聚者，痰伏膈上，主头目眩痛，多自唾涎，或致微热。

痰积成块　肺俞百壮，期门三壮。

奔豚气　小腹痛也，气海百壮，期门三壮，独阴五壮，章门百壮，肾俞年壮，太冲、太溪、三阴交、甲根各三壮。

小腹积聚，腰脊周痹，咳嗽，大便难　肾俞以年壮，肺俞、大肠俞、肝俞、太冲各七壮，中泉、独阴、曲池。

腹中积聚气行上下　中极百壮，悬枢三壮，在第十三椎节下间，伏而取之。

又方：痛气随往随针，敷缸灸必以三棱针。○缸灸之法在腹部。

痞块　专治痞根穴，在十二椎下两旁各三寸半，多灸左边。○若左右俱有块，并灸左右。

又方：块头上一穴针入二寸半，灸二七壮；块中一穴针入一二寸，灸三七壮；块尾一穴针入三寸半，灸七壮。

脐下结块如盆　关元、间使各三十壮，太冲、太溪、三阴交各三壮，肾俞以年壮，独阴五壮。

伏梁及奔豚积聚　章门、脾俞、三焦俞、中脘、独阴、太冲。

【**点评**】此篇文字录自《针灸经验方》。

手　臂

脾主四末，四末即四肢也。手足诸疮肿痛皆属脾胃，凡痛痒疮疡皆属心火也。寒多则筋挛骨痛，热多则筋缓骨消，治在三阴三阳之脉。病在左治右，在右治左，在里治表，在表治里。在上治下，在腹治背，是谓从阳引阴，从阴引阳之法也。

手臂筋挛酸痛专废食饮不省人事者　医者以左手大拇指坚按筋结作痛处，使不得动移即以针，贯刺其筋结处，锋应于伤筋则酸痛不可忍处，是天应穴也。随痛随针，神效，不然则再针。○凡针经络诸穴，无逾于此法也。针伤筋则即瘥，针不伤筋则即塞，即还刺其穴则少歇矣。

手足指节蹉跌酸痛久不愈　屈其伤指限皮骨内缩，即以圆利针深刺其约纹虚空而拔，诸节伤同。

肘节酸痛　使病人屈肘，曲池穴至近横纹空虚，以针深刺穿出肘下外皮，慎勿犯筋，不至十日自瘥，神效。

肩痛累月肩节如胶连接不能举　取肩下腋上两间空虚针刺，针锋几至穿出皮外，一如治肘之法，慎勿犯骨，兼刺筋结处，神效。

落伤打扑伤　各随其经针刺，又取天应穴针刺，后多入艾气，使其瘀血和解。

两臂及胸转筋　大陵七壮，膻中、巨阙、尺泽并治手足筋急。

臂细无力　肩髃、曲池、列缺、尺泽、支沟、中渚。

肘腕酸痛重　内关、外关、绝骨、神门、合谷、中脘针，若筋急刺天应穴，无不即效。

手臂善动　曲泽七壮，太冲、肝俞、神门。

手掌热　内关、列缺、曲池、通里、神门、后溪。

臂内廉痛皮痒　曲池、肺俞、脾俞、神门针，中脘针。

手五指不能屈伸　曲池、下三里、外关、支沟、合谷、中脘针，绝骨、中渚、又手大指内廉第一节横纹头，一壮，神效。

腋肿　行间、神门、太渊、绝骨、胆俞、腕骨。

左手足无力　神阙百壮，如不愈加灸五百壮。

两手大热如在火中　涌泉灸五壮，立效。

【点评】此篇文字录自《针灸经验方》。值得一提的是其中"贯刺"法，系许任借鉴中国元代针灸古籍《针经摘英集》"决痛针"法和16世纪中叶朝鲜任彦国《治肿指南》的"贯刺"法，而形成的治疗"筋结"疼痛的专用刺法，并在《针灸经验方》有多处明确的应用。虽然许氏对此法评价极高，但后世传承却很有限，在中国直到20世纪60年代初有个别针灸医生在临床上自觉地应用这一针法治疗肩臂痛[①]，但没有引起其他针灸医生的重视。这一针术的被重新发现并引起关注则是借了西风——西方西医"干针疗法"之风。失之于本土而拾之于他山，重新回归后重放异彩。

腰　背

腰背痛者，肾气虚弱而当风坐卧，触冷之致也。脏病不离其处，腑病居处无常，膀胱经及肝胆经主之，宜用缸灸，每处针刺，每处缸灸七次，神效。

腰痛不能屈伸　肾俞、委中、尾穹骨上一寸七壮，自处左右各一寸七壮。○又方：曲䐐横纹头四处各三壮，四穴并一时吹火，使之一时自灭，一处灸不到，其疾不愈。○又方：令患人正立，以竹柱地而竖量脐记之，将其竹着后脊骨，于其竹上灸随年壮，后即藏其竹，勿令病人得知。

腰脊疼痛，溺浊　章门百壮，膀胱俞、肾俞、委中、次髎、气海百壮。

腰痛腹鸣　胃俞年壮，大肠俞、三阴交、太溪、太冲、神阙百壮。

老人腰痛　命门三壮，肾俞年壮。

---

① 江一平. 针灸肩臂痛病案介绍[J]. 江苏中医，1963(1)：26-27；盛燮荪，崔增骅，江一平. 略论《针灸集成》的学术成就[J]. 北京中医杂志，1986(5)：52-53.

腰背伛偻①　肺俞、期门各三七壮，风池七壮。

又方：脊骨旁左右突起浮高处以针深刺，灸五百壮至七八百壮，若病歇，则不必尽其数矣。

腰肿痛　昆仑、委中、太冲、通里、章门。

【点评】此篇文字录自《针灸经验方》。

脚　　膝

所患皆由于肾气虚弱，而寒冷外束之致也。诸节皆属胆，诸骨皆属肾，四末属脾胃。

脚酸不能屈伸，难久立　阴跷三壮，中脘针，两曲䐐横纹头五壮，两人分左右同吹灭火，一处灸不到，则其疾不疗也。

脚足转筋不忍　内筋急，内踝尖七壮；外筋急，外踝尖七壮。○承山在兑腨肠分肉间陷中，二七壮。

脚足内外踝红肿日久不脓不瘥　灸骑竹马穴七壮，若不愈更灸和介氏之法，神效。

脚气②　中脘针，三阴交灸，针后勿为饱食，经七日更针，神效。

又方：腹下股间必有结核，以针贯刺，灸针孔三七壮，立效。

手足筋挛蹇涩　以圆利针贯刺其筋四五处，后令人强扶病人病处，伸者屈之，屈者伸之，以瘥为度，神效。

鹤膝风，膝如大瓢，而膝之上下皆细，身热痛　中脘③、委中、风池并针，神效。

足掌疼　昆仑针。

---

① 腰背伛偻：此后底本有4个字的墨钉，《针灸经验方》作朝鲜文注文。
② 脚气：此后底本有4个字的墨钉，《针灸经验方》作朝鲜文注文。
③ 脘：原作"腕"，据《针灸经验方》改。

骨髓冷痛 大杼、绝骨、复溜、申脉、厉兑、肾俞。

脚足寒冷不可忍 以热手久按，冷彻于手则是癎冷也。肾俞、大杼、下三里、绝骨、太冲、太溪、阴跷各七壮至三七壮。○或用灸瓦上安艾熨之。

肌肤温而病人自言寒冷不可忍者，是气不通也 即针十宣、八邪穴，立效。○一身同然。

膝上肿痛，身屈不行 阴陵泉七壮至七七壮，中脘针，无不效。

诸节痛 阴陵泉、胆俞、风池、绝骨。

便毒① 太冲、太溪、照海、仆参，并针。

又方：当处以墨笔书其病人之父姓名，则不数日不脓立瘥。

又方：以圆针贯刺其核，灸三七壮，永瘥。

四肢不收，怠惰嗜卧 脾俞、三阴交、章门、照海、中脘针，解溪。

四肢转筋 涌泉、委中、绝骨、大杼、太冲、合谷、下三里。

【**点评**】此篇文字录自《针灸经验方》。

风　部

诸风掉眩皆属肝木。○正气引邪为㖞僻，乃酒色过度、饮食失节之致也。肥人多湿，瘦人多火。

凡人未中风之前，足胫酸疼、顽痹良久，乃解此将中风之候也。急灸三里、绝骨，左右四穴各三壮，用薄荷、桃柳叶煎水淋洗，使灸疮发脓，若春好秋更灸，秋好春更灸。

灸忌：生冷、猪、鸡、酒、面、房劳等物，慎触风，又忌发怒。若不慎摄，则虽鬼神莫能救。

---

① 便毒：此后底本有3个字的墨钉，《针灸经验方》作朝鲜文注文。

言语謇涩，半身不遂　百会、耳前发际、肩井、风市、下三里、绝骨、曲池、列缺、合谷、委中、太冲、照海、肝俞、支沟、间使，观证势加减，患左灸右，患右灸左。

口眼㖞斜　合谷、地仓、承浆、大迎、下三里、间使，灸三七壮。

又方：以苇筒长五寸，一头插于耳孔，以泥面密封筒之四畔，令不得泄气，其一头上安艾灸七壮至二七壮。一如上法换治。

偏风口㖞　间使左取右，右取左，灸三七壮，立瘥，神效。灸后令患人吹火，则乃知口正，此其验也。

卒恶风不语，肉痹不知人　神道，在第五椎节下间俯而取之，灸三百壮，立瘥。

遍身痒如虫行不可忍　肘尖七壮，曲池、神门、针合谷、三阴交。

历节风①　风池、绝骨、胆俞。

中风口噤，痰塞如引钜声　气海、关元各三壮，又灸哮喘套头法。在咳嗽部。

角弓反张　天突先针，膻中、太冲、肝俞、委中、昆仑、大椎、百会。

中风眼戴上及不能语者　灸第二椎并五椎上各七壮同灸，炷如半枣核大。

夫中风有五不治者　开口合眼、散手遗尿、鱼口气喘、喉中雷鸣、直视摸衣，皆恶症也。

风者百病之长也，至其变化各不同焉　或中脏，或中腑，或痰，或气，或怒，或喜，逐其源而来害。

中脏者　不省人事，痰涎上壅，喉中雷鸣，四肢瘫痪不知疼痛，言语謇涩是也。

---

①　历节风：此后底本有 8 个字的墨钉，《针灸经验方》作朝鲜文注文。

中腑者 半身不遂，口眼㖞斜，知疼痛，言语不变是也。先看形体及脏腑之症候，详察治之。

肝中 无汗、恶寒、色青，名曰怒中。

心中 多汗、惊怕、色赤，名曰思虑中。

肺中 多汗、恶风、色白，名曰气中。

肾中 多汗、身冷、色黑，名曰气劳中。

脾中 多汗、身热、色黄，名曰喜中。

胆中 眼目牵连、酣睡不醒、色绿，名曰惊中。

胃中 饮食不下、痰涎上壅、色淡黄，名曰食后中。

五脏之病 各灸五脏俞穴。

太息善悲 行间、丘墟、神门、下三里、日月，在期门下五分。

【**点评**】此篇文字录自《针灸经验方》。

癫 痫

癫痫 百会、神庭各七壮，鬼眼三壮，阳溪、间使三十壮，神门、心俞百壮，肺俞百壮，申脉、尺泽、太冲皆灸，曲池七壮。

又方：阴茎头尿孔上宛宛中三七壮，着火哀乞即瘥。不问男女，重者七七壮，轻者五壮、七壮。

又方：足大指本节内纹及独阴穴，各七壮。

狂言喜笑 阳溪、下三里、神门、阳谷、水沟、列缺、大陵、支沟、神庭、间使、百劳。

鬼邪 间使仍针，后十三穴。

一鬼宫人中穴，二鬼信手大指甲下入肉三分，三鬼垒足大指爪甲下入肉二分，四鬼心太渊穴入半寸。若是邪蛊，便自言说，由来往验，有实求去与之，男从左起针，女从右起针，若数穴不言，便通下排穴，五申脉火针七锃二三下，六鬼枕大椎上入发际一寸，七鬼床_{耳前发际穴}，八鬼市_{承浆穴}，九鬼营_{劳宫穴}，十鬼堂_{上星穴火针}七锃，十一鬼庄_{阴下缝灸三壮}，十二鬼臣_{曲池火针}，十三鬼封_{舌下一寸缝}。

见鬼　阳谷。

梦压　商丘、三阴交。

善哭　百会、水沟。

风癫及发狂欲走，称神自高，悲泣呻吟　谓邪祟也，先针间使，后十三穴。

骂詈不息，身称鬼语　心俞百壮，鬼眼、后溪、大陵、劳宫、涌泉各三壮，风府。

又方：灸唇吻头白肉际一壮，又灸唇里中央肉弦上一壮。

狐魅颠狂　鬼眼三七壮，神庭百壮。

羊痫　吐舌目瞪，声如羊鸣，天井、巨阙、百会、神庭、涌泉、大椎各灸，又九椎节下间三壮，手大指爪甲合结四隅各三壮，妙。

牛痫　直视，腹胀，鸠尾、大椎各三壮。

马痫　张口、摇头、反张，仆参、风府、脐中各三壮，金门、百会、神庭并灸。

犬痫　劳宫、申脉各三壮。

鸡痫　善惊、反折手掣自摇，灵道三壮，金门针，足临泣、内庭各三壮。

猪痫　如尸厥吐沫，昆仑、仆参、涌泉、劳宫、水沟各三壮，百会、率谷、腕骨各三壮，内踝尖三壮。

五痫吐沫　后溪、神门、心俞百壮，鬼眼四穴各三壮，间使。

状如鸟鸣，心闷不喜问语　鸠尾灸。

目戴上不识　囟会、行间、巨阙皆灸。

【点评】此篇文字录自《针灸经验方》。

厥　逆

痰厥头痛者，必灸头部，能安之者，乃痰凝经络气不流行故也。

吐痰厥逆　从男左女右，以绳围患人肘还至起端处截断，以其绳头，从大椎尖下行脊骨上绳头尽处，五十壮。

尸厥　谓急死也，人中针，合谷、太冲皆灸，下三里、绝骨、神阙百壮。若脉微似绝，灸间使，针复溜，久留神效。

四肢转筋厥逆　内庭、列缺、窍阴、至阴、承山三七壮，合谷、太冲。又内筋急，灸内踝尖一壮；外筋急，灸外踝尖上一壮。

善恐小气厥逆　章门、少冲、合谷、太冲、气海百壮。

传尸骨蒸　肺俞灸，膏肓俞灸。四花穴、腰眼穴并灸。

肾厥头痛，筋挛惊恐，不嗜卧　关元、肾俞、绝骨、内关、胆俞并灸。

【**点评**】此篇文字录自《针灸经验方》。

急　死

中恶　百会三七壮，间使年壮，承浆七壮，心俞七壮，人中五十壮，隐白一壮，囊下十字纹三壮，诸穴中神阙百壮，下三里七壮，最神。

溺水死　即解死人衣服，以其腹伏着于马鞍之上，使其水泄出，后艾灸脐中百壮，即活，神效。

缢死　心下有微温一日以上者，犹可活。徐解缢索及衣服，安卧温处厚裹，紧填肛门，一人紧摩两肩臂引头发勿令纵，又一人摩擦胸肩令数屈伸无数，又两人分坐以竹管吹两鼻中，即活。

中暑几死　急灸两乳头各七壮。

【点评】此篇文字录自《针灸经验方》。

痢　疾

中气虚弱，三焦不和之致。若大便秘结，取巴豆肉作饼安脐中，灸三壮。

水痢不止　中脘针，神效。

赤白痢　脐中百壮，神效。

泄痢小腹痛　大肠俞、膀胱各三壮，关元百壮，丹田穴，一名石门，二七壮至百壮止。

冷痢食不化　脾俞年壮，天枢五十壮，胃俞三壮，脐中，一名神阙，百壮。

脱肛久不愈　脐中年壮，百会三七壮，膀胱俞三壮。

溏泄　如鸭之泄，故曰溏泄。中脘针，三阴交、脾俞各三壮至三七壮。

【点评】此篇文字录自《针灸经验方》。

痔　疾

五痔便血，失尿尻痛　尾穷骨百壮，三白①三七壮，在别穴中；秩边在二十椎下两旁各三寸半，灸三壮。

肠风下血痔　三白三七壮，承山在足跟上兑腨肠下分肉间陷中，

---

① 三白：《针灸经验方》同，参考"别穴"篇，应作"二白"。下一条"三白"同此。

五壮，神效。又对脐脊骨上灸三七壮，又其两旁各一寸三七壮，又十四椎下各开一寸半二七壮，年深者最有效。

痔乳头① 　灸痔凸肉百壮即平，神效。

疗痔昔人所传曰　令患人齐足正立，以竹柱地量脐，折断，将其竹移后，准脊骨以墨点记，从点处下量一寸艾灸五十壮，每行此法无不效。

　　【**点评**】此篇文字录自《针灸经验方》。

阴　　疝

肾气虚弱，常处冷地，兼食冷物是谓，如石投水之状。

疝气上冲心腹急痛呼吸不通　太冲、内太冲各三壮，独阴五壮，甲根针一分、灸三壮。内太冲、甲根穴在于别穴中，针灸神效。

奔豚气绕脐上冲　照海、太冲各三壮，独阴五壮，石门七壮。又脐下六寸两旁各一寸，灸三七壮。又量口吻如一字作三折，△如此样以一角按脐心，两角在脐下两旁尽处是穴，二七壮。两丸蹇缩亦灸，左取右，右取左，气冲七壮。

疝气冲心　以面末和水作孔饼安脐上，以炒盐填厚五分灸大炷，以微温为限，百壮至五百壮，每岁春秋灸毕，连九日处密室，慎勿出入，酒色冷物，神效。

阴痿　然谷三壮，阴谷、三阴交各三壮，气冲、曲骨各三七壮，肾俞年壮，膏肓俞百壮，曲泉七壮。在膝内横纹头。

阴头痛　大敦、太冲、肾俞、阴交。

阴肿挺出　曲骨、大敦、气冲、独阴、阴跷、昆仑。

疝气绕脐冲胸　气海、石门、太冲、独阴并换治，俱痛俱灸，天

―――――――――――――

① 　痔乳头：此后底本有 3 个字的墨钉，《针灸经验方》作朝鲜文注文。

枢百壮，在挟脐旁各开二寸。

癞疝 令患人骑碓轴，以阳茎伸置轴上，与阳茎头齐点记，灸轴木上随年壮，效。

五淋 复溜、绝骨、太冲、气海、中极百壮，曲骨在横骨上毛际陷中七壮至七七壮。

石淋 气冲在挟脐旁二寸直下五寸之下、鼠鼷之上一寸动脉宛宛中，七壮至三七壮止。

又方：以禾秆量患人口吻如一字样，一端按尾穹骨端向上，秆尽脊上点记，将其秆中折墨记，横着于脊点左右秆两端尽处，三七壮。

溺白浊 照海、期门、阴跷、肾俞、三阴交皆灸。

【点评】此篇文字录自《针灸经验方》。

霍　乱

脾胃及三焦不和，上吐下泄，胸腹痛闷是。关格者，不得吐泻也，四关穴主之。四关谓合谷、太冲是也。

霍乱闷乱 即以柔物回缚男左女右之肩下臂上，侧卧压缚臂入睡，则即止，效。

又方：脐中七壮，下火即瘥。又脐上三寸三壮，三焦俞、合谷、太冲并针，关冲刺出血立瘥。中脘针，亦能治霍乱吐泻。

转筋霍乱 手中、关冲皆刺出血，至阴、绝骨、太冲。

霍乱心胸满痛，吐食肠鸣 中脘、内关、关冲出血，列缺、三阴交。

暴泄 大都、昆仑、期门、阴陵泉、中脘针。

干呕 间使七壮，若不瘥更灸。

霍乱遗矢 下三里、中脘针，阴陵泉。

霍乱头痛，胸痛呼吸喘鸣　人迎、内关、关冲、三阴交、下三里。

霍乱已死而有暖气者　承山在脚腨肠中央分肉间，去脚根七寸，起死穴，灸七壮。

又方：以盐填脐中，灸二七壮，仍灸气海穴百壮，大敦穴。

【点评】此篇文字录自《针灸经验方》。

疟　疾

四节不摄、荣卫不和之致，或先寒后热者，或先热后寒者，或头痛引饮者，或腰背先痛者，或脚足先痛者，察其病源治之。

疟病从头顶发者　当痛日未发前一时，预灸百会、大椎尖头各三壮。

从手臂发者　预灸三间、间使各三壮。

从腰背发者　肾俞百壮，委中。

一日一发于午前者，邪在阳分也；或间日或三日或午后或夜间发者，邪入阴分也；或间日或日夜乱发者，气血俱虚也。

温疟　中脘针，神效。

痎疟　谓老疟也。作于子、午、卯、酉者，少阴疟也，神道七壮，绝骨三壮；作于辰、戌、丑、未者，太阴疟也，后溪、胆俞；作于寅、申、巳、亥者，厥阴疟也。

诸疟　先针间使，仍针鬼邪十三等穴，而虽勿用火锃只用针刺，累施神效。

疟母　痰水及瘀血成块，腹胁胀而痛，每上下弦日，章门针后，即灸三七壮。

【点评】此篇文字录自《针灸经验方》。

虚　劳

五劳，谓五脏之劳；七伤，谓忧、愁、思、虑、悲、惊、恐。心肾受邪，五内不足，缓急湿痹，偏枯不仁，四肢拘挛也。邪实则痛，虚则痒也。

虚劳羸瘦，耳聋，尿血，小便浊或出精，阴中痛，足寒如冰　昆仑、肾俞年壮，照海、绝骨。○身有四海：气海、血海、照海、髓海。

脏气虚惫，真气不足，一切气病　气海百壮。

梦与人交泄精　三阴交三七壮。梦断百日后，更灸五十壮，则无复泄精。

梦遗失精　曲泉百壮，太冲、照海、肾俞、三阴交、关元、膏肓俞、精宫，一名志室，在十四椎下横量左右各三寸半，灸七壮。

患门穴　主年少人阴阳俱虚，体瘦面黄，饮食无味，咳嗽，遗精，潮热盗汗，心胸背引痛，五劳七伤等症，灸有效。取穴之法：用蜡绳或禾秆一条，以男左女右，从足大拇指头比齐，循足掌当心向后贴肉，引绳上至曲䐐大横纹切断，令病人解发匀分两边，次将以先量足绳子一头按鼻尖，引绳从头上正中贴肉至脊，绳头尽处墨记此非灸穴。别用秆心一条，令患人自然开口，横量齐口吻切断，中折墨记，将此秆压于脊点处横布左右，秆两端尽处墨记，灸随年壮，加灸一壮，一云百壮。

【点评】此篇文字录自《针灸经验方》。

劳　瘵

腹中有虫，恼人至死，相传于族类而杀害是也。

劳瘵症　灸腰眼穴，穴法载别穴中，其名遇仙灸。

人脉微细或时无者　以圆利针刺足少阴经复溜穴，深刺以候回阳、脉生，方可出针。

虚劳百损失精劳症　肩井、大椎、膏肓俞、肝俞、肾俞、脾俞、下三里、气海。

【点评】此篇文字录自《针灸经验方》。

四花穴

治劳瘵症。

第一次二穴，先令患人平身正立，取一细蜡绳勿令展缩，以绳头于男左女右足大拇指端比齐，循足掌向后至曲㬎大横纹截断，令患人解发分两边，要见头缝至脑后；又令患人平身正坐，将先比绳子一头于鼻尖上按定，引绳向上循头缝至脑后，贴肉垂下当脊骨至正中，绳头尽处以墨点记之是非灸穴。〇或妇人缠足不明者，当于右肩髃穴点定，以绳头按其穴上伸手引绳向下，至手中指尽处截断，而用男子之足不明者亦佳。却令患人微合口，以短绳一头先自口左角按定，钩起绳子向上至鼻根，斜下至口右角，作此样截断，将此绳展令折中墨记，将绳墨点压于脊骨上先点处，而横布左右取平，勿令高下，绳两头尽处以墨圈记此则灸穴。

二次二穴，令患人平身正坐，稍缩肩膊，取一蜡绳绕项向前双垂，与鸠尾尖齐鸠尾是心蔽骨也，人无心蔽骨者，从胸前歧骨下量取一寸，是鸠尾穴也，即双截断，将其绳之中心着于喉咙结骨上，引绳两端向后会于脊骨正中，绳头尽处以墨记之是则非灸穴也。却令患人合口，以短蜡绳横量口两吻如一字样截断，中折墨记压于脊骨上先点处，如前横布绳子两头尽处以墨记之。此是四花穴之横二穴也。

以上第二次点穴，通共四穴，同时灸各七壮至二七壮至百壮，或一百五十壮为妙，候灸疮初发时，依后法又灸二穴。

三次二穴，以第二次量口吻如一字样短绳中折之墨记，压于第二次脊点上，正中上下直放，绳头上下尽处以墨点记之此四花穴之上下二穴也。

以上第三次点穴谓之四花穴也。灸两穴各百壮，三次共六穴，取火日灸之，百日内慎饮食、房劳，安心静处，将息一月后仍觉未瘥，复于初灸穴上再灸。

【点评】此篇文字录自《针灸经验方》。

食不化

饥饱失时，脾胃不和之致。脾胃实。则消谷善饥；脾胃虚，则癖食不消。

饮食倍多，身渐羸瘦，疮癖腹痛　脾俞三壮至年壮，章门、期门、太白、中脘针。

腹胀不嗜食食不化　中脘针，肝俞七壮，胃俞年壮，脾俞三壮。

饮食困惫，四肢怠惰，烦热嗜卧　脾俞、然谷、肾俞、解溪。

呕逆不得食　心俞百壮，只针中脘穴，神效。

食积善渴　劳宫、中渚、支沟、中脘。

恶闻食气　下三里、中脘针。

伤饱瘦黄　章门、中脘针，神效。

翻胃　公孙、中脘针。

【点评】此篇文字录自《针灸经验方》。

黄　疸

多因脾胃不和。通身面目悉黄，或大便黑血、小便黄。食疸者，头眩心烦；酒疸者，目黄、鼻塞、心中及足下热；女劳疸者，额黑身黄、小腹满急，小便难，难治也。大概，诸疸口淡、怔忡、耳鸣、脚软、寒热、小便白浊，渴则难治，不渴则可治也。

肾疸 风门五壮，肾俞年壮，少泽一壮，三阴交三壮至三十壮，合谷三壮。

黄疸 百劳三七壮，下三里、中脘针，神效。

酒疸身目俱黄，心痛，面赤斑小便不利 公孙、胆俞、至阳、委中、腕骨、中脘、神门、小肠俞。

三十六黄疸方云 先灸脾俞、心俞各三壮，次灸合谷三壮，次灸气海百壮，只针中脘穴，神效。

女劳疸 公孙、关元、肾俞、然谷、至阳，在七椎下，俯而取之，三壮。

食疸 下三里、神门、间使、列缺、中脘针。

【**点评**】此篇文字录自《针灸经验方》。

疮　肿

痛痒疮疡，皆属心火，主治在各随其经及心经。

痈者 阳滞于阴为肿，有嘴高起，皮肉光泽者是。

疽者 阴滞于阳为肿，无嘴，内晕广大，皮肤起纹不泽者是。欲知疽口，以湿纸敷贴肿上，先干处是疽口也。

痈疽疔疖之初出，看其经络部分，各随其经行针无间日，如或针间日则无效矣。勿论择日诸忌，逐日针刺，或一日再刺，以泻其毒，则不至十日自安。若针间日或针五六度而病者为苦，半途①而废至于死亡；或如不死，腐恶内生，新肉延于累月，艰苦万状。连针十余日

---

① 半途：原作"半涂"，据《针灸经验方》改。

之苦，与其死亡或至辛苦，孰轻孰重，悔之无及。若病人不欲针治者，急灸骑竹马穴七壮，无不神效。

又方：初出三日前，用手第四指纳口浸①津涎洽涂肿上，昼夜不辍，使不干，不过四五日自安。方药无逾于此也。

痛疽毒肿　初出三日前，急灸其肿嘴，三七壮自安。千方万药无逾于此。其初发，至小如粟，故人皆忽；待至其发毒，必至死域，追悔莫及。若已过三日，即灸骑竹马穴各七壮，无不神效。

痛疽诸肿，或不痒不痛色青黑者　肉先死，终不救。其初发，急灸骑竹马穴各七壮。

发际肿、唇肿、面肿，最难危症　慎勿轻破，须各随其经络逐日行针，以泻其毒气，效。若未能针治，敷自腐药，以待脓溃，兼用蟾脍五六个连食，已溃或未溃皆效。

背肿　亦行逐日针经络自安。然而，未能善治竟至熟脓，以大针决破裂过赤晕之裔，即取大蟾六七个作脍，用姜、芥汁连食，恶肉消尽而新肉已生，可以起死回生。

背肿当处状如粟米者，乱出于肿上，自作穿孔，以手指揉按，则自其各孔脓汁现出，按休则其各孔脓汁还入，是为熟脓矣。以大针裂破赤晕之裔。

凡大小肿　不问日数，即灸骑竹马穴七壮，无不效者。

【点评】此篇文字录自《针灸经验方》。

骑竹马穴法

以直杻先量患人尺泽穴横纹，比起循肉至中指端截断，令患人解衣裙露体，骑坐于直竹之上瘦人用细竹，肥人用大竹，当尾穷骨可堪接坐，

---

①　浸：原作"侵"，据《针灸经验方》改。

然后将其先量杻，从脊竖立于坐竹之上，杻端尽处脊上点记_{此则非灸穴}也。更用禾秆量病人，男左女右，中指中节两纹为一寸，又加一寸合为二寸，将其二寸中折墨记，着于先点脊上横布秆两端尽处_{是灸穴也}，各灸七壮止，不可多灸。以此法灸之，则无①不愈者。盖此二穴心脉所过，凡痈疽之疾，皆由于心气留滞，故生此毒，灸此则心脉流通，即时安愈，可以起死回生矣。

诸危恶症 目直视、摸衣、鱼口气喘，命难全；病人气实则易治，虚则难治。凡肿不热、不痛、不高、低陷、破烂、肉色紫黑为内发，肉先死，必死之疾也。

【**点评**】此篇文字录自《针灸经验方》。

五逆症察色

察眼目，白睛黑眼胞约小，_{一逆}；纳药呕吐，_{二逆}；腹痛渴甚，_{三逆}；肩项不便，_{四逆}；声嘶色脱或痢疾，_{五逆}。无此五逆者顺也。

肺痈 胸胁引痛，呼吸喘促，身热如火，咳嗽唾痰，不能饮食，昼歇夜剧，即灸骑竹马穴七壮，尺泽、太渊、内关、神门，并针刺通气，以泄毒气。若不愈，更灸骑竹马穴七壮。肿，脉宜洪、紧、数、滑。欲知脓，计自初痛日，过四十、五十日后察病人眼目，白睛无精采，亦微苍黑，细如丝赤血络，纵横乱缠于白睛，则已脓矣，即以边刃大针刺破痛边，乳旁腋下向前肋间使之出脓，后即插纸捻插与拔，逐日行之，使不塞孔，兼用石衣_{岩上青白苔是}，不拘多少浓煎，连服限瘥。○脉：虾游脉、雀啄脉皆危脉也。危病则难治。

阴肿或臀肿，或脚肉色如常，而渐至浮大者，或有微浮者，苦痛于骨肉之间，昼歇夜剧，不省人事，几至四五十日而成脓，然而夏月

---

① 无：此处底本为墨钉，据《针灸经验方》补。

则易脓，冬月则不易脓。外见其痛处，形如赤丝粗细，血络纵横乱铺于其上，则是熟脓矣。人或未详其脓，先以细针刺试，未及脓境而抽针，脓汁缘何而出乎？自谓不脓。抑曰此湿痰凝滞，万方治疗终不见效，迁延日月渐至回骨而死，须针未危之前。用手之法：以边刃大针先刺皮肤，渐渐深插至其脓境，针锋易入，如陷虚空，已入脓处，然后仍举针锋裂破而出，使之出脓，脓汁既歇，即以纸捻插于针孔，使不闭孔，逐日拔插使出恶汁，恶肉自腐、新肉自生，则纸捻渐至减入，自出黄汁然后获痊矣。虽至苏境，慎勿发怒与酒色，不然则更作肿痛。○肿脉宜滑、数、急、紧；最危者，虾游脉、雀啄脉、二动一止、三动一止者，不数日死。

【点评】此篇文字录自《针灸经验方》。

回骨症

回骨之后，针破无益。然与其必死，莫若针破，冀获侥幸万一，当与病家商议，佥曰诺，然后针破出脓，而使不快出，不然则危矣，故徐徐出汁。出脓之后，未满十日而死者，脓无一毫间隔者也；过十日而生者，肉有毫发未脓处也。

凡小疖肿，有觜锐者或无觜者，多发于耳下及臂或脚，苦痛十余日或至十五日后成脓，然不可以一例论之大概，先以手指按探肿晕，而当处坚固且有指痕成凹趁不解者，是不脓也；按指渐至脓处，忽觉指陷，举指复起，正似执茧成凹，舍则复起之状，是乃脓也。

肠痛　小腹连腰痛，或蹇一脚身热如火，小便数而欠，昼歇夜剧，三十余日后成脓。未脓前，预灸骑竹马穴各七壮，神效；已脓后，肘尖百壮，脓汁注下一二钵，神效。

疔肿生面上口角　合谷、下三里、神门。

生手上 曲池穴三七壮。

生背上 肩井七壮，委中、灵道。观病之轻重，重者倍数灸之，并灸骑竹马穴七壮。

缕疗 状如以蒿草裹鸡卵，个个间结之，形长而红，发于肘内而痛，日久则成脓。脓后则针破出脓；未脓前灸骑竹马穴各七壮，即愈。手足同治。凡人手足及一身之中骨节肿脓，针破后脓虽尽出而浮气未消之前，则病人闷，其疼痛不忍屈伸，以待自瘥，则脓汁与脂膜填满于骨臼，筋胶于骨节，伸者终不得屈，屈者终不得伸，平生永为病废之人。须及于脓汁未尽出而黄汁不止之际，即令旁人强扶屈伸，频数限瘥则免废。

【点评】此篇文字录自《针灸经验方》。

诸药灸痈疽法

隔蒜灸法[①] 肿毒大痛或不痛麻木，先以湿纸覆其肿上，先干处乃是肿头也，即用独头蒜切作片厚三分许，安肿头上，以艾炷灸之，每行五炷改蒜片。如疮连十余头，当一处以蒜烂捣，摊于患处，铺艾蒜上灸之。初灸痛，灸至不痛，不痛灸至痛，此乃引发郁毒之法，且有回生之功也。若肿色白而不作脓者，不问日期，宜多灸之。

附子灸法 脑瘘及诸痈肿坚牢者，即削附子厚如棋子，正着肿上，唾湿附子，以艾炷安着附子上灸之，令热彻附子欲干，更唾令湿灸，常令热彻附子，屡干辄改，又令艾气彻肿，则无不愈者。

黄土灸法 肿发背两胛间，初似粟米大，或痛或痒，人皆慢忽不治，则不过十日遂至于死，急取净黄土和水作泥捻作饼子，厚二分、

---

① 隔蒜灸法：底本低 2 格排，《针灸经验方》顶格排，故排做黑体。下文"附子灸法""黄土灸法"同此。

阔一寸半贴肿上，以大艾炷安土饼上灸，一炷一易。肿如粟米大时，灸七饼即瘥。肿或如钱大许，大炷日夜不辍，以瘥为度。

诸疮胬肉 如蛇头出数寸，用硫黄研末于胬①肉上薄涂，即缩。

肿坚有根名曰石痈 灸当处上百壮，如石子碎出。

龙疽② 尺泽五壮，涌泉、委中并刺出血，立愈。骑竹马穴各七壮，又烟熏一如治白癞法熨治之，治法见于白癞条下。

手足或一身状如桃栗不红而痛，三四日间成脓 针破出脓汁，名走马疳疮。

附骨疽③ 三白穴，在间使后一寸。灸随年壮，立瘥。

风丹及火丹毒 以三棱针，无间乱刺当处及晕畔，多出恶血，翌日更看赤气所在，如初乱刺，弃血如粪，神效。

诸处痰肿，不痒不痛，久作成脓，针破 脓色与血相和，或有苍色则吉也；只有白色而不稠，正似腐糊者，死也。

遍身疥疮 肺俞、神门、曲池、大陵。

腋肿马刀挟缨④ 绝骨、神门，神效。

热风瘾疹 曲池、曲泽、合谷、列缺、肺俞、鱼际、神门、内关。

皮风疮⑤ 自少瘙痒不止如粟米者，多发于臂及足胫外边与背部，而绝不发胸腹及臂及脚内边，故名曰皮风疮。逢秋气尤痒成疮，俗名年疥疮。曲池灸二百壮，神门、合谷三七壮。

白癞 先针周匝当处四畔无间，后即用熟艾按作长条，继作环圆数重于炉灰上，次用信石⑥作末播其环艾之上，放火于艾端，又以穿孔大瓢覆其上，则烟出瓢孔，即以白癞照熏于其烟，而初不愈，如初

---

① 努：《针灸经验方》同，当据前文作"胬"。
② 龙疽：此后底本有 3 个字的墨钉，《针灸经验方》系朝鲜文注文。
③ 附骨疽：此后底本有 4 个字的墨钉，《针灸经验方》系朝鲜文注文。
④ 腋肿马刀挟缨：此后底本有 4 个字的墨钉，《针灸经验方》系朝鲜文注文。
⑤ 皮风疮：此后底本有 4 个字的墨钉，《针灸经验方》系朝鲜文注文。
⑥ 信石：此后底本有 2 个字的墨钉，《针灸经验方》系朝鲜文注文。

针后，又照熏如初，神效。

风癞 一名大风疮。伤于隆冬，心、肺受邪，鼻塞面热，夜寝自鼻出血，眉毛堕落，一身搔痒成疮。以三棱针间一二日乱刺身上肉黑处，至肉汗出，百日又针至骨，如初汗出，百日须眉还生后即止，灸亦随于肉黑处亦佳，调摄则一依针灸法，慎勿触风寒，有大效。治穴：委中、尺泽、太冲皆针出血，曲池、神门、中渚、合谷、内关、申脉、太渊、照海、绝骨、昆仑、心俞、肺俞、胃俞、脾俞。

【点评】此篇文字录自《针灸经验方》。

痈疽疔疖瘰疬等疮八穴灸法

头部二穴 诸疮发于头部，用禾秆量自左耳尖起端，右旋经右耳尖还至起端处截断，令患人男左女右，用《针经》一夫之法，以手四指横握其秆两端之末截断，将秆中折，中心墨点着于结喉下，左右两旋后会于脊骨上点记是则非灸穴也。别用禾秆男左女右量手中指中节为一寸，又加一寸中折墨记，压于先点脊骨上，横布左右秆两端尽处是灸穴也。疮出左灸左，出右灸右，出左右并灸左右。

手部二穴 疮发于手部，用禾秆自肩髃穴至第三指头爪端截断，以其秆中心当于结喉下至项后，秆两端会于脊骨点记，如头部法。

背部二穴 自大椎上至尾穹骨为背部，自天突穴至阴毛际为腹部，两腋亦属背腹部。疮发于背或腹，用禾秆自左乳头起端，周身经右乳还至起端处截断，以秆中心当结喉下，秆两端旋后会于脊骨上点记，如头部法。

足部二穴 疮发于足部，并立两足，亦令相着齐立，以秆从足大拇指头起端，从足际右旋至右足大拇指端，还至左起端处断之，以其秆中心当结喉下，旋背双垂，一如头部法。初灸痛，灸至不痛，不痛则灸至痛，或五百壮，或七八百壮，大炷多灸尤妙。痈疽等疮始发而灸，则不溃而自愈；已溃而灸，则生肌止痛，亦无再发矣。

汞毒疮①　用药天疱疮，离却年久后，汞毒例出于足胫内廉骨上，或胸或面，形如桃栗、如石、如骨，累月或累年而成疮。针刺出脓汁，用杀虫当药。

【**点评**】此篇文字录自《针灸经验方》。

瘰　疬

联珠疮　百劳三七壮至百壮，肘尖百壮，又先问审知初出核，以针贯核正中，即以石雄黄末和熟艾作炷，灸核上针穴三七壮，诸核从此亦消矣。

瘿瘤②　不可针破，针则肆毒。**肉瘤**　针灸则皆杀人。**血瘤**　针则出血不止而死。

瘰疬绕项起核名蟠蛇疬　天井、风池、肘尖百壮，换治下三里、百劳、神门、中渚、外关、大椎，灸。

延生胸前连腋名瓜藤疬　肩井、膻中、大陵、支沟、阳陵泉、外关。

左耳根生名惠袋疬　翳风、后溪、肘尖、外关。

右耳根生名蜂窠疬　翳风、颊车、后溪、合谷、外关。

又方：取绳子绕项双垂，两端会于鸠尾骨尖截断，绳两端旋后会于脊骨上，绳头尽处点记。又量患人口两吻如一字样，中折墨记横着于脊点记，左右两端尽处各灸百壮。又方：以绳子周回病人项，还至

———————————

① 汞毒疮：此后底本有 3 个字的墨钉，《针灸经验方》系朝鲜文注文。

② 瘿瘤：此后底本有 4 个字的墨钉，《针灸经验方》系朝鲜文注文。后文的"肉瘤""血瘤"后的墨钉同此。

起端处截断，将此绳一头从大椎上垂下脊骨，绳头尽处点记，又量患人口吻如一字样，中折墨记横布脊点上，两端尽处灸百壮，大效。

【点评】此篇文字录自《针灸经验方》。

蛊　毒

蛊毒①　巨阙、上脘、足小指尖三壮，有物因所食下出。

三虫痛胸多涎　上脘，在鸠尾下二寸，灸二七壮至百壮，未瘥宜倍灸。

虫咬心痛　或上或下，时作时止，善渴呕吐，恶心涎出，面色白斑，红唇乍青白、乍白赤，痛定后能食是也。以手紧按，坚持勿令得移，以针刺虫久待，虫不动乃出针。上半月，虫头向上；下半月，虫头向下，每食前先嚼肉而不吞，则虫头向上，然后用针药。

【点评】此篇文字录自《针灸经验方》。

眠　睡

不得安卧，不能睡，皆心热也。昏睡困惫，肾、脾虚热之致也。治心②、脾、肾经穴。

多睡　肝俞七壮，肺俞、二间、少商、百会、囟会。又方：解溪、涌泉。

无睡　阴交，在脐下一寸，灸百壮；谵语，在第六椎下两旁相去

---

①　蛊毒：此后底本有2个字的墨钉，《针灸经验方》系朝鲜文注文。
②　心：此后底本有1墨钉，《针灸经验方》无缺文或注文，故删。

各三寸半，以手按之则病者言谵语，二七壮至百壮。

【点评】此篇文字录自《针灸经验方》。

内伤瘀血

胸中瘀血　巨阙、下三里、肺俞、膏肓俞、内关。

【点评】此篇文字录自《针灸经验方》。

消　渴

三焦不和，五脏津液焦渴，水火不能交济之致也。
消渴饮水　人中、兑端、隐白、承浆、然谷、神门、内关、三焦俞。
肾虚消渴　然谷、肾俞、腰俞、肺俞、中膂俞，在第二十椎下两旁各二寸，挟脊起肉端，灸三壮。
食渴　中脘针，三焦俞、胃俞、太渊、列缺针，皆泻。

【点评】此篇文字录自《针灸经验方》。

汗　部

表气虚弱则自汗也，寒气外束则无汗也。肺主皮毛，表虚则自汗是。吐血、衄血皆因肺热，心血妄行皮肤，须泻心肺热气也。
转筋汗不出　窍阴、太渊、孔最三壮，阳陵泉、胆俞，两臂转筋穴互相加减用。

烦心汗不出 孔最三壮，曲差、心俞、太渊、神门、巨阙，又手足指间，针。

骨寒热汗注 复溜、下三里、神门。

汗出鼻衄 承浆、合谷、昆仑、上星、神门、太冲。

身热如火汗不出 命门、中脘、胆俞、孔最三壮，肺俞、太溪、合谷、支沟。

盗汗 肺俞三壮，阴都，挟巨阙旁一寸五分，直下又二寸，灸二壮。

虚汗 合谷泻，复溜、下三里并补，阴都、曲泉并三壮，照海、鱼际。

咳嗽汗不出 鱼际、窍阴、胆俞、商阳、上星、肺俞、心俞、肝俞、曲泉三壮，孔最三壮。

【**点评**】此篇文字录自《针灸经验方》。

伤寒及瘟疫

冬伤于寒，春必病瘟。

太阳经病 一日、二日发热、恶寒、头疼、腰脊强痛，尺脉俱浮，属膀胱经。

阳明经病 二日、三日身热、目痛、鼻干、不得卧，尺脉俱长，属胃土。

少阳经病 三日、四日胸胁痛而耳聋，或口苦、舌干，或往来寒热而呕，尺脉俱弦，属胆木。

太阴经病 四日、五日腹满、咽干、手足自湿，或自痢而渴，或腹痛，尺脉俱沉细，属脾土。

少阴经病 五日、六日口燥舌干而恶寒，尺脉俱沉，属肾水。

厥阴经病 六日、七日烦懑、囊缩，尺脉俱微缓，属肝木。

是三阴三阳症也。〇方书云：初起只传足经，不传手经。

又云：五行顺传者生，逆传者亡。〇顺：金生水、水生木、木生火、火生土、土生金；逆：金克木、木克土、土克水、水克火、火克金。

又云：一日治风府穴，二日治三间穴，三日治中渚、临泣，四日治少商、隐白，五日治神门、太溪，六日治灵道、中封、间使穴。

在表主腑，阳谷、支沟、阳溪、阳辅；在里主脏，商丘、复溜、经渠、灵道、间使。

痉病 似中风症、中湿症，口噤反张，又似痫症，以伤寒逐日例行针。

伤寒流注 太冲、内庭穴针，此二穴总治能退寒热。

在手，太冲、内庭、手三里并针；在足，太冲、内庭并针；在背，太冲、内庭、间使并针；在腹，太冲、内庭、下三里并针。

伤寒犯色 发热、饮食咽塞而还出鼻孔。然谷针，使之饮食即吞，神效。

阴症伤寒弥留不能退热 乃中气不足之致。脐中百壮，不愈加灸五十壮，或填盐炼脐。

伤寒过六日不解者 期门、关元、太冲、下三里、内庭。

余热未尽 曲池、合谷、太冲、下三里、内庭。

伤寒悲恐 太冲、内庭、少冲、通里。

挟脊痛 太冲、内庭、委中、昆仑。

口干 曲泽、神门。

项强目瞑 风门、委中、太冲、内庭、下三里、三阴交。

热病烦心，足寒多汗 先针然谷、太溪、行间①皆补。

---

① 行间：原作"行门"，据《针灸经验方》改。

热病烦心，汗不出　中冲、劳宫、少冲、关冲、大陵、阳溪、曲泽、孔最三壮至五壮，即汗。

又方：五日以上汗不出，太渊留针一时，若未满五日，曲泽穴禁针。

热病极热，头痛引饮三日　以柔索缠肩下臂上左右尺泽穴，上下青络血贯，刺多出血，弃如粪汁，神效。出血与汗出同故也。

虾蟆瘟　兵乱之后，杀气弥满，触犯伤人。瘟热大炽，咽肿闭塞，口噤不语、不食，颔下亦肿，形如虾蟆之颔，气息奄奄，第三日而死，故曰虾蟆瘟。其热传染，或作大头瘟，或无病人传染者，亦必气绝，或有作热仍成大肿而毙者，急以三棱针贯刺头额上当阳血络及太阳血络，多出恶血，继以绸系其肩下臑上，即针刺左右尺泽大小血络及委中血络，并弃血如粪，则不日而饮水，神效。

大头瘟　形如赤丝之气，如虹横带于额颡如一字样，仍肿满面、耳、目、口、鼻顿无各体，有同肉块，不声不语，气息奄奄，第六七日而死，是热犯心肺也。治法如上，而并急治未危之前。

【点评】此篇文字录自《针灸经验方》。

大小便

膀胱有寒，三焦热结，小便不利。关格不通者，邪在六腑，则阳脉盛，邪在五脏，则阴脉盛，合谷、太冲。

大小便不通　膀胱俞三壮，丹田二七壮，胞门五十壮，营冲，在足内踝前后陷中，三壮；经中穴，在脐下寸半两旁各三寸，灸百壮；大肠俞三壮。

大小便不利　大肠俞、营冲三壮，小肠俞三壮，经中，在脐下寸半两旁各三寸，灸百壮，中髎。

小便黄赤不禁 腕骨、膀胱俞、三焦俞、承浆、小肠俞。

小便状如散火 关元百壮，复溜五壮。

小便不通，脐下冷 膀胱俞、胞门、丹田、神阙、营冲，皆灸。

小便难 灸对脐脊骨上三壮。

小便色变 青取涌泉，赤取然谷，黄取太溪，白取复溜、列缺，黑取阴谷。

尻重 百会、委中。

尿血 胃俞、关元、曲泉、劳宫、三焦俞、肾俞、气海年壮，太冲三壮，少府三壮，膀胱俞、小肠俞。

肠鸣溏泄腹痛 神阙百壮，三阴交三壮。

【**点评**】此篇文字录自《针灸经验方》。

身 部

心肾受邪，水火不能交济，积聚缓急，周痹不仁，偏枯，四肢拘挛，致令无子。邪实则痛，虚则痒。

身有四海 气海、血海、照海、髓海，谓绝骨穴也。脏气虚惫、真气不足，一切气疾皆灸气海。

身体不仁 先取京骨，后取中封、绝骨，皆针泻之。

痹胸背 鱼际。烦满，商丘。反折，肝俞。

瘫痪 合谷、曲池、下三里、昆仑、太冲。

周痹 膈俞、临泣。振寒，足临泣穴。如解，涌泉、脾俞。

嗜卧 太溪、照海、天井、脾俞、肝俞、三阴交。

腨痹 风市、昆仑。○须宜元穴及诸症穴参考加减。

【**点评**】此篇文字录自《针灸经验方》。

呕 吐

心腹痛而呕者，寒热或痰饮客于肠胃也。凡呕吐阴气上逆而阳不胜故也。

上吐下闭 关格宜泻四关穴，谓合谷、太冲是。

呕吐 中脘、内关并针，三阴交留针，神效。

干呕 尺泽、章门、间使、关冲、中诸、隐白、乳下一寸三壮。

吐血 鱼际、天枢、劳宫、行间、神门、大陵、尺泽、上星七壮。〇加症后录：

烦心，间使、神门、鱼际。寒热，心俞、绝骨、脾俞。上气，肺俞、天突即灸；哮喘套颈法，神效。气隔，膈俞、膻中、间使。肠鸣，曲池、大肠俞。闷乱，虎口、三焦俞、大陵。嗜卧，照海。不吐，心俞。呕噎，阴交。虚者，补气海穴。

呕吐，乍寒乍热，心烦 中脘、商丘、大椎、中冲、胆俞、绝骨。

【**点评**】此篇文字录自《针灸经验方》。

妇 人

经水无期而来者，血虚有热也；经水将来作痛者，血实气滞也。

经候过多色瘀 黑甚，呼吸小气，脐腹极寒，汗出如雨，任脉虚衰，风冷①客乘，胞中不能固之致，关元穴百壮。

月事带下恶露 肝俞、气海年壮，中脘、曲骨五十壮。

---

① 风冷：原作"风令"，据《针灸经验方》改。

阴挺出　阴跷、曲骨、曲泉、照海、大敦、太溪三壮。

苍汗阴痛　下髎、中髎、太冲、独阴。

血块月事不调　关元、间使、阴跷、天枢，皆针。石门禁针，针之无子，灸七壮至百壮。

恶露成块　石门七壮至百壮。

血闭无子　曲泉。

癥瘕，肠鸣泄痢，绕脐绞痛　天枢百壮，章门、大肠俞、曲泉、曲池、对脐脊骨上，三七壮，灸宜先阳后阴。

脐下冷疝　太冲、气海、独阴、阴交，在脐下一寸，灸百壮。

赤白带下　曲骨七壮，太冲、关元、复溜、三阴交、天枢百壮。

转胞小便难　关元二七壮。

月经不通　合谷、阴交、血海、气冲。

崩漏　太冲、血海、阴谷、然谷、三阴交、肝俞、支沟。

漏白带　三阴交、曲骨七壮至七七壮。

血淋　丹田七壮至百壮。

胞衣不下　足小指尖三壮、中极、肩井。

淋沥①　照海、曲泉、小肠俞。

如妊　阴谷、涌泉。

催孕　下三里、至阴、合谷、三阴交、曲骨，七壮至七七壮，即有子。

无子　胞门、子户、曲骨、商丘、中极，灸百壮至三百壮，或四度针，即有子。

遗尿　曲骨七七壮。

胞中恶血痛　石门二七壮至百壮；阴都，挟巨阙一寸五分直下二寸，三壮，禁针，针之终身无子；四满，在挟脐旁五分直下二寸，三壮。

---

① 淋沥：此后原有6个字墨钉，《针灸经验方》系朝鲜文注文。

难产　手先出曰横生，足先出曰逆生。即用细针刺儿手心或足心一二分、三四处，即以盐涂针穴，擦磨后轻轻入送，则儿缩顺生，仍以盐涂母腹上，正产。又足小指尖灸三壮，即顺生。

堕胎后手足如冰厥冷　太冲、合谷、肩井针五分，若针深则闷乱，急以针刺三里穴，下其气。

死胎　三阴交、合谷、昆仑、太冲。

产后诸疾　期门五壮。

子上逼心闷乱　补合谷，泻三阴交，巨阙针，留七呼，灸七壮至七七壮。

欲断产　足外踝上一寸三壮，即断产。石门，一名丹田，针刺。

【点评】此篇文字录自《针灸经验方》。

乳　肿

乳痈　足临泣、神门、太溪、下三里、内关、膈俞、灸骑竹马穴各七壮。

奶岩　年四十以前犹可治，年四十以后则难治。是早年寡妇及无产女患此则死。

产后腹痛　气海百壮。

因产恶露不止　中极、阴交百壮，石门七壮至百壮。

无乳汁　膻中七壮至七七壮，禁针，少泽补。

数落胎　每三日内即灸。三阴交七壮，中极、曲骨各五十壮，脐中三百壮。

阴中干痛恶合阴阳　曲骨五十壮。

血漏赤白　营冲五十壮。

尿血　膈俞针三分，留七呼，灸三壮，后溪、腕骨。

月事不断 阴跷三壮，阴交百壮。

【点评】此篇文字录自《针灸经验方》。

小 儿

小儿初产七日内，脐中胞系自枯自落，其日即以熟艾、形如牛角内空，灸脐中七壮，其艾炷每火至半即去，永无腹痛。

小儿胎痫奶痫惊痫 灸鬼眼四穴各三壮，每次四处，一时吹火尽烧。

火丹毒谓游风入胸腹则死 即用利针周匝红处，多出恶血，翌日更观红赤处，如上针刺，效。

脱肛 百会七壮，脐中年壮，或五十壮，或百壮。

雀目① 手大指甲后第一节内横纹头白肉际各一壮，肝俞九壮。

囟门不合② 灸脐中上下各三壮，灸痂未落囟门先合，效。

羸瘦食不化 胃俞、长谷，挟脐旁各二寸，灸七壮。

阴卵偏大入腹 太冲、独阴、气冲、三阴交、关元。

惊风 神道，在第五椎节间灸七壮至百壮，即效。又危急难救，灸两乳头三壮，男左女右。

睡惊手掣目不合 手大指、次指端各三壮，间使、合谷、太冲、太渊。

胎痫 鬼眼各三壮，间使三十壮，百会九壮，阳茎头七壮。

小便不通 百会七壮，营冲各三壮，丹田二七壮，涌泉三壮，胞门五十壮。又用巴豆肉捣作饼，或炒盐安填脐中，灸五十壮。

口噤 然谷。

---

① 雀目：此后原有6个字墨钉，《针灸经验方》系朝鲜文注文。

② 囟门不合：此后原有6个字墨钉，《针灸经验方》系朝鲜文注文。

惊痫　腕骨、顶中央旋毛中三壮，耳后青络脉三壮，太冲三壮。

痎疟　神道，在五椎节下间，一名庄俞，灸七壮。

善惊　然谷。

多哭　百会。

卒疝　太冲。

两目眦赤　合谷、昆仑、神门、风池、绝骨。

两眼白翳每到春秋遮瞳　第九椎节上七壮，又取肝俞穴七壮。

蚀龈臭秽冲人　劳宫各一壮。

脐肿　灸对脐脊骨上，灸三壮或七壮。

卒肘皮青黑　灸脐四边各半寸，并鸠尾骨下一寸，各灸三壮。

风痫目戴上　灸第五椎节上七壮，百会七壮，昆仑三壮。

四五岁不言　心俞、足内踝尖上，各灸三壮。

阴肿　昆仑、太冲、太溪。

赤白痢疾　脐中七壮至百壮，三阴交七壮。

遗尿　气海百壮，大敦三壮。

吐乳　中庭，在膻中下一寸六分，灸五壮。

斑疮入眼　大杼七壮至三七壮，详看犯处，各治其经络。

达夜啼呼　使其儿父负其儿，持刀潜斫邻家篱带，勿使人知之，儿啼即止，然后潜还系其斫带，则永勿啼呼。

浮肿　水分三壮，三阴交三十壮，脾俞三壮。

久疟　鬼眼三壮，内庭七壮。

吐沫尸厥　巨阙七壮，中脘五十壮。

儿生一七日内多啼，客风中于脐至心脾　合谷、太冲、神门、列缺七壮，承浆七壮。

先惊后啼　百会七壮，间使、龈交。

角弓反张　百会七壮，天突七壮。

【点评】此篇文字录自《针灸经验方》。

五 痫

食痫　先寒热洒淅乃发者，屈指如数物形。鸠尾上五分三壮，间使、神庭三壮，三阴交。

猪痫　尸厥吐沫，巨阙三壮，太渊。

犬痫　劳宫、申脉各一壮。

鸡痫　善惊反折，手瘛自摇、绝骨、申脉、内庭、百会、间使、太冲、太渊。

羊痫　吐舌目瞪，羊鸣，大椎三壮，解溪、又第九椎下间三壮。

牛痫　直视，腹胀。鸠尾三壮，三阴交、大椎三壮。

马痫　张目、摇头反折、马鸣。仆参、风府三壮，神门、金门、脐中三壮。

五痫　神门、间使、鬼眼、申脉。

惊痫瘛疭①　昆仑、前顶、长强、神门、百会三壮，神庭七壮，本神。

腹满不食　中脘针，绝骨、下三里。

吐血　鱼际、神门、劳宫、太冲、尺泽、心俞五十壮。

急惊风者　因风而作，或闻禽兽鸡犬声而作，口生潮涎，一身搐搦②，身口皆热，发作暴烈，过后惺惺如旧。

慢惊风者　作于大病之余，或大吐之余，脾胃极虚，身与口鼻气出皆冷，时时瘛疭③，昏睡露睛，撮口，上急惊两症气绝者，先诊太冲脉，不绝者可治。百会三壮，神庭七壮，鬼眼三壮，肝俞七

---

① 惊痫瘛疭：此后原有6个字墨钉，《针灸经验方》系朝鲜文注文。
② 搐搦：此后原有4个字墨钉，《针灸经验方》系朝鲜文注文。
③ 瘛疭：此后原有6个字墨钉，《针灸经验方》系朝鲜文注文。后文的"露睛""撮口"后底本均有6字墨钉，同此。

壮，两乳头三①壮，男左女右，第二椎并五椎各七壮，或脐中百壮，神效。

痘疹② 个个突起，光泽则无患。若痘色如血点且凹，渐至黑陷，则难救。

怪疾 凡一身之病昼轻夜重者，难治。各随其经而病势渐至加重，胸亦烦闷痛，怪幻不测者，乃阴阳失摄，阴邪妄动之致也。急用《神应经》治鬼邪法：先刺间使后十三穴，必须其次第而行针，若失次则无效，并针上等穴。次针原病之所管经要穴。病重者，针不过十余度而愈；病轻者，针不过四五度而效愈。且阴下缝穴累施无效，然后行之。且夫申脉、上星、曲池穴，宜火针七锃，而或不施火针，只以圆利针或三棱针累施，不失其次第，则每月神效。七锃，谓该若灸七壮之说也。火针亦依其法而针，刺入肉不出皮外，以针锋稍拔还纳，依其七数是也。

大人小儿怪疾 同治此法。行针必以盛年精神有余者，乃能取效矣。

咀咒之症 亦须用鬼邪之法，先针间使后十三穴，火锃一依其法行之。

【**点评**】此篇文字录自《针灸经验方》。

杂 病

蝎蜥蛇犬蜈蚣咬伤痛不可忍者 各随其所伤经络针刺，用泻法。使不欲呼吸者使毒气随经而直泻者也。

犬咬 初日七壮，翌日加一壮，日灸。

---

① 三：原作"二"，据《针灸经验方》改。
② 痘疹：此后原有2个字墨钉，《针灸经验方》系朝鲜文注文。

狂犬咬　初灸七壮，日灸一壮至百壮。

蛇咬　咬处在左，针刺右边相对处出血。又刺头顶上旋毛中，神效。

又：勿论轻重，即针不咬边内太冲及阴陵泉穴，大效。

【点评】此篇文字录自《针灸经验方》。

九宫数①

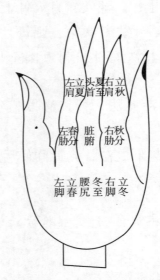

左立头夏右立
肩夏首至肩秋

左春脏　右秋
胁分腑　胁分

左立腰冬右立
脚春尻至脚冬

坤二兑七乾六，离九中五坎一，巽四震三艮八。

戴九履一，左三右七，二四为肩，六八为足，是九宫数。

针灸吉日　丁卯、丁亥、庚午、庚子、甲戌、甲申、丙子、丙午、癸丑、丙戌、壬午、壬子、壬戌、辛卯、戊戌、戊申、己亥、乙巳、丁丑、丙申

针灸忌日　每月初六、十六、十八、二十二、二十四小尽日及五

---

①　九宫数：原脱，《针灸经验方》同，据目录补。

辰、五酉、五未。

又忌弦、望、晦、朔入节前后各一日凶。《素问》云：各五日。男忌除戊①，女忌破己。

【点评】此篇文字录自《针灸经验方》。

每月诸神值日避忌旁通图

	正	二	三	四	五	六	七	八	九	十	十一	十二
月厌	戌	酉	申	未	午	巳	辰	卯	寅	丑	子	亥
月忌	戌	戌	戌	丑	丑	丑	辰	辰	辰	未	未	未
月杀	丑	戌	未	辰	丑	戌	未	辰	丑	戌	未	辰
月刑	巳	子	辰	申	午	丑	寅	酉	未	亥	卯	戌
大杀	戌	巳	午	未	寅	卯	辰	亥	子	丑	申	酉
六害	巳	辰	卯	寅	丑	子	亥	戌	酉	申	未	午
血忌	丑	未	寅	申	卯	酉	辰	戌	巳	亥	午	子
血支	丑	寅	卯	辰	巳	午	未	申	酉	戌	亥	子
天医	卯	寅	丑	子	亥	戌	酉	申	未	午	巳	辰
天灭	丑	卯	申	酉	丑	卯	申	酉	丑	卯	申	酉
瘟瘟	正羊二戌三居辰　　　　四寅五午六蛇行 七酉八猴九在亥　　　　十子十一丑中存 十二月当居卯位　　　　犯着瘟瘟必杀人											
不向	正五九月东　　　　二六十月西 三七十一北　　　　四八十二南											

【点评】此篇文字录自《针灸经验方》。

①　戊：原作"戌"，据《针灸经验方》改。

太乙游八① <small>节日数</small>

					立春	春分	立夏	夏至	立秋	秋分	立冬	冬至
一日	十日	十九日	二十八日	三十七日	左脚	左胁	左肩	头首	右肩	右胁	右脚	腰尻
二日	十一日	二十日	二十九日	三十八日	头首	左肩	脏腑	腰尻	左胁	左脚	右胁	右肩
三日	十二日	二十一日	三十日	三十九日	腰尻	脏腑	右脚	右肩	左肩	头首	左脚	左胁
四日	十三日	二十二日	三十一日	四十日	右肩	右脚	右胁	左胁	脏腑	腰尻	头首	左脚
五日	十四日	二十三日	三十二日	四十一日	左胁	右胁	左脚	左肩	右脚	右肩	腰尻	脏腑
六日	十五日	二十四日	三十三日	四十二日	左肩	左脚	头首	脏腑	右胁	左胁	右肩	右脚
七日	十六日	二十五日	三十四日	四十三日	脏腑	头首	腰尻	右脚	左脚	左肩	左胁	右脚
八日	十七日	二十六日	三十五日	四十四日	右脚	腰尻	右肩	右胁	头首	脏腑	左肩	左脚
九日	十八日	二十七日	三十六日	四十五日	左胁	右肩	左胁	左脚	腰尻	右脚	脏腑	头首

方云：通人达士不拘此例，云云。

【点评】此篇文字录自《针灸经验方》。

内景篇针灸

身形 灸脐法：有人年老面颜如童子者，盖每岁以鼠粪灸脐中一壮故也。《资生经》○本朝韩雍侍郎讨大藤峡获一贼，年逾百岁而甚壮健，问其由，曰：少时多病，遇一异人教令每岁灸脐中，自后康健云。《汇言》

精 针灸法：遗精、梦泄，心俞、白环俞、膏肓俞、肾俞、中

---

① 八：原作"人"，据《针灸经验方》改。

极、关元等穴，或针或灸。《纲目》○失精、精溢，中极、大赫、然谷、太冲等穴皆主之。《纲目》○虚劳失精，宜取大赫、中封。《纲目》○遗精、五脏虚竭，灸曲骨端一穴四七壮。穴在前阴横骨中央，曲如月，中央是也。《纲目》○便浊失精，取肾俞；梦泄精，取三阴交，各灸七七壮，神效。《得效》

气 针灸法：一切气疾，取气海；气逆，取尺泽、商丘、太白、三阴交；噫气上逆，取太渊、神门；短气，取大陵、尺泽；少气，取间使、神门①、大陵、少冲、足三里、下廉、行间、然谷、至阴、肝俞、气海。《神应》○上气灸太冲；气结食不消，灸太仓；冷气脐下痛，灸关元百壮；短气，灸大椎随年壮、肺俞百壮、神阙二七壮，又灸第五椎下随年壮。《得效》○短气，取天井、大椎、肺俞、肝俞、鱼际、尺泽。《甲乙》○气乱于心，取神门、大陵；气乱于肺，取鱼际、太溪；气乱于肠胃，取太白、陷谷、足三里；气乱于头，取天柱、大杼、通谷、束骨；气乱于臂胫，取二间、三间、内庭、陷谷、液门、中渚、侠溪、临泣。《灵枢》

神 针灸法：癫痫昼发，治阳跷<small>申脉</small>；夜发，治阴跷<small>照海</small>，各灸二七壮。《易老》○又灸百会、风池。《资生》○痫病，取鸠尾、后溪、涌泉、心俞、阳交、三里、太冲、间使、上脘。凡痫病，必先下之乃可灸，不然则气不通能杀人，针不拘此。《纲目》○癫狂取丰隆、期门、温留、通谷、筑宾、阳谷、后溪、阴谷。《甲乙》○又灸间使三十壮。《得效》○又灸天枢百壮。《得效》○健忘，取列缺、心俞、神门、中脘、三里、少海，又灸百会。《纲目》○失志痴騃，取神门、中冲、鬼眼、鸠尾、百会、后溪、大钟。《纲目》○善恐心惕惕，取然谷、内关、阴陵泉、侠溪、行间。《纲目》○心澹澹大动，取大陵、三里。《纲目》

血 针灸法：衄吐血，下血，取隐白、大陵、神门、太溪。《易老》 衄血，灸囟会、上星。《资生》○衄宜灸大椎、哑门即止。《丹心》

---

① 神门：原作"神间"，据《东医宝鉴·内景篇》卷一改。

○衄不止，以三棱针于气冲出血立愈。东垣○衄血，取上星、风府、哑门、合谷、内庭、三里、照海。《纲目》○吐血取风府、大椎、膻中、上脘、中脘、气海、关元、三里。《纲目》○吐血，灸大陵。《得效》○呕血，取上脘、大陵、郄门、神门。东垣○关脉芤，大便出血数斗者，以膈俞伤故也，宜灸膈俞。《脉经》○虚劳吐血，灸中脘三百壮。又吐血、唾血，灸肺俞随年壮；又口鼻出血不止，名脑衄，灸上星五十壮。《得效》○下血不止，量脐心与脊骨平，于脊骨上灸七壮即止。《资生》

梦　针灸法：胆寒不得睡卧，取窍阴。○沉困睡多，无名指第三节尖，屈指取之，灸一壮。《纲目》○惊悸不得眠，取阴交；不得卧，取浮郄。《甲乙》

声音　针灸法：卒然无音，取天突。《灵枢》○厥气走喉不能言，取照海。《灵枢》○喉痹卒暗，取丰隆。《灵枢》○暴暗气喘，取扶突、廉泉。《灵枢》　暴失音，取神门、涌泉。《纲目》○暴暗，取合谷、阳交、通谷、天鼎、期门、支沟、涌泉。《甲乙》

言语　针灸法：暗不能言，取合谷、涌泉、阳交、通谷、天鼎、期门、支沟。《甲乙》○足太阴之脉病，舌本强不能言；又手少阴之别脉，名曰通里，虚则不能言，取此穴。《灵枢》○舌缓不能言，取哑门；舌下肿难言，取廉泉。《资生》

津液　针灸法：盗汗不止，取阴郄泻之。《纲目》○汗不止，取曲差。○盗汗，取阴都、五里、间使、中极、气海。○虚损盗汗，取百劳、肝俞。《甲乙》○伤寒汗不出，取合谷、复溜俱泻之，大妙。《纲目》

痰饮　针灸法：诸痰饮病，取丰隆、中脘①。○胸中痰饮、吐逆不食，取巨阙、足三里。《纲目》○溢饮，取中脘。《甲乙》○三焦停水，气攻不食，取维道、中封、胃俞、肾俞。东垣○痰涎等疾，不一而足，惟劳瘵有痰为难治，最宜早灸膏肓穴，壮数既多当有所下，圊圊然如

---

① 中脘：原作"中浣"，据《东医宝鉴·内景篇》改。

流水之壮者，是痰下也。《资生》

胞 针灸法：月经不调，取阴独、中极、三阴交、肾俞、气海。《纲目》○月经断绝，取中极、三阴交、肾俞、合谷、四满、三里。○崩漏不止，取血海、阴谷、三阴交、行间、太冲、中极。《纲目》○赤白带下，取中极、肾俞、气海、三阴交、章门、行间。○赤白带，带脉穴灸之最奇。一女患此灸此穴，鬼附身云：灸着我，我即去，俄而即瘥。《资生》○崔氏四花穴，治带下如神。《纲目》○赤带，取中极、气海、委中。○白带，取曲骨、承阴、中极。《纲目》○经断久，忽大崩下，取丰隆、石门、天枢、中脘、气海。《纲目》

虫 针灸法：骨蒸传尸劳瘵，宜早灸崔氏四花穴详见针灸，晚则无及矣。《入门》○瘵虫居肺间、蚀肺系，故咯血声嘶。此所谓膏之上肓之下，针之不到，药之不及，宜早灸膏肓俞、肺俞、四花穴为佳。《入门》○治劳瘵，癸亥夜三更，六神皆聚之时，解去上体衣服，于腰上两旁微陷处谓之腰眼，直身平立以笔点定，然后上床合面而卧，每灼小艾炷灸七壮，虫或上出或泻下即安，名曰遇仙灸。《得效》○先一日点定腰眼穴，至半夜子时交癸亥日期，便灸七壮，或九壮，或十一壮，尤妙。其虫从大便出，即焚之。《医鉴》○骨蒸劳热，灸膏肓、三里。○劳瘵骨蒸或板齿干燥，大椎、鸠尾各灸二七壮；又膏肓、肺俞、四花、大椎等穴，若灸之早，百发百中。○传尸劳瘵，涌泉针三分，泻六吸，有血可治，无血必危；丰隆治痰针入一寸、泻十吸；丹田治气喘，针入三分、补二呼。以上《入门》

小便 针灸法：癃闭，取阴跷即照海穴、大敦、委阳、大钟、行间、委中、阴陵泉、石门。《甲乙》○小便淋闭，关元八分，三阴交三分即透、阴谷、阴陵泉、气海、太溪、阴交。《纲目》○石淋，取关元、气门、大敦。东垣○血淋，取气海、关元。东垣○热淋，阴陵泉、关元、气冲。东垣○小便滑数，中极灸，肾俞、阴陵泉、气海、阴谷、三阴交。《纲目》○遗尿不禁，取阴陵泉、阳陵泉、大敦、曲骨。东垣○茎中痛，行间灸三十壮；又取中极、太溪、三阴交、复溜。《资生》○白浊，

灸肾俞；又取章门、曲泉、关元、三阴交。《纲目》○妇人转脬不得尿，取曲骨、关元。《甲乙》○妇人阴中痛，取阴陵泉。《甲乙》

大便 针灸法：大渴饮水，多为滑泄，水入即泄，泄而复饮，此无药，当灸大椎三五壮。《易老》○泄泻三五年不愈，灸百会五七壮，即愈。《医养》○久泄痢，灸天枢、气海，大能止泄。《丹溪》○泄痢不止，灸神阙七壮一云三七壮，关元三十壮。《得效》○溏泄，灸脐中为第一，三阴交次之。《资生》○泄痢，灸脾俞随年壮，脐中二十壮，关元百壮，三报，二七壮。《得效》○飧泄，取阴陵泉、然谷、巨虚上廉、太冲。《纲目》○泄泻如水，手足冷，脉欲绝，脐腹痛，渐渐短气，灸气海百壮。《得效》○下痢，腹痛，便脓血，取丹田、复溜、小肠俞、天枢、腹哀。东垣○冷痢，关元、穷谷，各灸五十壮。东垣○里急后重，取合谷、外关。东垣○痢不止，取合谷、三里、阴陵泉、中脘、关元、天枢、神阙、中极。《纲目》○诸下痢，皆可灸大都五壮，商丘、阴陵泉各三壮。《纲目》○大便秘涩，取照海针入五分，补三呼，泻六吸，立通，支沟针半寸，泻三吸，太白泻之。《纲目》○大便不通，取二间、承山、太白、大钟、三里、涌泉、昆仑、照海、章门、气海。《纲目》○大小便不通，取大都、环岗、水道。《纲目》○关格吐逆而小便不通，先灸气海、天枢各三七壮，吐止然后用益元散，以利小便。《正传》○妇人产后腹胀，大小便不通，取气海、足三里、关元、三阴交、阴谷。《纲目》

【**点评**】此篇文字录自《东医宝鉴·内景篇》。

外形篇针灸

头 针灸法：眩晕，取神庭、上星、囟会、前顶、后顶、脑空、风池、阳谷、大都、至阴、金门、申脉、足三里。《纲目》○眩晕怕寒，春夏常着绵帽，暂去即发，取百会、上星、风池、丰隆。《纲目》○偏正头痛，取丝竹空、风池、合谷、中脘、解溪、足三里。《纲目》〇正头痛，取百会、上星、神庭、太阳、合谷。《纲目》〇肾厥头痛，灸关元百壮。《资生》〇厥逆头痛，齿亦痛，灸曲鬓七壮。《资生》〇痰厥头痛，取丰隆。《纲目》〇头风头痛，针百会立愈，又灸囟会、前顶、上星、百会。《丹心》〇脑痛、脑旋、脑泻、脑热、脑冷，皆灸囟会。《资生》〇眉棱骨痛，取攒竹、合谷、神庭、头维、解溪。《纲目》〇醉后头痛，取印堂、攒竹、足三里、风门、膻中。《纲目》〇一老妇久患头痛，因视其手足有血络皆紫黑，遂用针刺出血如墨汁后，刺受病之经，得全愈。《纲目》〇偏头痛及正头痛取阿是穴，针之即愈。

眼 针灸法：眼睛痛，取风府、风池、通里、合谷、申脉、照海、大敦、窍阴、至阴。《纲目》〇目赤肿翳，羞明隐涩，取上星、百会、攒竹、丝竹空、睛明、瞳子髎、太阳、合谷，又以草茎刺鼻孔出血数升，即愈。子和〇眼暴赤，肿痛，取神庭、上星、囟会、前顶、百会出血，即愈，又取光明、地五会。《纲目》〇诸障翳，取睛明、四白、太阳、百会、商阳、厉兑、光明各出血，合谷、三里、命门、肝俞、光明，各灸之。《纲目》〇内障，取足厥阴、足少阴、阳跷。《纲目》〇去翳法：以鹅翎切之，近黑睛及当白睛搅之，膜自聚上以针钩挽之，割去即明见物，以绵着眼断血，三日瘥。《千金》〇努①肉攀睛，取睛明、风池、期门、太阳出血。《纲目》〇烂弦风，取大骨空灸九壮，以口吹火灭，小骨空灸七壮，亦吹火灭，又以三棱针刺眶外，出血即愈。《纲目》〇迎风冷泪，眵蔑，黑花，取大骨空、小骨空，灸之吹火灭，又取临泣、合谷。《纲目》〇青盲，灸巨髎，又取肝俞、命门、商阳。《得效》〇目昏暗，灸三里，针承泣，又取肝俞、瞳子髎。《纲目》〇雀目取神庭、上星、前顶、百会、睛明，出血即愈，又取肝俞、照海。《纲目》〇暴盲不见物，针攒竹及顶前五穴，又刺鼻中大出血，立明。子和〇眼肿痛，睛欲出，须八②关大刺，手十指间出血即愈。《易

---

① 努：《东医宝鉴·外形篇》同，当作"胬"。

② 八：原作"入"，据《东医宝鉴·外形篇》改。

老》○眼戴上不能视，灸脊第二椎骨、第五椎骨上各七壮，一齐下火，立愈。《金鉴》

耳 针灸法：耳鸣，取液门、耳门、中渚、上关、完骨、临泣、阳谷、前谷、后溪、阳溪、偏历、合谷、大陵、太溪、金门。○耳聋，取中渚、外关、禾髎、听会、听宫、合谷、商阳、中冲。○暴聋，取天牖、四渎。○灸耳暴聋，苍术长七分，一头切平，一头削尖，将尖头插耳中，于平头上灸七壮，重者二七壮，觉耳内热即效。《纲目》

鼻 针灸法：鼻流清涕、浊涕，灸上星二七壮，又取人中、风府；不愈，又取百会、风池、风门、大椎。《纲目》○鼻塞不闻香臭，取迎香、上星、合谷；不愈，灸人中、风府、百劳、前谷。《纲目》○鼻流臭秽，取上星、曲差、合谷、人中、迎香。《纲目》○鼻中瘜肉，取风池、风门、风府、人中、禾髎。东垣鼻涕多，宜灸囟会、前顶、迎香。《资生》

口舌 针灸法：口疮，取承浆、合谷、人中、长强，又取金津、玉液，各出血。《纲目》○又取委中，泻后溪，此二穴乃心火、肾水二经之表。《纲目》○胆俞、小肠俞各灸七壮，又刺太冲、劳宫。东垣○舌肿难言，取廉泉、金津、玉液，各以三棱出血，又取天突、少商、然谷、风府。《纲目》○舌卷，取液门、二间。《纲目》○舌纵涎下，取阴谷。《纲目》○舌急，取哑门；舌缓，取风府。《资生》○凡舌肿胀甚，先刺舌尖、或舌上、或舌旁出血，惟舌下廉泉穴禁针。《回春》○紧唇不能开合，针手虎口，男左女右，又灸承浆三壮。《得效》○凡舌肿，舌下必有噤虫，状如蝼蛄、卧蚕，有头有尾，头少白，可烧铁烙，烙头上，即消。《三因》○舌肿如猪胞，以针刺舌下两旁大脉，血出即消。切勿刺中央脉，血不止则死。若误刺，以铜箸火烧烙之，或醋调百草霜涂之，须臾自消。此患人多不识，失治则死。《得效》

牙齿 针灸法：《灵枢》曰：齿痛，不恶清饮，取足阳明，上齿痛亦如之；齿痛恶清饮，取手阳明，下齿痛亦如之。○手阳明有入口偏齿者，名曰大迎，下齿龋取之；足太阳有入口偏齿者，名曰角孙，上齿龋取之。《得效》○手阳明之别，名曰偏历，主齿寒痛，宜取此。《内经》○牙痛、牙槽，取太溪灸之；治上牙齿痛，二间灸之；治下牙痛，委中针之。又足内踝两尖灸之，治上牙痛。龙玄，在列缺上青脉中，灸之治下牙痛。承浆、风府、合谷、内庭，治上牙痛。《纲目》○齿痛，灸列缺七壮，永不疼，又灸肩髃七壮，又灸耳垂下牙尽骨上三壮。《得效》○齿痛，以线量手中指至掌后横纹，折为四分，去三分，将一分于横纹后臂中，灸三壮，随左右。《得效》○牙疼，屈手大指本节后陷中，灸三壮。初灸觉牙疼，再灸觉牙有声，三灸疼止，永不复作。恐是阳溪穴也。左疼灸右，右疼灸左。《资生》○牙疼百药不效，灸两耳，当三壮立止。《回春》○口齿蚀生疮，灸承浆。《正传》

咽喉 针灸法：喉闭，少商、合谷、尺泽皆针之。《丹心》○咽痹，因恶血不散故也。砭出恶血，最为上策。《纲目》○咽喉肿痹，针风府。主咽喉诸病及毒气归心等项恶证，无不效；又针少商，咽喉肿痛皆治之。又针合谷，又针上星，治颊肿缠喉风等证，又针足三里。《得效》○喉痹，刺手少阴，即神门穴。《纲目》○喉闭，刺手、足少阳井，即关冲、窍阴。东垣○喉痹、乳蛾，取少商、照海、太冲。东垣○咽喉闭塞，取照海。《灵枢》○牙关不开，取阳灵穴，出血即愈。《得效》○喉痹，取丰隆、涌泉、关冲、少商、隐白、少冲。《纲目》○累年喉痹，男左女右，手大指甲第一节灸二三小壮。《丹心》○根脚咽喉常发者，耳垂珠下半寸近腮骨，灸七壮、二七尤妙。《得效》○足阳明之别，名曰丰隆，其病气逆则喉痹、卒喑，宜取之。《灵枢》

颈项 针灸法：项强取承浆、风府。《纲目》颈项强痛取通天、百会、风池、完骨、哑门、大杼。《甲乙》颈项痛，取后溪。《纲目》颈肿取手阳明。

背 针灸法：脊膂强痛，取人中。《纲目》○肩背疼，取手三里。《纲目》○背痛连胛，取五枢、昆仑、悬钟、肩井及胛缝穴，在背端骨下直腋缝尖及臂，取二寸半，泻六吸。《纲目》○背疼乃作劳所致，惟

膏肓为要穴，或背上先疼，遂牵引肩上而疼者，乃膏肓为患，当灸膏肓俞及肩井，可愈。《资生》

胸　针灸法：九种心痛，取间使、灵道、公孙、太冲、足三里、阴陵泉。《纲目》○卒心痛，取然谷、上脘、气海、涌泉、间使、支沟、足三里、大敦、独阴。《纲目》○胃脘痛，取足三里。《灵枢》○病在膺，必灸，刺魂门。《资生》○阴维为病，苦心痛，取内关。《难经》○手足①主之病，实则心痛，取内关。《纲目》○心痛引背，取京骨、昆仑；不已，取然谷、委阳。《灵枢》○心脾痛，取巨阙、上脘、中脘。《纲目》○厥心痛，即肾心痛也，先取京骨、昆仑；不已，取然谷、大都、太白、太溪、行间、太冲、鱼际、太渊。《灵枢》○虫心痛，灸上脘、中脘、阴都。《得效》○血心痛，取期门。《纲目》○伤寒结胸，先使人心蔽骨下正痛处左畔揉之；以毫针刺左畔支沟穴，次刺左间使，名曰双关刺；次刺左行间，左一壁结胸立效，右畔依上法刺之，慢慢呼吸，停针即时愈。《纲目》○心胸痞，涌泉、太溪、中冲、大陵、隐白、太白、少冲、神门。《纲目》○结胸身黄，取涌泉。《纲目》○结胸灸法：巴豆十粒去皮研细，黄连末一钱，上以津唾和成饼填脐中，以艾灸其上，腹中有声，其病去矣，不拘壮数，病去为度；灸了，温汤②浸手帕拭之，恐生疮。《纲目》○一切心、腹、胸、胁、腰、背苦痛，川椒为细末，醋和为饼贴痛处，用熟艾铺饼上，发火烧艾，痛即止。《医鉴》

乳　针灸法：妒乳，取太渊。○乳痈，取膺窗、乳中、乳根、巨虚下廉、太冲、复溜。○乳痈，诸药不能止痛，足三里穴针入五分，痛立止。《纲目》

腹　针灸法：腹痛，取内关、支沟、照海、巨阙、足三间。《纲目》○脐腹痛，取阴陵泉、太冲、足三里、支沟、中脘、关元、天枢、公孙、三阴交、阴谷。腹中切痛，取公孙。《灵枢》○脐中痛、溏泄，灸神阙，即效。○积痛，取气海、中脘、隐白。《纲目》○脐腹痛甚，

---

① 手足：《东医宝鉴·外形篇》作"手心"。
② 温汤：原作"温阳"，据《东医宝鉴·外形篇》改。

灸独阴，神效。《得效》

腰 针灸法：腰痛，灸肾俞三七壮，即瘥。《纲目》○腰曲不能伸，针委中出血，立愈。《丹心》○腰背疮①，以针决腰膝句画，中青赤络脉，出血便瘥。《得效》○腰痛不得俯仰，令患人正立以竹拄地度至脐断竹，乃以度背脊，灸竹上头尽处随年壮，灸讫藏竹勿令人知。《资生》○神仙灸法治腰痛：灸曲䐐两纹头，左右脚四处各三壮，每灸一脚，二火齐下，艾炷才烧至肉，初觉痛，便用二人两边齐吹至火灭，午时着灸，至人定以来，脏腑自动一二行，或转动如雷声，其疾立愈，此法神效。《纲目》○肾虚腰痛，取肾俞、人中、委中、肩井。《纲目》○挫闪腰痛，取尺泽勿灸，委中、人中、阳陵泉、束骨、昆仑、下髎、气海。《纲目》○腰痛，昆仑、委中出血，又取肾俞、中膂俞、腰俞。《纲目》○腰强痛，命门、昆仑、志室、行间、复溜。《纲目》

胁 针灸法：胁痛，取悬钟、窍阴、外关、三里、支沟、章门、中封、阳陵泉、行间、期门、阴陵泉。《纲目》○胁并胸痛不可忍，取期门、章门、行间、丘墟、涌泉、支沟、胆俞。《纲目》胸胁胀痛，取公孙、三里、太冲、三阴交。《纲目》○腰胁痛，取环跳、至阴、太白、阳辅。《纲目》○胁肋痛，取支沟、外关、曲池。《纲目》○两胁痛，取窍阴、大敦、行间。《内经》

皮 灸法：癜风及病疡风，灸左右手中指节宛宛中，灸三五壮，凡赘疣、诸痣皆效。《入门》

肉 灸法：疣目，支正灸之即瘥。《纲目》○凡赘疣、诸痣，当其上灸三五壮即瘥。《纲目》

脉 针灸法：伤寒六脉俱无，取复溜备之，大回六脉、合谷、中极、支沟、巨阙、气冲，灸七壮。《纲目》○又气海多灸之。《海藏》○干呕不止、四肢厥冷，脉绝，灸间使三十壮，此回生起死之法也。《得效》

筋 针灸法：筋挛骨痛，补魂门。《纲目》○膝曲筋急不能舒，取

---

① 疮：《东医宝鉴·外形篇》作"痛"，义胜。

曲泉。《纲目》○筋急不能行，内踝筋急，灸内踝四十壮；外踝筋急，灸外踝三十壮，立愈。《千金》○膝筋挛急不开，两膝内外曲交尖，各灸二七壮。即委阳穴。《纲目》○筋转而痛，泻承山，或灸二七壮。《纲目》○肝热主筋痿，补行间、泻太冲。《纲目》○筋挛阴缩痛，灸中封五十壮。《资生》○筋会阳陵泉，筋病治此。《难经》

骨 针灸法：骨会大杼，骨病治此，宜灸之。《难经》○筋挛骨痛，补魂门。《纲目》○脊膂强痛，针人中。《纲目》

手 针灸法：《灵枢》曰：手阳明之脉病，肩前臑痛，大指、次指痛不用。○手太阳之脉病，肩似拔、臑似折。○手少阳之脉病，肩、臑、肘、臂外皆痛，小指、次指不用。○手厥阴之脉病，手心热，肘臂挛急，腋肿。○手太阴之脉病，臑臂内后廉痛厥，掌中热。○手少阴之脉病，臑臂内后廉痛厥，掌中热痛，随其经针灸之。○肩髃①系两手之安否。《资生》○五指拘挛，取二间、前谷。《纲目》○五指皆痛，取阳池、外关、合谷。《纲目》○两手挛急、偏枯，取大陵。《纲目》○肋挛筋急，取尺泽。《纲目》○肩不可动，臂不可举，取肩髃、巨骨、清冷渊、关冲。东垣○臂膊痛，麻痹，取肩髃、手三里、外关、肩井、曲池、手上廉、合谷。《纲目》○肘痛不可屈伸，取天井、尺泽。《纲目》○肘、臂、腕痛，取前谷、液门、中渚。《纲目》○臂酸挛，取肘髎、窍阴、尺泽、前谷、后溪。《纲目》○腕痛，取阳溪、曲池、腕骨。《纲目》○两胛痛，取肩井、支沟。《纲目》

足 针灸法：环跳穴系两足之安否。《资生》○腿膝挛痛或枯黑，取风市、阳陵泉、曲泉、昆仑。《纲目》○髀胫急痛，取风市、中渎、阳关、悬钟。《纲目》○腰脚痛，取委中、昆仑、人中、阴市。《纲目》○膝痛足蹶，取环跳、悬钟、居髎、委中。《纲目》○髀痛、胫酸，取阳陵泉、绝骨、中封、临泣、足三里、阳辅。《纲目》○膝内廉痛，取膝关、太冲、中封。《纲目》○膝外廉痛，取侠溪、阳关、阳陵泉。《纲

---

① 髃：原作"臑"，据《东医宝鉴·外形篇》改。

目》○足腕痛，取昆仑、太溪、申脉、丘墟、商丘、照海、太冲、解溪。《纲目》○足五趾尽痛，取涌泉、然谷。《纲目》○脚气一病最宜针，有热者不可灸。《资生》○脚气初发，先灸风市、次伏兔、次犊鼻、次三里、次上廉、次下廉、次绝骨，日日报灸，以百壮为率。《资生》○湿热脚气、红肿生疮，取中封、阳辅、风市、绝骨。《资生》○脚气，取足十指端，名曰气端，去指奇一分。每日灸三壮，神效。《资生》○膝中痛，针犊鼻。《纲目》○膝肿，以火针刺三里，其肿如失，又取行间。《资生》○脚气，速灸风市、三里，以泻毒气。《资生》○脚弱瘦削，取三里、绝骨。绝骨治脚疾神效。《资生》

前阴 针灸法：诸疝，取关元灸三七壮、大敦灸七壮。《得效》○大敦主七疝痛。《纲目》○诸疝大法，取大敦、行间、太冲、中封、蠡沟、关门、关元、水道、三阴交、足三里。《纲目》○卒疝睾肿暴痛，取蠡沟、大敦、阴市、照海、下巨虚、小肠俞。《纲目》○阴缩痛，灸中封。《资生》○狐疝，取太冲、商丘、大敦、蠡沟。《纲目》○妇人疝瘕痛，与狐疝同，取天井、肘尖①、气海、中极。《纲目》○膀胱气，取委中、委阳。《纲目》○小肠气，灸风市、气海，灸独阴，取太冲；又灸脐左右各去一寸五分，两穴各七壮，立效。名曰外陵穴。《得效》○诸疝上冲，气欲绝，灸独阴神效。《得效》○癞疝偏坠，取大巨、地机、中极、中封、交信、涌泉。《纲目》○又法：以秆量患人口两角为一折断，如此则三折成三角如△样，一角当脐心，两角在脐之下两旁，尽处是穴，左②偏灸右，右偏灸左，左右灸亦无害，灸四十壮神效。《纲目》○气冲专主癞。《资生》○水癞偏坠，取阑门、三阴交。《纲目》○小儿胎疝、卵偏坠，囊缝后十字纹上灸三壮，春灸夏瘥，夏灸冬瘥。《纲目》○举重物得癞，灸关元两旁相去各三寸青脉上，灸七壮即愈。《资生》○木肾大如升、不痛，取大敦、三阴交；水肾红肿痛，取然谷、

---

① 肘尖：原作"肋尖"，据《东医宝鉴·外形篇》改。

② 左：原作"在"，据《东医宝鉴·外形篇》改。

阑门。《纲目》○肾脏风湿痒疮①，取血郄、三阴交。《纲目》○《内经》"刺癞疝"一节，即《灵枢》所谓铍针取睾囊中水液是也。此法今人亦多能之，囊大如斗者，中藏秽液必有数升，信知此法，出于古也。《纲目》

后阴　针灸法：痔疾，取足太阳，即承山穴；取督脉，即长强穴。《灵枢》○五痔便血，灸脊中百壮，又灸回气百壮。《得效》○治痔，平立量脊与脐平处椎上灸七壮，或年深，更于椎骨两旁各一寸灸七壮，除根。《得效》○痔痛，取承筋、飞阳、委中、承扶、攒竹、会阴、商丘。《甲乙》○治诸痔及肠风，取脊十四椎下各开一寸灸之，久痔尤效。《入门》○脱肛，取大肠俞、百会、长强、肩井、合谷、气冲。《纲目》○脱肛，灸脐中随年壮，又灸横骨百壮，又灸脊穷骨上七壮。《得效》○痔疮，先取头垢捏成饼子安痔头上，其上又安大蒜片，以艾灸之。《丹心》○痔漏，以附子末、津唾和作饼子如钱大，安漏上，以艾灸令微热，干则易新饼再灸，明日又灸，直至肉平为效。《丹心》○一人行路得痔疾，状如胡瓜贯于肠头、热如火、僵仆不能起，有人教之先以槐枝浓煎汤洗患处，以艾炷灸其上三五壮，忽觉一道热气入肠中，因泻鲜血，虽一时暂痛，其疾如失。《本草》

【点评】此篇文字录自《东医宝鉴·外形篇》。

杂病篇针灸

风　针灸法：治中风，莫如续命汤之类，然此可扶持初病，若欲要收全功，火艾为良。中风皆因脉道不利、血气闭塞也，灸则唤醒脉道而血气得通，故可收全功。《得效》○中风痰盛，声如曳锯，服药不下，宜灸脐下气海、关元二三百壮，亦可转死回生。五脏气绝危证，

---

① 疮：原作"脐"，据《东医宝鉴·外形篇》改。

亦宜灸之。《纲目》○凡人非时，足胫上及手食指、次指忽酸疼麻痹良久方解，此将中风之候，急灸三里、绝骨各三壮，春秋报灸，常令两脚有灸疮为妙。《资生》○凡人不信此法不肯灸，忽然卒死是谓何病？曰：风入脏故也。风病者，不可不知。《纲目》○凡觉手足或麻或痛良久乃已，此将风中腑之候，宜灸百会、曲鬓、肩髃、曲池、风市、三里、绝骨。《资生》○凡觉心中愦乱，神思不怡，或手足麻痹，此将风中脏之候，宜灸百会、风池、大椎、肩井、曲池、间使、三里。《资生》○治风七穴：百会、耳前发际、肩井、风市、三里、绝骨、曲池。一方加有风池、合谷、肩髃、环跳，凡九穴。《资生》○凡中风皆灸之。○卒中风㖞斜，涎塞不省，宜灸听会、颊车、地仓、百会、肩髃、曲池、风市、三里、绝骨、耳前发际、大椎、风池，凡十二穴。《本事》○中风目戴上不能视，灸第二椎骨、第五椎骨上各七壮，一齐下火立愈。《纲目》○口眼㖞斜，宜灸听会、颊车、地仓；又法：㖞向右者，灸左㖞陷中，㖞向左者，灸右㖞陷中，各二七壮，立愈。《纲目》○半身不遂，宜灸百会、囟会、风池、肩髃、曲池、合谷、环跳、风市、三里、绝骨。《资生》○口噤，宜针人中、颊车、百会、承浆、合谷、翳风，灸亦可。《纲目》○失音不语，宜针哑门、人中、天突、涌泉、神门、支沟、风府。《纲目》○半身不遂，环跳为要穴。《纲目》○治中风偏枯，大接经从阳引①阴：至阴与涌泉、中冲与关冲、窍阴与大敦、少商与商阳、厉兑与隐白、少冲与少泽。○大接经从阴引阳：少商与商阳、厉兑与隐白、少冲与少泽、至阴与涌泉、中冲与关冲、窍阴与大敦。凡此十二经井穴也。罗谦甫治赵僧，判中脏，刺十二井穴愈；又治张安抚，中脏，灸十二井穴愈。《宝鉴》○骨痹，取太溪、委中；筋痹，取太冲、阳陵泉；脉痹，取大陵、少海；肉痹，取太白、三里；皮痹，取太渊、合谷。《纲目》○痹病，宜燔针劫刺，以知为数，以痛为俞，言针后以应效为度，数痛处为俞穴，非取诸经定穴也。《灵

---

① 引：原作"可"，据《东医宝鉴·杂病篇》改。

枢》○治历节风亦如上法，但于痛处灸三七壮，亦佳。《千金》○百节酸疼、实无所知，以三棱针刺绝骨出血，立愈。东垣

寒 针灸法：伤寒初得一二日，头痛寒热，宜灸巨阙、上脘、中脘各五十壮。《得效》○伤寒大热不止，取曲池泻，绝骨补，陷谷出血，八关大刺十指间出血。《易老》○伤寒头痛，刺合谷、攒竹。《纲目》○伤寒汗不出，取合谷。针五分，遍身汗出即出针，此穴发汗大妙。复溜泻，商丘、腕骨、阳谷、侠溪、厉兑、劳宫、风池、鱼际、经渠、内庭；又十二经荥穴皆可刺。《纲目》○伤寒汗多不止，取内庭、合谷、复溜俱泻。《纲目》○伤寒头痛，太阳证，刺完骨、京骨；阳明证，刺合谷、冲阳；少阳证，刺阳池、丘墟、风府、风池。云岐○伤寒结胸，先使人心蔽骨下正痛处左畔揉之，以毫针刺左畔支沟穴、次刺左间使穴，名曰双关刺。次刺左行间穴，左边结胸立效。右亦依上法刺之，慢慢呼吸，停针立愈。《纲目》○伤寒胸痛，取期门、大陵。《纲目》○伤寒胁痛，取支沟、阳陵泉。《纲目》○伤寒阴证腹痛，灸足小指外侧上纹尖各三壮，男左女右。《回春》○伤寒阴毒危极，药饵无功，速灸脐中三百壮；又灸气海、关元各二三百壮，以手足温暖为效。《本事》○又法：阴证已极，玉茎缩入，速令人捉定，急将艾丸绿豆大放在阴茎口上灸三壮，其茎即出。《回春》○伤寒手足厥冷，取大都针入一分。○伤寒六脉俱无，取复溜补之，大回六脉、合谷、中极、支沟一寸半，此穴和脉绝穴、巨阙二寸三分、气冲灸七壮。《纲目》○伤寒热退后再发热，取风门、合谷、行间、绝骨。云岐○伤寒热病五十九刺法：头上五行行五者，以越诸阳热逆也，谓头中行上星、囟会、前顶、百会、后顶五穴也；两旁谓承光、通天、络却、玉枕、天柱十穴也；又两旁谓临泣、目窗、正营、承灵、脑空十穴也。○大杼、膺俞、缺盆、背俞，此八者，以泻胸中之热也。气街、三里、巨虚上、下廉，此八者，以泻胃中之热也。○云门、髃骨、委中、髓空，此八者，以泻四肢之热也。○五脏俞旁五，此十者，以泻五脏之热也膺俞即中府穴、背俞即风门穴、髃骨即肩髃穴、髓空即腰俞穴也。《内经》○热病不可刺者有九：一曰汗不出、大颧发赤哕者死；

○二曰泄而腹满甚者死；○三曰目不明、热不已者死；○四曰老人婴儿热而腹满者死；○五曰汗不出、呕下血者死；○六曰舌本烂、热不已者死；○七曰咳而衄、汗不出、出不至足者死；○八曰髓热者死；○九曰热而痉者死，痉者腰折、瘈疭、齿噤齘也。《灵枢》

湿 针法：湿病禁艾灸，惟湿痹及湿热脚气、痿证宜施针，以通经络之气为佳。《俗方》

火 针灸法：骨蒸劳热，取膏肓、三里。《纲目》○骨蒸劳热、形气未脱者，灸崔氏四花穴，无有不安。《正传》○体热劳瘦，取魄户。《纲目》○两手大热为骨厥，如在火中，可灸涌泉三壮或五壮，立安。《海藏》○骨蒸热、板齿干燥，取大椎灸之。《纲目》○身热如火、足冷如冰，灸阳辅。《易老》

内伤 针灸法：胃弱不思饮食，取三里、三阴交。○三焦邪热不嗜食，取关元。《纲目》○全不思食，取然谷出血，立饥。○饥不能食、饮食不下，取章门、期门。东垣○饮食不多、心腹膨胀，面色痿黄，世谓脾肾病，宜灸中脘。《资生》○食多身瘦，名曰食晦，先取脾俞，后取章门、太仓。《资生》○饮食不下，膈塞不通，邪在胃脘，刺法；在上脘则抑而下之；在下脘则散而去之。《灵枢》○胃病饮食不下，取三里。东垣○吐宿汁，吞酸，取章门、神光。东垣

虚劳 针灸法：五劳羸瘦，取足三里。○体热劳嗽，泻魄户。○虚劳骨蒸盗汗，泻阴郄。《纲目》○真气不足，灸气海。《资生》○虚劳百证，宜灸膏肓俞穴、患门穴、崔氏四花穴，此针法详见针灸门无所不疗。○此等灸法皆阳虚所宜。华佗云：风虚冷热，惟有虚者不宜灸。但方书云：虚损劳瘵，只宜早灸膏肓四穴。云乃虚损未成之际，如瘦弱兼火，虽灸亦只宜灸内关、三里，以散其痰火。早年欲作阴火不宜灸。《入门》○大病虚脱本是阴虚，用艾灸丹田者，所以补阳，阳生阴长故也。《丹心》

霍乱 针法：干霍乱，刺委中穴名出血，或十指头诸经方穴出血，皆是良法。《正传》○绞肠沙证，手足厥冷，腹痛不可忍者，以手蘸温

水，于病者膝腕上拍打，有紫黑点处以针刺去恶血即愈，验。〇又法：用麻弦小行弓蘸香油或热水刮手足、胸背、额项，即愈，验。〇干霍乱者，乃寒湿太甚，脾被绊而不能动，气被郁而不能行，所以卒痛而手足厥冷。俗名绞肠沙者，盖言痛之甚也。北方刺青筋以出气血，南方刮胸背、手足以行气血，俱能散病，然出气血不如行气血之为愈也。《丹心》〇又治绞肠沙刺血法，详见救急门。《入门》

灸法：霍乱转筋入腹、手足厥冷、气欲绝，以盐填脐中，大艾炷灸之，不计壮数，立效。《得效》〇霍乱已死而腹中有暖气者，作上法灸之亦苏。《医鉴》〇又法：灸气海二七壮，妙。《得效》〇霍乱吐泻不止、垂死，灸天枢、气海、中脘，立愈。《正传》〇霍乱诸法不效，灸大椎即效。《纲目》〇霍乱已死、但有暖气者，灸承筋七壮，立苏。《纲目》

呕吐 针灸法：呕吐无度并干呕不止，尺泽、大陵皆灸三壮，又灸乳下一寸三十壮，又灸间使三十壮。若四肢厥冷、脉沉绝，灸间使便通，此回生起死之法。《得效》〇善呕、呕有苦者，邪在胆、通在胃，取三里、阳陵泉。《内经》〇吐食不化，取上脘、中脘、下脘。东垣〇反胃神效，膏肓俞灸百壮，膻中、三里各灸七壮。《回春》〇又取劳宫、中魁、腕骨、心俞、中脘。《纲目》〇今日食明日吐，取心俞、膈俞、膻中、巨阙、中脘。《纲目》〇五噎五膈，取天突、膻中、心俞、上脘、中脘、下脘、脾俞、胃俞、通关、中魁、大陵、三里。《纲目》〇反胃，灸肩井三壮即愈，乃神灸也。《回春》〇又取水分、气海灸之。《资生》

咳嗽 针灸法：咳嗽有痰，宜灸天突、肺俞，以泄火热、泻肺气。《丹心》〇咳嗽上气、多吐冷痰，灸肺俞五十壮，又灸两乳下黑白肉际各百壮。〇咳嗽声破喉嘶，灸天突五十壮。《得效》〇久患喘嗽，夜不得卧，夏月亦衣夹温背心，是膏肓病也，灸之而愈。《资生》〇久嗽，宜灸膏肓、次灸肺俞。《资生》〇喘急，灸肺俞十一壮、天突七壮。《得效》〇伤寒咳甚，灸天突即瘥。《资生》〇远年咳嗽，灸直骨穴，即愈；如不愈，其病不可治矣；艾炷如小豆大，灸三壮，男左女右。《医鉴》

〇哮喘，灸肺俞，又取天突、膻中、璇玑、俞府、乳根、气海。《资生》〇喘满、痰实如胶，取太溪。〇咳喘不得卧，取云门、太渊。《纲目》〇咳嗽寒痰，取列缺。《纲目》〇气逆发哕，取膻中、中脘、肺俞、三里、行间。《纲目》〇吃逆服药无效，灸中脘、膻中、期门，必效。《纲目》〇吃逆，灸关元七壮，立愈。《纲目》〇又法：乳下一指许，正与乳相直骨间陷中，妇人即屈乳头向下度之，乳头齐处是穴，艾炷如小豆大，灸三壮，男左女右，火到肌即瘥；一云：其穴当取乳下骨间动脉处是也。《得效》〇咳逆不止，灸乳根二穴即止，如神；又灸脐下气海五壮或七壮，亦立止。《正传》〇肺胀痰嗽不得卧，但可一边眠者，可左侧者，灸右足三阴交；可右侧者，灸左足三阴交，立安。《丹心》

积聚 针灸法：奔豚上气、心痛欲绝，急以温汤浸手足，数数易之，仍灸气海、关元、期门、章门各百壮，中极五十壮。《得效》〇癥瘕，灸足踝后宛宛中，灸随年壮。又灸气海百壮、中脘二百壮。《得效》〇癥瘕积块①，先于块上针之；甚者又于块首一针、块尾一针，立应；针讫灸之，又灸三里。《纲目》〇积聚，取中脘、悬枢、脾俞、商曲，补尺泽、太溪。《纲目》〇伏梁取上脘、三里。〇息贲取巨阙、期门。 奔豚取玉泉即中极穴、章门。《甲乙》〇积块，取章门、中脘、气海、天枢、上脘、通谷。《纲目》〇专治痞块，取痞根穴，穴在十三椎下各开三寸半，多灸左边，如左右俱有，左右俱灸。〇又法：用秆心量患人足大指齐，量至足后跟中住，将此秆从尾骨尖量至秆尽处，两旁各开一韭叶许，在左灸右，在右灸左，针三分、灸七壮，神效。〇又法：于足第二指歧叉②处，灸五七壮，左患灸右，右患灸左，灸后一晚夕觉腹中响动，是验也。《入门》

浮肿 针灸法：四肢及③面皆浮肿，灸水分、气海即消。〇水肿惟得针水沟，余穴则针之，水尽即死，庸医多为人针水分，杀人多

---

① 块：原作"地"，据《东医宝鉴·杂病篇》改。

② 叉：原作"又"，据《东医宝鉴·杂病篇》改。

③ 及：原作"交"，据《东医宝鉴·杂病篇》改。

矣，惟灸水分最为要穴，盖此穴能分水，不使妄行。有人患水肿灸水分与气海，翌日面如削矣。《资生》

胀满 针灸法：腹中膨胀，取内庭。○水蛊，取偏历。○鼓胀，取脐上下、左右各刺二寸二分。○单鼓胀取水分，针入一寸半或灸五十壮。○胀满，取足三里泻之。○凡胀皆取三里，是胀之要穴也。○又取中脘、气海，或针或灸。《纲目》

痎疟 针灸法：疟之且发也，阴阳之且移也，必从四末始也。阳已伤，阴从之，故先其时坚束其处，审候见之在孙络盛坚而血者，皆取之。《内经》○谓用三棱针视孙络出血也。《正传》○凡疟必先问其病之所，先发者先刺之。○久疟不愈，大椎先针，后灸三七壮，或云第三骨节。○诸疟而脉不见，刺十指间出血，血去必已，先视身之赤如小豆者，尽取之。○凡疟取间使为妙。○疟脉缓、大、虚，便宜用药，不宜用针。《纲目》

瘟疫 针法：治热病五十九刺者。○头上五行行五者，以越诸阳之热逆也。头中行谓上星、囟会、前顶、百会、后顶五穴也；两旁谓承光、通天、络却、玉枕、天柱十穴也；又两旁谓临泣、目窗、正营、承灵、脑空十穴也。○大杼、膺俞即中府穴、缺盆、背俞即风门穴，此八者以泻胃中之热也。云门、髃骨即肩髃穴、委中、髓空即腰俞穴，此八者以泻四肢之热也。○五脏俞旁五穴，此十者以泻五脏之热也。《内经》

邪祟 针灸法：百邪所病，针有十三穴。一名鬼宫即人中穴。○二名鬼信在手大指爪甲下入肉二分。○三名鬼垒在足大指爪甲下入肉二分。○四名鬼心即太渊穴，○五名鬼路即申脉穴。○六名鬼枕在大椎入发际一寸。○七名鬼床在耳前发际宛宛中、耳垂下五分。○八名鬼市即承浆穴。○九名鬼路即劳宫穴。○十名鬼堂即上星穴。○十一名鬼藏在阴下缝，女人玉门头。○十二名鬼臣即曲池穴。○十三名鬼封在舌下缝，针刺贯出舌上。○又鬼邪发狂，灸十指端去爪一分，名曰鬼城。《扁鹊》○治鬼魅狐惑，恍惚振噤，以患人两手大指相并缚定，用大艾炷于两甲角及甲后肉四处骑缝着火灸之，若一处不着火即无效。灸七壮，病者哀告我自去，神效。此秦承祖灸鬼法也，即鬼哭穴。《入门》〇五尸，灸乳后三寸，男左女右，各二七壮；又灸两大拇指头七壮。《得效》〇一切疰，先仰卧灸两乳边斜下三寸第三肋间随年壮。《得效》〇卒狂言鬼语，以带急合缚两手大指，便灸左右胁下对屈肋头两处各七壮，须臾，鬼自道姓名乞去，徐徐问之，乃解其缚。《得效》〇卒中邪魅恍惚，灸鼻下人中及两手足大指爪甲本，令艾炷半在爪上、半在肉上，各七壮；不止，十四壮。《得效》〇卒狂鬼语，针足大拇指爪甲下，即止。《得效》〇狐魅，两手大指合缚，灸合谷三七壮，当狐鸣，即瘥。《得效》

痈疽 痈疽针法：铍针者，末如剑锋，以取大脓。《灵枢》〇夫痈气之息者，宜以针开除去之。注云：息与瘜同，死肉也。《内经》〇痈疽成脓，以马衔铁作针，形如韭叶，两面皆利，可以横直开裂，以取脓血。《精要》〇痈疽如椒眼数十粒，或如蜂窠莲房，而脓出痛不除，宜以铍针横直裂之，则毒血挟脓出而愈。《纲目》〇痈疽作脓若不针烙，毒气无从而解，脓瘀无从而泄，过时不针烙，反攻其内，欲望其生，岂可得乎？疖皮薄，惟用针以决其脓血，兼可烙也。《精义》〇凡近筋脉、骨节处，不得乱行针烙。〇痈疽皮厚口小，脓水出不快者，宜用针烙。《精义》〇大抵用针只欲引脓，如出针刺无脓，是气伏也，不可用针烙。《精义》

蜞针法：痈疖初发渐大，以湿纸一片搭疮上，其一点先干处即是正顶，先以水洗去人皮醶，取大笔管一个安于正顶上，却用大水蛭一条安其中，频以冷水灌之，蛭当吮其正穴脓血，皮皱肉白是毒散，无不瘥。如毒大蛭小，须用三四条方见效。若吮着正穴蛭必死，用水救活，累试奇效。如血不止，以藕节上泥涂之。《得效》〇蜞针一法，可施于轻小证候，若痈疽大、毒积在脏腑，徒竭其血于外，无益也。《丹心》

痈疽灸法：凡痈疽之发，或因内有积热，或因外寒郁内。热若于生发之处，艾灸以散其毒，治之于早可以移深为浅、改重为轻。诸项灸法皆好，惟骑竹马灸法方见针灸尤为切要，此消患于未形之策。《丹心》○痈疽已觉微漫肿硬、皮不变色、脉沉不痛者，当外灸之，引邪气出而方止。经云：陷下者灸之。如外微觉木硬而不痛者，当急灸之，是邪气深陷也；浅者不可灸，如有脓水，亦不可灸，当针之。《保命》○痈疽初觉肿痛，先以湿纸覆其上，视之先干处是头也，大蒜切片安头上，以大艾炷灸之，三壮即换一蒜，痛者灸至①不痛，不痛者灸至痛乃止，大概以百壮为准。最要早觉早灸为上，如有头则不必纸覆也。《三因》○若十数头作一处生者，即用大蒜研成膏作薄饼铺头上，聚艾于饼上灸之。《三因》○初发小点一二日，即以蒜片贴其中心，以小艾炷灸五壮而止。《直指》○始发一二日，十灸十活；三四日，六七活；五六日，三四活。《纲目》○灸法所以畅达、拔引郁毒，此从治之意也。譬如盗入人家，必开门逐之使出，万一门不开，无从而出，必伤生乃已。《纲目》○头为诸阳之会，若有发宜灸，艾炷宜小，壮数宜少，三五壮而已。腹背，则多灸为妙。《精要》○多灸则内服乳粉托里散，防火气入心。《丹心》○有善治痈疽者，皆于疮上灸至二三百壮，无有不愈，但艾炷小作之，小则人不畏灸，灸多则作效，必矣。《资生》○隔蒜灸法、豆豉饼灸法、桑枝灸法、附子灸法、硫黄灸法、土饼灸法，并治痈疽、恶疮、肿毒。详见针灸。

艾灸治验：一人发背，医疗逾月势益甚。有张生者，教以艾火灸其上，至一百五十壮知痛乃止，明日镊去黑痂，脓尽，溃肉理皆红，不复痛，乃以膏药贴之，日一易，易时剪去黑烂，月余乃平复。《本事》

灸石痈法：坚硬不溃名曰石痈，当上灸百壮，石子当碎出。《资生》

灸发颐法：此疮最险，头面肿大，牙齿亦脱。解开发，寻顶螺中，灸二十一壮；如不达，灸至四十九壮而止。《直指》

灸疗疽法：大蒜烂捣成膏，涂疮四围，留疮顶以艾炷灸之，以爆

---

① 至：原作"之"，据《东医宝鉴·杂病篇》改。

为度，不爆难愈，灸百壮无不愈。《正传》

灸便毒法：用细草随患人左右手量中指，自手掌尽处横纹量起，通三节至指尽则住，不量爪甲切断，却将此草于手腕横纹量起，引草向臂当中，草尽处即是穴。艾炷如麦大，二三壮，肿散痛止即安。《得效》

大风疮① 针法：疠风者，素刺其肿上，已刺，以锐针针其处，按出其恶气、肿尽乃止，常食方食，无食他食。《灵枢》○病大风，骨节重，须眉堕，名曰大风。刺肌肉为故，汗出百日，刺骨髓，汗出百日，凡二百日，须眉生而止针。《内经》○癞风，以三棱针看肉紫黑处及委中穴名。○紫脉出死血，但不可令出太过，恐损真气。《正传》

瘰疬 灸法：治瘰疬，以手仰置肩上，微举肘取之，肘骨尖上是穴，随患边灸七壮或二七壮，神效。《得效》○又法：于掌后手腕尽处横纹量起，向臂中心直上三寸半是穴，灸三壮，即效。《丹心》○针法：肩尖、肘尖二穴，即肩髃、肘髎二穴，宜灸，此穴疏通经络。《良方》○病核上灸七壮，隔蒜片灸之，尤妙。《资生》

瘿瘤 灸法：治瘿，灸天突三七壮，又灸肩髃，男左十八壮、右十七壮；女右十八壮、左十七壮，妙。《得效》

疳瘘 灸法：久漏疮，足内踝上一寸灸三壮，在上则灸肩井、鸠尾。东垣○冷漏多在腿足之间，先虽积热所注，灸则为寒，宜用附子灸法、硫黄灸法二法并见痈疽。灸疮成漏，脓水不绝去，亦宜灸。《丹心》

疥癣 针灸法：治疮疥、顽癣，取绝骨、三里、间使、解溪、委中，或针或灸。《纲目》○手疥，取劳宫，灸大陵。《纲目》○浑身疮疥，取曲池、合谷、三里、绝骨、行间、委中。《纲目》○治癣，八月八日日出时，令患人正当东向户长跪，举两手，持②户两边，取肩头小垂际骨解宛宛中，左右两穴③俱下，灸七壮，七日愈。《资生》○一女子两

---

① 大风疮：其后文字见于《东医宝鉴·杂病篇》的"白癞疮"。
② 持：原作"特"，据《东医宝鉴·杂病篇》改。
③ 穴：《东医宝鉴·杂病篇》作"火"。

股间湿癣下至膝，痒痛流黄水，百药不效，戴人以针当痒时刺百余处，血出尽，煎盐汤洗之，四次方除尽湿淫、瘀血，不可不针也。《子和》

臁疮 针法：臁疮色紫黑，先以三棱针刺去恶血，冷水洗净乃贴膏药，忌日光、火气、阳气，如有黑肿未尽，可再出血，以紫黑血尽为度。《纲目》

犬伤 针灸法：狂犬咬人，当先针刺去恶血，仍灸疮中十壮，自后日灸一壮，至百日乃止，忌饮酒。《资生》○被狂犬咬者，无出于灸，只就咬牙迹上灸之，一日三壮，灸至一百二十日乃止，常食韭菜，永不再发。《千金》○常饮韭菜自然汁，以滓封灸疮，永不再发。《资生》○猘犬伤毒不出、发寒热，速以艾灸外丘穴三壮，又灸所咬之处七壮，立愈。《铜人》

诸虫伤 灸法：凡蛇虺、蜈蚣、毒虫咬①伤，于伤处灸五壮或七壮，即愈。《丹心》○被恶蛇螫，即贴蛇皮于螫处，艾火灸其上，引出毒气即止。《本草》

蛊毒 灸法：灸蛊毒法，于足小指尖上灸三壮，即有物出，酒饭得之随酒饭出，肉菜得之随肉菜出，即愈、神验，皆于灸疮上出。《千金》

卒死 针灸法：邪客②于手足少阴、太阴、足阳明之络，此五络俱竭，令人身脉皆动而形无知，其状若尸，名曰尸厥。先刺隐白，后刺涌泉，后刺厉兑，后刺少商，后刺神门。《内经》○尸厥，当刺期门、巨阙、中极、仆参、隐白、大敦、金门。○卒厥、尸厥，百会灸四十九壮，气海、丹田③灸三百壮，觉身体温暖为止。○中恶客忤卒死，灸脐中百壮。○中恶，取人中、中脘、气海。○卒死，灸心下一寸、脐上三寸、脐下四寸各三壮，即瘥，又灸手足两爪后二七壮。○诸卒

---

① 咬：原作"蛟"，据《东医宝鉴·杂病篇》改。
② 客：原作"容"，据《东医宝鉴·杂病篇》改。
③ 丹田：原作"丹心"，据《东医宝鉴·杂病篇》改。

死及魇死，急于人中及两脚大拇指内、离爪一韭菜许各七壮，即活。《纲目》○卒被鬼击如中箭，用桃皮一片安痛上，取一匙头安桃皮上，用艾胡桃大，安匙头灸之，即瘥。《入门》

妇人 针灸法：男子无嗣者，以盐填脐艾灸之，连日灸至二三百壮必有效。《纲目》○妇人绝嗣，灸关元三十壮，可报灸之。○妇人妊子不成、数堕胎，灸胞门、子户各五十壮。胞门在关元左边二寸，子户在关元右边二寸，子户一名气门。《得效》○又灸子宫三七壮，或针入二寸。穴在中极旁左右各开三寸。《纲目》○无子，取阴交、石门、关元、中极、涌泉、筑宾、商丘、阴廉。《甲乙》○催生难产及下死胎，取太冲补、合谷补、三阴交泻，立时分解。○子上冲逼心，取巨阙，令产母正坐，使人抱头抱腰微偃，针入六分、留七呼，得气即泻，立苏。如子掬母心，生下儿手心有针痕；子顶母心，儿人中有针痕；向后则枕骨有针痕，是其验也，神效。《纲目》○一妇人产后暴卒，其母为灸会阴、三阴交各数壮而苏，其母盖名医女也。《资生》○横生逆产，诸药不效，急于产母右脚小指尖头上灸三壮，即产，亦治胞衣不下。《医鉴》云：即至阴穴。《得效》○胞衣不下，取三阴交、中极、照海、内关、昆仑。《纲目》○产后血晕，取三里、三阴交、阴交、神门、关元。《纲目》○产后阴下脱，灸脐下横纹二七壮，又取照海。《良方》○妇人无子或产后久不再孕，取秆心一条，长同身寸之四寸，令妇人仰身舒手足，以所量秆心自脐心直垂下，尽头处以墨点记，后以此秆心平折横安前点处，两头尽处是穴，按之自有动脉应手，各灸二七壮，神验。即上所云胞门、子户穴也。《医鉴》

小儿 针灸法：小儿初生脐风，撮口诸药不效，然谷针入三分，或灸三壮，立效。《三因》○癫痫惊风，神庭灸七壮，鼻上入发际三分宛宛中灸三壮，炷如小麦大，又取百会、瘈脉。《纲目》○癫痫瘈疭，两跷主之，男阳女阴，昼发治阳跷申脉，夜发治阴跷照海，各灸二七壮。《易老》○急慢惊，灸印堂。○急慢惊风危极，不可灸者，先当两乳头黑肉上，男左女右灸二壮。○次灸发际、眉心、百会各一壮。

〇手足大指当甲角以物缚两手足一处，以灸骑缝灸，男近左边、女近右边，半甲半肉之间灸三壮，先脚后手，亦可治阴阳诸痫，艾炷如小麦大。《得效》〇慢惊慢脾逆恶证候，诸药不效者，如有太冲脉，则取百会穴灸之，神效。《直指》〇小儿卒然腹皮青黑而死，灸脐上下左右去脐各半寸，并鸠尾骨下一寸，凡五处各灸五壮，仍酒和胡粉涂腹上，干则易。《得效》〇小儿龟背，灸肺俞、膈俞各主五壮止，炷如小麦。《得效》〇小儿龟胸，取两乳前各一寸五分、上两行三骨罅间凡六处，各灸三壮，炷如小麦，春夏从下灸上，秋冬从上灸下，若不依此法，灸之无效。《纲目》〇囟门不合，脐上、脐下各五分，二穴各灸三壮，灸疮未发先合。《纲目》〇小儿癖气，中脘、章门各灸七壮。《纲目》〇灸癖法：穴在小儿背脊中，自尾骶骨将手揣摸脊骨两旁，有血①筋发动处两穴，每一穴用铜钱三文压上，穴上以艾炷安孔中，各灸七壮，此是癖之根，贯血之所也。《回春》〇小儿疟久不愈，内庭灸一壮，大椎、百会各灸随年壮。《纲目》小儿霍乱，男左女右第二脚指上，灸三壮，即愈。《得效》〇小儿雀目，灸两手大指甲后一寸内廉、横纹头白肉际各一壮。〇疳眼，灸合谷各一壮。《纲目》〇小儿脱肛，灸尾骶骨尖上一壮，又灸脐中三壮、百会七壮。《纲目》

【点评】此篇文字录自《东医宝鉴·杂病篇》。

---

① 血：原作"白"，据《东医宝鉴·杂病篇》改。

勉学堂经穴详集卷三

手太阴肺经共十一穴

中府 在周荣上二寸少外开三分、去中行六寸。针三分、留五呼，灸三壮、五壮。

主治肺急胸满喘逆，善噎食不下，肺胆寒热，咳呕脓血，肺风面肿汗出，肩息背痛，涕浊喉痹，少气不得卧，飞尸遁注，瘿瘤。〇此穴主泻胸中之热，其治多与大杼、缺盆、风府同。〇身体烦热针中府，上气咳逆、短气气满、食不下，灸五十壮。《千金》 同意舍，能治胸满哽噎。《百证赋》

云门 在巨骨穴下四寸、微向内，横气户二寸、璇玑旁六寸大些。针三分，灸五壮；针太深令人逆息。《甲乙》 灸五十壮。《千金》

主治伤寒，四肢热不已，咳逆短气上冲心胸，胁肋烦满彻痛，喉痹瘿气，臂不得举。〇此穴主泻四肢之热，其治与肩髃、委中、腰俞大同。〇病瘿，上气胸满，灸百壮。《千金》

天府 距腋下三寸，在臂上前廉、直对尺泽相距七寸半，针四分、留三呼，禁灸，灸之令人气逆。

主治暴痹内逆，肝邪相搏，卒中恶风邪气，血溢口鼻，飞尸，鬼注恶语，悲泣善忘，喘息不得安卧，痎疟寒热，目眩，瘿气。〇身重嗜卧不自觉，灸五十壮，针三分补之。病瘿恶气，灸五十壮。《千金》兼合谷，可追鼻中衄血。《百证赋》

侠白 在尺泽上五寸大些。针四分、留三呼，灸五壮。

主治心痛气短，干呕烦满。

尺泽 在肘中约纹上，屈肘横纹筋骨罅中，动脉应手，厥阴前直寸口。针三分、留三呼，灸三壮、五壮。甄权云：不宜灸。

主治呕吐上气，喉痹鼓颔，心烦身痛不得汗，舌干，咳唾脓血，心痛气短，肺积息贲，痎疟汗出，中风，肩背痛，洒淅寒热，风痹肘挛，四肢肿痛不得举，胁痛腹胀，小便数，溺色变，遗失无度，面白善嚏，悲愁不乐，及小儿慢惊风，可灸一壮。○邪病，四肢重痛诸杂候，尺泽主之，一名鬼堂。呕吐上气，灸三壮、七壮。气短不语，灸百壮。《千金》 理筋急。兼曲池疗肘臂挛痛。《玉龙赋》吐血定喘，须补此穴。《灵光赋》 治五般肘痛，又须针清冷渊以收功。《席弘赋》

孔最 在腕上七寸，尺泽下三寸半。针三分、留三呼，灸五壮。

主治热病汗不出，灸三壮即汗出，及咳逆，肘臂痛、屈伸难，吐血失音，头疼咽痛。

列缺 在腕后一寸五分行向外。针二分、留三呼，灸三壮，慎酒、面、生、冷等物。

主治偏风口眼㖞斜，手肘痛无力、半身不遂、口噤不开，痎疟，寒热烦躁，咳嗽喉痹，呕沫纵唇，健忘、惊痫、善笑、妄言妄见，面目四肢痈肿，小便热痛。实则肩背暴肿汗出；虚则肩背寒慄，少气不足以息，四肢厥逆，瘾疹尸厥。若患偏风，灸至百壮；若患腕劳，灸七七壮甚妙。○男子阴中疼痛，尿血精出，灸五十壮。《千金》 兼太渊，治咳嗽风痰。《玉龙赋》 头部痛须寻之，痰涎壅塞咽干宜此。《拦江赋》 气刺两乳求太渊，未应，须泻此穴；偏正头疼求此，又须重泻太渊，无不应。《席弘赋》 堪治咳嗽寒痰。《通玄赋》头项须寻列缺。《四总穴》 后溪并列缺，治胸项有痛。《千金》 善疗偏头患，遍身风痹麻，痰涎频上壅，口噤不开牙，若能明补泻，应手疾如拿。《马丹阳》

经渠 在腕后五分、居寸脉上。针三分、留三呼，禁灸，灸则伤人神明。

主治痎疟寒热，胸背拘急膨胀，喉痹，咳逆上气数欠，伤寒热病汗不出，心痛呕吐。○兼大都，治热病汗不出。《百证赋》

太渊 在寸口前横纹上，与经渠甚近。针二分、留二呼，灸三壮。

主治胸痹，气逆咳嗽，呕哕、饮水，肺胀喘息不休，噫气，咳血，心痛，咽干，烦躁狂言不得卧，目痛生翳、赤筋，口僻，缺盆痛，肩背痛引臂膊，溺色变、遗失无度。○治牙疼，手腕无力疼痛，可灸七壮。《神农经》 兼列缺，治咳嗽风痰。《玉龙赋》 治气刺两乳求太渊，未应之时针列缺，偏正头疼寻列缺，重泻太渊无不应；五般肘痛寻尺泽，太渊针后却收功。《席弘赋》

鱼际 在太渊上一寸少、大指本节后内侧陷中。本者，根也，乃掌内肉中骨节，非手指外节。针二分、留三呼，灸三壮。

主治酒病身热恶风寒、虚热，舌上黄，头痛，咳哕，伤寒汗不出，痹走胸背、痛不得息，目眩，烦心，少气，寒栗，喉咽干燥，呕血唾血，心痹悲恐，腹痛食不下，乳痈，肢满肘挛，溺出及疟方欲寒，针手足太阴、阳明出血。○兼承山、昆仑，治转筋目眩。《席弘赋》兼液门，能治喉痛。《百证赋》 兼经渠、通里，可治汗不出者便得淋漓。更兼三间、三里，便得汗至遍身。一传：齿痛不能食饮，左患灸左、右患灸右，男三女四。

少商 大指外侧，去爪甲角如韭叶。针一分、留三呼、五吸，宜用三棱针刺微出血，泄诸脏之热，不宜灸。《甲乙经》云：灸一壮。一云三壮，忌生冷。

主治项肿喉痹，烦心呕哕，心下满，汗出咳逆，痎疟振寒，腹胀肠满，雀目不明，唇干唾沫引饮食不下，寒栗鼓颔，手挛指痛，小儿乳蛾。○唐刺史成君绰，忽项肿如升，喉闭水粒不下，甄权以三棱针刺之，微出血立愈。○此为十井穴，凡初中风，卒暴昏沉、痰涎壅盛、不省人事、牙关紧闭、药水不下，急以三棱针刺此穴及少冲、中冲、关冲、少泽、商阳，使血气流行，乃起死回生急救之妙穴。《乾坤生意》 男子疝癖，取少商。《太乙歌》 兼曲泽，治血虚口干。《百证赋》专治指痛挛急。《天星秘诀》

【点评】此篇腧穴内容系由明正统铜人点穴文本和《类经图翼》卷六"手太阴肺经穴"篇合编而成，其中腧穴定位文字出自明正统铜人点穴文本，腧穴排列次序也依据点穴文本，其他部分皆录自《类经图翼》。明正统铜人的点穴文本是唯一出自《勉学堂针灸集成》编者乐显扬之手的文字，也是全书文献价值最高的文字。当时乐氏任职太医院，通过目测、折量的方法完成了明正统铜人全部354穴定位的点穴文本，又据此点穴文本仿制了几具针灸铜人，作为其创建的同仁堂的标识；三百多年后，笔者又在鉴定明正统针灸铜人的过程中"意外"地发现了此点穴文本，据此完成了铜人穴名的辨识，成功地鉴定并复制了明正统铜人。接着又紧紧抓住这一重要线索，成功破解了深藏于《勉学堂针灸集成》中一个个重大秘密。

十二经脉流注腧穴

十二经者，手三阳、手三阴、足三阳、足三阴，合为十二经也。○节之交，三百六十五会，所言节者，神气之所游行出入也，非皮肉筋骨也。又曰：神气者，正气也。神气之所游行出入者，流注也。井、荥、腧、经、合者，本输也。《灵枢》○十二经一脉也，略为十二分而已也。东垣

【点评】此篇录自《东医宝鉴·针灸篇》。

手太阴肺经流注

手太阴之脉，起于中焦_{中府穴}，下络大肠，环循胃口，上膈属肺，从肺系横出腋下_{天府穴}，下循臑内_{肩下臂上通名曰臑}，行少阴、心主之前，下肘中_{臂上臑下缓处曰肘，即尺泽穴}，循臂内_{臑下掌上名曰臂，臂有二骨上骨下廉}，入寸口_{经渠穴、太渊穴}，上鱼循鱼际_{鱼际穴}，出大指之端_{少商穴}；其支者_{列缺穴}，从腕后直出次指内廉，出其端_{交人手阳明}。是动则病肺胀满，膨膨而喘咳，缺盆中痛，甚则交两手而瞀，此谓臂厥。是主肺所生病者，咳嗽上气，喘喝，烦心胸满，臑臂内前廉痛厥，掌中热。气盛有余，则肩背痛，风寒汗出，中风，小便数而欠。气虚则肩背痛寒，少气不足以息。盛者寸口大三倍于人迎，虚者则寸口反小于人迎也。《灵枢》○每朝寅时，从中府起循臂下行，至少商穴止。《入门》

【点评】此篇录自《东医宝鉴·针灸篇》。

手太阴肺经左右凡二十二穴

少商二穴 在手大指端内侧，去爪甲角如①韭叶，手太阴脉之所出为井。针入一分、留三呼、泻五吸，禁不可灸。《铜人》○出血以泻诸脏之热。《灵枢》○以三陵针刺之微出血，泄诸脏热凑。○咽中肿塞、水粒不下，针之立愈。《资生》

鱼际二穴 在手大指本节后、内侧散脉中。手太阴脉之所溜为荥。针入二分，留三呼，禁不可灸。《入门》

太渊二穴 一名太泉。在手掌后横纹头陷中。一云在鱼后一寸陷

---

① 如：原作"加"，据《东医宝鉴·针灸篇》改。

者中。手太阴脉之所注为输。针入二分，可灸三壮。《铜人》

经渠二穴　在寸口脉中。手太阴脉之所行为经。针入二分、留三呼，禁不可灸，灸之则伤人神。《铜人》

列缺二穴　在去腕侧上一寸五分，以手交叉中指末、两筋①两骨罅中。手太阴络别②走阳明。针入二分、留三呼、泻五吸，可灸七壮。《资生》

孔最二穴　在侧腕上七寸宛宛中，手太阴之郄。针入三分，可灸五壮。《铜人》

尺泽二穴　在肘约纹中。《铜人》○肘中之动脉也；又云肘中约纹上动脉中。《纲目》○在臂屈伸横纹中、筋骨罅陷中；又云肘中约上、两筋动脉中。《资生》○手太阴脉之所入为合。针入三分，可灸五壮。《铜人》○一云：不宜灸。《入门》

侠白二穴　在天府下，在肘上五寸动脉中。针入三分，可灸五壮。《铜人》

天府二穴　在腋下三寸、臑臂内廉动脉中，举手以鼻取之。针入三分、留三呼，禁不可灸。《铜人》

云门二穴　在巨骨下、挟气户旁二寸陷中、动脉应手，举臂取之。《铜人》○在人迎下、第二骨间，相去二寸四分。《资生》○可灸五壮，针入三分，刺深则使人气逆，故不宜深刺。《甲乙》

中府二穴　肺之募也。一名膺中腧。在云门下一寸陷中、乳上三肋间，动脉应手，仰而取之。手足太阴之会也。针入三分、留三呼，可灸五壮。《铜人》

【**点评**】此篇文字录自《东医宝鉴·针灸篇》。

---

① 筋：原作"节"，据《东医宝鉴·针灸篇》改。
② 别：原作"则"，据《东医宝鉴·针灸篇》改。

手阳明大肠经共二十穴

商阳　在手食指内侧，去爪角如韭叶。针一分、留一呼，灸三壮。

主治胸中气满喘咳，热病汗不出，耳鸣耳聋，寒热疟疾，口干颐肿齿痛，目盲，恶寒，肩背、肢臂肿痛，相引缺盆中痛。灸三壮，左取右、右取左，如食顷立已。〇兼太溪，治寒疟有验。《百证赋》〇此为十井穴，凡初中风，跌倒、卒暴昏沉、痰盛、不省人事、牙关紧闭、药水不下，急以三棱针刺此穴及少商、中冲、少冲，使血气流通，乃急救回生之妙穴。《乾坤生意》

二间　在食指本节前、第三节后纹头陷中。针三分、留六呼，灸三壮。

主治颔肿喉痹，肩背臑痛，鼽衄，齿痛，目黄，口干，口眼㖞斜，饮食不通，振寒，伤寒水结。〇治牙疼妙。《玉龙赋》　兼阳溪，治牙疼、腰痛、咽痹。《席弘赋》　兼阴郄，能疏通寒栗恶寒。《席弘赋》　治目昏不见。《通玄赋》　兼三里，治牙疼、头痛、喉痹。《天星秘诀》

三间　在食指本节后陷中，去二间一寸。针三分、留三呼，灸二壮。

主治鼽衄，热病，喉痹咽中如梗，下齿龋痛，嗜卧，胸腹满，肠鸣洞泄，寒热疟，唇焦口干，气喘，目眦痛，善惊，寒热结水，多唾。〇兼肾俞，善除背痛、风劳。《席弘赋》　兼攒竹，治目中之漠漠。《百证赋》　治身热气喘，口干目急。《捷经》

合谷　在手大指、次指歧骨间陷中，动脉应手，针三分、留六呼，灸三壮。

主治伤寒大渴，脉浮在表，发热恶寒，头痛脊强，风疹，寒热疟疾，热病汗不出，偏正头痛，面肿，目翳，唇吻不收，喑不能言，口噤不开，腰脊引痛，瘘躄，小儿乳蛾。○一云：能下死胎；妇人妊娠，补合谷即堕胎。○产后脉绝不还，针合谷入三分、急补之。《千金》 治鼻衄，目痛不明，牙疼，喉痹，疥疮，可灸三壮至七壮。《神农经》 伤寒无汗，泻合谷、补复溜，若汗多不止，便补合谷、泻复溜，神效。《拦江赋》 兼太冲，治手连肩脊痛难忍。兼曲池，治两手不如意。睛明治眼若未效，合谷、光明不可缺；冷嗽先宜补合谷，又须针泻三阴交。《席弘赋》 兼天府，治鼻衄。《百证赋》 兼三阴交，治脾病血气；兼内庭，治寒疟，面肿及肠鸣。《天星秘诀》 面口合谷收。《四总穴》曲池兼合谷，可彻头疼。《千金》 疗头疼并面肿，疟病热还寒，体热身汗出，目暗视茫然，齿龋，鼻衄血，口噤不开言，针入五分深，能令病自安。《马丹阳》

阳溪 在手腕横纹上侧两筋间陷中，直合谷。针三分、留七呼，灸三壮。

主治狂言喜笑见鬼，热病烦心，掌中热，汗不出，目赤烂翳，厥逆头痛，胸满不得息，寒热痰疟，呕沫，喉痹，耳鸣，齿痛，惊掣，肘臂不举，痂疥。○兼二间，治牙疼，腰痛，喉痹。《席弘赋》 兼解溪，治惊悸怔忡；兼肩髃，能消瘾风之热极。《百证赋》

偏历 腕后三寸。针三分、留七呼，灸三壮。

主治痃疟寒热，癫疾，多言，目视晾晾，耳鸣，喉痹，口喎，咽干，鼻衄，齿痛，汗不出。○针偏历，利小便，治大人水蛊。《标幽赋》

温溜 腕后五寸。针三呼，灸三壮。

主治伤寒哕逆，噫隔气闭，寒热头痛，喜笑狂言，见鬼，吐沫，口舌肿痛，喉痹，面虚肿，肠鸣腹痛，四肢肿疼，肩不得举。○兼期门，治伤寒项强。《百证赋》

下廉 腕后六寸行微向外、曲池下四寸。针五分、留五呼，灸三壮。

主治劳瘵，狂言，头风，痹痛，飧泄，小腹满，小便血，小肠气，面无颜色，疬癖，腹痛不可忍，食不化，气喘，涎出，乳痈。

○此穴主泻胃中之热，与气冲、三里、巨虚上廉治同。

上廉　腕后七寸、曲池下三寸、三里下一寸微外些。针五分，灸五壮。

主治脑风头痛，胸痛喘息，半身不遂，肠鸣，小便涩，大肠气滞，手足不仁。○此穴主泻胃中之热，与气冲、三里、巨虚下廉治同。

三里　曲池下二寸，腕后八寸。针三分、灸三壮。

主治中风口癖，手足不随，五劳虚乏羸瘦，霍乱，遗矢，失音，齿痛，颊肿，瘰疬，手痹不仁。○此穴治腰背痛连脐不休，下针麻重，须泻，得气不用留。手足上下针三里，食癖气块凭此取。《席弘赋》兼少海，治手臂麻顽。《百证赋》　专治肩背痛。《通玄赋》

曲池　在肘外侧横纹头，针七分、留七呼，灸三壮，一云百壮。

主治伤寒振寒，余热不尽，胸中烦满热渴，目眩，耳痛，瘰疬，喉痹不能言，瘾疹，癫疾，绕踝风，手臂红肿，肘中痛，偏风半身不遂，风邪泣出，臂膊痛，筋缓无力屈伸不便，皮肤干燥，痂疥，妇人经脉不通。○治手肘、臂膊疼细无力，半身不遂，发热，胸前烦满，可灸十四壮。《神农经》　兼人中，可治痿仆；兼尺泽，治肘痛。《玉龙赋》兼肩井，甄权针臂痛而复射。《标幽赋》　远达阳陵，治半身不遂；兼少冲，治发热验。《百证赋》　兼合谷，治两手不如意。《席弘赋》　治瘿、恶气、诸瘾疹，灸随年壮；十三鬼穴，此名鬼臣，若遇百邪癫狂，当于第十二次下火针；此与合谷可彻头疼。《千金》　主大人小儿遍身风疹、痂疥。_{秦承祖} 善治肘中痛，偏风手不收，挽弓开不得，臂痪莫梳头，喉痹促欲死，发热更无休，遍身风癣癫，针著即时疗。

肘髎　在曲池上外斜一寸、横直天井。针三分，灸三壮。
主治肘节风痹，臂痛不举，麻木不仁，嗜卧。

五里　在肘上三寸行向里、大脉中央。禁针，灸三壮，一日十壮。

主治风劳，惊恐，吐血，咳嗽，嗜卧，肘臂疼痛难动，胀满气

逆，寒热瘰疬，目视晾晾，疟疾。○兼臂臑，能愈瘰疬。《百证赋》

臂臑　臂外侧肩髃下三寸。针三分，灸三壮；《明堂》禁针，灸七壮，一日灸至百壮。

主治臂痛无力，寒热瘰疬，颈项拘急。○治瘿气，灸随年壮。《千金》　兼五里，能愈瘰疬。《百证赋》

肩髃　在肩端高骨下罅陷中，举臂有空。针六分、留六呼，灸三壮至七七壮，以瘥为度。

主治中风，偏风半身不遂，肩臂筋骨酸痛不能上头，伤寒作热不已，劳气泄精憔悴，四肢热，诸瘿气瘰疬。昔有病风痹臂痛无力不能挽弓，甄权于此进针，即可射。○此穴若灸偏风不遂，自七壮至七七壮止，不可过多，恐致臂细；若风病筋骨无力久不瘥，当多灸，不畏细也，然灸不如针。忌酒肉、五辛、浆水。主泻四肢之热，与云门、委中、腰俞治同。○灸瘿气，左右相当，男左十八、右十七壮，女右十八、左十七壮，再三以瘥止。《千金》　疗风湿搏于两肩。《玉龙赋》　手臂挛痛，取肩髃。《天星秘诀》　兼阳溪，能消瘾风之热极。《百证赋》

巨骨　在肩髃上、大骨尖前陷中。针一寸五分，灸三壮五壮，一日禁针。

主治惊痫，吐血，胸中有瘀血，臂痛不得屈伸。

天鼎　颈筋下、肩井内一寸四分。针三分，灸三壮。

主治喉痹嗌肿不得食，暴喑，气哽。○兼间使，治失音。

扶突　人迎后寸半、距天鼎前一寸二分。针四分，灸三壮。《甲乙经》曰针三分。

主治咳嗽多唾，上气喘息，喉中如水鸡，暴喑气破，项瘿。

禾髎　直对鼻孔下侠水沟旁五分，针三分，灸三壮。

主治尸厥口不可开，鼻疮瘜肉，鼻塞衄衄。○针两鼻衄衄。《灵光赋》

迎香　鼻洼纹中。针三分，禁灸。

主治鼻塞不闻香臭，瘜肉多涕有疮，衄衄，喘息不利，偏风，㖞

斜，浮肿，风动面痒，状如虫行。○能消眼热之红，攻鼻窒为最。《玉龙赋》 耳聋气痞，针听会更泻此穴。《席弘赋》

【点评】此篇腧穴内容系由明正统铜人点穴文本和《类经图翼》卷六"手阳明大肠经穴"篇合编而成，其中腧穴定位文字出自明正统铜人点穴文本，其他部分皆录自《类经图翼》。

手阳明大肠经流注

手阳明之脉，起于大指、次指之端外侧 商阳穴，循指上廉 本节前二间穴，本节后三间穴 出合谷两骨之间 合谷穴，上入两筋之中 阳溪穴，循臂上廉 偏历，入肘外廉 曲池穴，上循臑外前廉，上肩，出髃①骨之前廉 肩髃穴，上出柱骨之会上 天鼎穴，下入缺盆络肺，下膈属大肠；其支者，从缺盆上颈贯颊，入下齿中，还出挟口，交人中 穴名，左之右、右之左，上挟鼻孔 迎香穴，自此交入足阳明。是动则病齿痛颈肿；是主津所生病者，目黄口干，鼽衄，喉痹，肩前臑痛，大指次指痛不用，气有余则当脉所过者热肿，虚则寒栗不复。盛者人迎大三倍于寸口，虚者人迎反小于寸口也。《灵枢》○卯时自少商穴起，至迎香穴止。《入门》

【点评】此篇录自《东医宝鉴·针灸篇》。

手阳明大肠经左右凡四十穴

商阳二穴 一名绝阳。在手大指次指外侧，去爪甲角如韭叶。手阳明脉之所出也为井。针入一分、留一呼，可灸三壮。《铜人》

---

① 髃：原作"臑"，据《东医宝鉴·针灸篇》改。

二间二穴　一名间谷。在手大指次指本节前内侧陷中。手阳明脉之所溜为荥。针入三分、留三呼，可灸三壮。《铜人》

三间二穴　一名少谷。在手大指次指本节后内侧陷中。手阳明脉之所注为腧。针入三分、留三呼，可灸三壮。《铜人》

合谷二穴　一名虎口。在手大指次指歧骨间陷中。《铜人》〇在手大指次指两骨罅间宛宛中，动脉应手。《资生》〇手阳明脉之所过为原。针入三分、留六呼，可灸三壮。〇妊妇不可刺，损胎气。《铜人》

阳溪二穴　一名中魁。在手腕中上侧两筋间陷者中。手阳明脉之所行为经。针入二分、留七呼，可灸三壮。《铜人》

偏历二穴　在腕中后三寸。手阳明络别走太阴。针入三分、留七呼，可灸三壮。《铜人》

温留二穴　一名逆注①，一名池头。在腕后，小士五寸、大士六寸。《铜人》〇在腕后五寸、六寸间。《资生》〇手阳明郄。针入三分，可灸三壮。《铜人》〇大士小士即大人小儿也。《纲目》

下廉二穴　在辅骨下，去上廉一寸。《铜人》〇在曲池前五寸，兑肉分外斜。《入门》〇针入五分、留五呼，可灸三壮。《铜人》

上廉二穴　在三里下一寸。《铜人》〇在曲池前四寸。《入门》〇其分独抵阳明之会外斜。《纲目》〇针入五分，可灸五壮。《铜人》

三里二穴　在曲池下二寸。《铜人》〇按之肉起、锐肉之端。《纲目》〇针入二分，可灸三壮。《铜人》

曲池二穴　在肘外辅骨屈肘曲骨之中。《铜人》〇在肘外辅屈肘两骨中纹头尽处，以手拱胸取之。《入门》〇手阳明脉之所入为合，针入五分、留七呼，可灸三壮。《灵枢》

肘髎二穴　在肘大骨外廉近大筋陷中。可灸三壮，针入三分。《铜人》

五里二穴　在肘上三寸，行向里大脉中央，可灸十壮，禁不可

---

① 逆注：原作“通注”，据《东医宝鉴·针灸篇》改。

针。《铜人》○《内经》曰：大禁二十五在天府下五寸。注云：五里穴也。大禁者，禁不可刺也。○迎之五里，中道而止，五至而已，五往而藏之，气尽矣，故五五二十五而竭其输也。此所谓夺其天气也，故曰阖门而刺之者，死于家中，入门而刺之者，死于堂上，传之后世，以为刺禁。《灵枢》

臂臑二穴　在肘上七寸䐃肉端，平手取之。手阳明络。针入三分，可灸三壮。《铜人》○在肩髃一夫、两筋两骨罅陷宛中，平手取之，不得挛手令急，其穴即闭。宜灸不宜刺。《资生》

肩髃二穴　一名中肩井，一名扁骨。在肩端两骨间陷者宛宛中，举臂取之。《铜人》○在膊骨头肩端两骨间。《资生》○针入六分、留六呼，刺则泄肩臂热气，可灸七壮至二七壮。若灸偏风不遂，至七七壮止。○唐库狄钦患风痹，手不得伸，甄权针此穴，立愈。《铜人》

巨骨二穴　在肩端上行两叉骨罅间陷中，针入一寸半，可灸五壮。《铜人》

天鼎二穴　在侧颈，缺盆直扶突后一寸。《铜人》○在头缺盆气舍后一寸五分。《纲目》○针入三分，可灸三壮。《铜人》

迎香二穴　一名冲阳。在禾髎上一寸、鼻孔旁五分。针入三分、留三呼，禁不可灸。《铜人》

扶突二穴　一名水穴。在人迎后一寸五分。《铜人》○在气舍后一寸五分。《纲目》○在曲颊下一寸，仰而取之。《入门》○针入三分，可灸三壮。《铜人》

禾髎二穴　一名长频。直鼻孔下、挟水沟旁五分。针入二分，禁不可灸。《铜人》

【**点评**】此篇文字录自《东医宝鉴·针灸篇》。

足阳明胃经共四十五穴

承泣 在目下七分，上直瞳子。针三分，禁灸；一曰禁不宜针。

主治冷泪出，瞳子痒，远视䀮䀮，昏夜无见，口眼㖞斜。

四白 在目下一寸，直瞳子。针三分，禁灸。《甲乙经》曰：灸七壮。一曰下针宜慎，若深即令人目乌色。

主治头痛目眩，目赤生翳，瞤动流泪，眼弦痒，口眼㖞僻不能言。

巨髎 夹鼻孔旁七分，直瞳子，针三分，灸七壮。

主治瘛疭，唇颊肿痛，口㖞，目瞳青盲无见，远视䀮䀮，面风，鼻頞肿，脚气，膝胫肿痛。○兼肾俞，治胸膈停留瘀血。

地仓 夹口吻旁四分。针三分、留五呼，灸七壮或二七壮，重者七七壮。病左治右，病右治左。艾炷宜小如粗钗脚，若过大，口反㖞，却灸承浆即愈。

主治偏风，口眼歪斜，牙关不开，齿痛颊肿，目不得闭，失音不语，饮食不收，水浆漏落，眼瞤动，远视䀮䀮，昏夜无见。○地仓能止口流涎。《灵光赋》 兼颊车，疗口㖞。《玉龙赋》

大迎 在曲颔前一寸三分，居颏下人迎上。针三分、留七呼，灸三壮。

主治风痉，口喑，口噤不开，唇吻瞤动，颊肿，牙痛，舌强不能言，目痛不能闭，口㖞，数欠，风壅面肿，寒热，瘰疬。○兼颧髎，治目眩。《百证赋》

颊车 在耳下八分、曲颊端近前陷中。针三分，灸三壮；一曰灸七壮至七七壮，炷如小麦。

主治中风，牙关不开，失音不语，口眼歪斜，颊肿，牙痛不可嚼物，颈强不得回顾。凡口眼㖞斜者，㖞则左泻右补；斜则左补右泻。

〇针齿痛。《灵光赋》兼地仓，疗口㖞。《玉龙赋》

下关　在客主人下，听会上，耳前动脉。针三分、留七呼，灸三壮。

《本输篇》曰：针之则欠不能呿者，此也耳中有干擿，禁不可灸。一曰不可久留针。

主治偏风，口眼㖞斜，耳鸣耳聋，痛痒出脓，失欠，牙关脱臼。

头维　在额角，入发际夹本神旁一寸五分、神庭旁四寸五分、直率谷微高些。针三分，沿皮向下①，禁灸。

主治头风疼痛如破，目痛如脱，泪出不明。〇兼攒竹，能治目疼、头疼。《玉龙赋》　兼临泣，可治泪出。《百证赋》

人迎　在颈下，夹结喉旁一寸五分，大迎下水突上，大动脉应手。〇禁灸，《气府论》注曰：针可入四分，过深杀人。

主治吐逆霍乱，胸满喘呼不得息，项气闷肿，食不下。针入四分。〇耳鸣腰痛，先此后耳门及三里。《天星秘诀》

水突　在颈大筋前，直人迎下，夹气舍上，内贴气喉。针三分，灸三壮。

主治咳逆上气，咽喉痈肿，短气喘息不得卧。

气舍　在颈大筋前，直人迎下。针三分，灸五壮。

主治咳逆上气，肩肿，项强不能回顾，喉痹哽咽，食饮不下，瘿瘤。

缺盆　在结喉旁横骨陷者中、对乳，气舍在里近喉，缺盆在外。针三分、留七呼，灸三壮。针太深令人逆息，孕妇禁针。

主治喘急，息贲，咳嗽，胸满，水肿，瘰疬，寒热，缺盆中肿外溃，伤寒，胸中热不已，喉痹，汗出。〇一曰：主泻胸中之热，治与大杼、中府、风府同。

气户　在横骨下，夹俞府两旁各二寸，去中行四寸陷中，仰而取

---

① 沿皮向下：原作"没皮下向"，据《类经图翼》卷六改。

之。针三分，灸三壮、五壮。

主治咳逆上气，胸背痛，支满喘急不得息，不知味。〇此穴攻噎，若不愈，兼灸气海。《席弘赋》 兼华盖穴，除胁痛有验。《百证赋》

库房 在气户下一寸六分，去中行四寸陷中，仰而取之。针三分，灸三壮、五壮。

主治胸胁满，咳逆上气，呼吸不利，唾脓血浊沫。

屋翳 在库房下一寸六分，去中行四寸陷中，仰而取之。针三分，灸五壮。

主治咳逆上气，唾脓血浊痰，身肿，皮肤痛不可近衣，淫泺，瘛疭不仁。〇兼至阴穴，治遍身风痒之疹多。《百证赋》

膺窗 在屋翳下一寸六分、巨骨下①四寸八分，去中行四寸陷中，仰而取之。针四分，灸五壮。

主治胸满短气不得卧，肠鸣注泄，乳痈寒热。

乳中 当乳头正中。微针，禁灸。

《甲乙经》曰：禁不可针。《气府论》注曰：针灸之，生蚀疮，疮中有清汁脓血者可治；疮中有瘜肉，若蚀疮者死。〇一传：胎衣不下，以乳头向下尽处俱灸之，即下。

乳根 在乳中下一寸六分，去中行四寸陷中，仰而取之。针三分，灸三壮、五壮。

主治胸下满痛，臂痛乳痛，凄凄寒热，霍乱转筋四厥。〇治胸下满痛，上气喘急，可灸七壮。《神农经》 兼俞府，治气嗽痰哮。《玉龙赋》治忧噎。《捷经》 主膈气不下，食噎病。《华佗明堂》 治反胃吐食上气，灸两乳下各一寸，以瘥为度。《千金》 又灸咳逆。凡久病得咳逆，最为恶候，其法于乳下一指许，正与乳相直间陷中，女人即屈乳头度之，乳头齐处是穴，艾炷如小豆许，灸三壮，男左女右，火到肌即瘥，不瘥则不可治。《居家必用》

---

① 下：原脱，据《类经图翼》卷六补。

不容　在幽门旁一寸五分，去中行二寸，对巨阙。针五分，灸五壮。

主治腹满痃癖，胸背肩胁引痛，心痛，唾血，喘嗽，呕吐，痰癖，腹虚鸣不嗜食，疝瘕。

承满　在不容下，去中行二寸，对上脘。针三分，灸五壮。又针八分。《甲乙经》云

主治腹胀肠鸣，胁下坚痛，上气喘急，食饮不下，肩息隔气唾血。○夹巨阙①相去五寸，名承满，主肠中雷鸣相逐痢下，灸五十壮。《千金》

梁门　在承满下，去中行二寸，对中脘。针三分，灸五壮。又针八分。《甲乙经》作　孕妇禁灸。

主治胸胁积气，饮食不思，气块疼痛，大肠滑泄，完谷不化，可灸七壮至二十一壮。

关门　在梁门下，去中行二寸，对建里。针八分，灸五壮。一云：五分、三壮。

主治积气胀满，肠鸣切痛，泄痢不食，走气夹脐急痛，痎疟振寒，遗溺。

太乙　在关门下，去中行二寸，对下脘。针八分，灸五壮。一云：五分、三壮。

主治心烦，癫狂吐舌。

滑肉门　在太乙下，去中行二寸，对水分。针八分，灸五壮。一云：五分、三壮。

主治癫狂，呕逆，吐血，重舌舌强。

天枢　在夹脐旁二寸，去肓俞一寸五分陷中。针五分、留七呼，灸五壮。《拔萃》云：百壮。又《千金》：魂魄之舍不可针，孕妇不可灸。

主治奔豚，泄泻，赤白痢，水痢不止，食不化，水肿，腹胀肠

---

①　阙：原作"关"，据《类经图翼》卷六改。

鸣，上气冲胸不能久立，久积冷气绕脐切痛，时上冲心，烦满呕吐，霍乱，寒疟，不嗜食，身黄瘦，女人癥瘕血结成块，漏下月水不调，淋浊带下。○久冷及妇人癥癖，小便不通，肠鸣泻痢，绕脐绞痛，灸百壮，三报之。又吐血，腹痛雷鸣，灸百壮。又狂言恍惚，灸百壮。又霍乱先下痢，灸二七壮，不瘥更二七壮，男左女右。《千金》　治虚损。《标幽赋》　兼水泉，治月潮违限。《百证赋》　一传：治夹膝疼痛，腹中气块，久泻不止，虚损劳弱，可灸二十一壮。

外陵　在天枢下，去中行二寸，对阴交。针三分，灸五壮。又《甲乙经》作针八分。

主治腹痛，心下如悬，下引脐痛。

大巨　在外陵下，去中行二寸，对石门。针五分，灸五壮。《甲乙经》针八分。

主治小腹胀满，烦渴，小便难，㿉疝，四肢不收，惊悸不眠。

水道　在大巨下三寸，去中行二寸。针一寸五分，灸五壮。一曰针八分半。

主治肩背强急酸痛，三焦、膀胱、肾气热结，大小便不利，疝气偏坠，妇人小腹胀痛引阴中，月经至则腰腹胀痛，胞中瘕，子门寒。○主三焦、膀胱、肾中热气，灸随年壮。《千金》　兼筋缩，专治脊强。《百证赋》

归来　在水道下二寸，去中行二寸。针八分，灸五壮。一曰针二分半。

主治奔豚九疝，阴丸上缩、入腹引痛，妇人血脏积冷。

气冲　在归来下，鼠鼷上一寸，动脉应手宛宛中，去中行二寸。横骨在内，气冲在外，冲门又外；气冲齐中极，横骨微下些，冲门齐关元，上直府舍，下直髀关。针三分、留七呼，灸七壮。《甲乙经》：灸之不幸，使人不得息。一云：禁不可针，艾炷如大麦。

主治逆气上攻，心腹胀满不得正卧，奔豚癫疝，淫泺，大肠中热，身热腹痛，阴肿茎痛，妇人月水不利，小腹痛，无子，妊娠子上冲心，产难胞衣不下。此穴主泻胃中之热，与三里、巨虚、上下廉同。○治石水，灸然谷、气冲、四满、章门。《千金》 兼冲门，治带下产崩。《百证赋》 主血多诸证，以三棱针针此穴，出血立愈。

髀关 在膝上伏兔后斜行向里，去膝一尺二寸。针六分，灸三壮。一云：针三分，禁灸。

主治腰痛膝寒，足麻木不仁，黄疸，痿痹，股内筋络急，小腹引喉痛。

伏兔 在膝上六寸起肉间，正跪坐取之。针五分，禁灸。《千金》云：狂邪鬼语灸百壮，亦可五十壮。

主治脚气，膝冷不得温，风痹，妇人八部诸疾。

阴市 在膝上三寸，伏兔下陷中，拜而取之。针三分、留七呼，禁灸。《针腰痛论》：伏兔下陷者中，灸三壮即此。

主治腰膝寒如注水，痿痹不仁、不得屈伸，寒疝，小腹痛满少气。○水肿大腹，灸随年壮。《千金》 兼风市，能驱腿足之乏力。《玉龙赋》 膝胻痛，阴市能医。《通玄赋》 专治两足拘挛。《灵光赋》 心疼手颤少海间，若要除根觅阴市。《席弘赋》

梁丘 在膝上二寸两筋间。针三分，灸三壮。

主治脚膝痛，冷痹不仁、不可屈伸，足寒，大惊，乳肿痛。○治膝痛屈伸不得，可灸三壮、七壮。《神农经》

犊鼻 在膝膑下胻骨上，骨解大筋陷中，形①如牛鼻。针六分，灸三壮。一曰：针三分。《刺②禁论》：针膝膑出液为跛。故针此者不可轻也。

主治膝痛不仁，难跪起，脚气。若膝膑痛肿溃者，不可治；不溃者可疗。若犊鼻坚硬③，勿便攻之，先用洗熨④，而后微针之，愈。

---

① 形：原作"行"，据《类经图翼》卷六改。
② 刺：原作"针"，据《类经图翼》卷六改。
③ 硬：原作"鞕"，《类经图翼》卷六无。"鞕"，古同"鞭""鞕"，即"硬"字。故改。
④ 熨：原作"慰"，据《类经图翼》卷六改。

○善治风邪湿。

三里 在膝眼下三寸，䯒骨外廉大筋内宛宛中，坐而竖膝低跗取之。极重按之，则跗上动脉止矣。针五分、留七呼，灸三壮。《千金》云：灸二百壮至五百壮。

主治胃中寒，心腹胀痛，逆气上攻，脏气虚惫，胃气不足，恶闻食臭，腹痛肠鸣，食不化，大便不通，腰痛膝弱，不得俯仰，小肠气。○此穴主泻胃中之热，与气冲、巨虚上下廉同。○诸病皆治，食气、水气、蛊毒、疭癖、四肢肿满、膝䯒酸痛、目不明。_{秦承祖} 疗五劳七伤，羸瘦虚乏，瘀血乳痈。_{华佗} 人年三十以外，若不灸三里，令气上冲目，使眼无光，盖以三里能下气也。○一传：心疼者，灸此穴及承山立愈，以其中有瘀血，故泻此则愈。○三里、内庭治肚腹病妙。又身重肿、坐不欲起，风劳脚疼，灸五十壮，针五分补之。邪病大呼骂走，三里主之，名鬼邪。《千金》 治心腹胀满，胃气不足，饮食不化，疭癖气块①，吐血腹内诸疾，五劳七伤，灸七壮。《神农经》 兼束骨，针治项强肿痛，体重腰瘫。《太乙歌》 兼绝骨、三阴交，能治连延脚气，又治心悸虚烦。又兼水分、阴交，蛊胀宜针。又合太冲、中封，治行步艰楚。《玉龙赋》 兼阴交，治中邪霍乱。《百证赋》 治气上壅，又兼阳陵、阴陵、申脉、照海，治脚气及在腰之疾。《灵光赋》 治手足上下疾，亦治食癖气块虚喘，宜寻三里中。胃中有积，针璇玑，此穴功亦多。又气海专治五淋，又须针三里。又治耳内蝉鸣，腰欲折，须兼五会补泻之始妙。若针肩井须三里，不针之时气未调。治腰连胯痛，治脚肿脚痛，须兼悬钟、阳陵、阴陵、三阴交、太冲行气，并治指头麻木。又腕骨腿疼，泻此穴。又兼风府针度浅深，更寻三里，治膀胱气未散。《席弘赋》 能却五劳之羸瘦，又治冷痹。《通玄赋》 治食不充肌。《捷法》 耳鸣腰痛，先五会后耳门、三里。又胃停宿食，后寻三里起璇玑。又兼二间，治牙疼头痛并喉痹。又兼期门，治伤寒

---

① 块：原作"吐"，据《类经图翼》卷六改。

过经不出汗。《天星秘诀》 肚腹三里留。《四总穴》 能除心胁痛，腹胀胃中寒，肠鸣并泄泻，眼肿，膝胫酸，伤寒羸瘦损，气蛊及诸般，年过三旬后，针灸眼光全。《马丹阳》

上巨虚 在三里下三寸，两筋骨陷中，举足取之。针三分，灸三壮。《甲乙经》作针八分。又《千金》云：灸以年为壮数。

主治脏气不足，偏风，脚气，腰腿手足不仁，足胫酸，骨髓冷疼，不能久立，夹脐腹痛，肠中切痛，飧泄，食不化，喘息不能行，腹胁支满，狂走。○此穴主泻胃中之热，与气冲、三里、下巨虚治同。

条口 在三里下五寸，下廉上一寸，举足取之。针五分，灸三壮。《甲乙经》云：针八分。

主治足膝麻木、寒酸肿痛，跗肿转筋，湿痹足下热，足缓不收、不能久立。○兼冲阳、绝骨，治足缓难行。《天星秘诀》

下巨虚 在上廉下三寸、两筋骨陷中，蹲地举足取之。针三分，灸三壮。一曰针八分。

主治胃中热，毛焦肉脱，汗不得出，少气，不嗜食，暴惊狂言，喉痹，面无颜色，胸胁痛，飧泄脓血，小肠气，偏风腿痿，足不履地，热风，风湿冷痹，胕肿，足跗不收，女子乳痛。○此穴主泻胃中之热，与气冲、三里、上巨虚同。

丰隆 在下廉下微后，斜对绝骨之中。针三分，灸三壮。

主治头痛面肿，喉痹不能言，风逆，癫狂见鬼好笑，厥逆，胸痛如刺，大小便难，怠惰，腿膝酸痛、屈伸不便，腹痛，肢肿，足清寒湿。○兼上脘[1]，刺心疼呕吐，伤寒吐蛔。《太乙歌》 兼肺俞，治痰嗽，又合涌泉、关元，可治尸劳。《玉龙赋》 专治妇人心痛。《席弘赋》 兼强间，治头痛难禁。

解溪 在冲阳后一寸，足腕上系鞋带处陷中。针五分、留五呼，

① 脘：原作"腕"，据《类经图翼》卷六改。

灸三壮。

主治风气面浮，头痛目眩，生翳，厥气上冲，喘咳，腹胀颠疾，烦心，悲泣惊瘛，转筋霍乱，大便下重，股膝胻肿。又泻胃热，善饥不食，食即支满腹胀，及疗痎疟寒热，须兼针厉兑、三里、解溪、商丘出血。○治腹胀，脚腕痛，目眩头疼，可灸七壮。《神农经》 兼商丘、丘墟，堪追脚痛。《玉龙赋》 兼阳谷，治惊悸怔忡。《百证赋》 一传：腹虚肿及足胫虚肿，灸之效；又气逆发噎将死，灸之效。

冲阳 在足跗上五寸正中，行高骨间动脉，去陷谷二寸。针三分、留十呼，灸三壮。《刺①禁论》针跗上中大脉，血出不止死，即此穴也。

主治偏风面肿，口眼㖞斜，齿龋，伤寒发狂，振寒汗不出，腹坚大不嗜食，发寒热，足痿跗肿，或胃疟先寒后热，喜见日月光，得火乃快然者，于方热时针之出血，立寒。○兼条口、绝骨，治足②缓难行。《天星秘诀》

陷谷 在足面上，去内庭二寸，足大指次指本节后陷中。针五分、留七呼，灸三壮。一曰针三分。

主治面浮肿及水病善噫，肠鸣腹痛，汗不出，振寒疟疾，疝气，少腹痛，或胃脉弦者，泻此则木平而胃气自盛。○治水病，灸随年壮。《千金》 兼下脘③，能平腹内肠鸣。《百证赋》

内庭 在次指中指之间，脚丫纹尽处。针三分、留十呼，灸三壮。《甲乙经》：针二分，留二十呼。

主治四肢厥逆，腹满不得息，恶闻人声，振寒咽痛，口㖞，齿龋，鼻衄，瘾疹，赤白痢，疟，不嗜食。○一传：主疗久疟不愈并腹胀。○兼临泣，能理小腹之膜。《玉龙赋》 治腹膨休迟。《通玄赋》 三里、内庭，治肚腹病妙。《千金》 治石蛊，又大便不通，宜泻此。《捷

---

① 刺：原作"针"，据《类经图翼》卷六改。

② 足：原作"尼"，据《类经图翼》卷六改。

③ 脘：原作"腕"，据《类经图翼》卷六改。

经》 兼合谷，治寒疟，面肿，及肠鸣。《天星秘诀》 能治四肢厥，喜静恶闻声，瘾疹，咽喉痛，数欠，及牙疼，疟疾不思食，耳鸣针便清。《马丹阳》

厉兑 在足次指外侧端，去爪甲如韭叶。针一分、留一呼，灸一壮。

主治尸厥，口噤气绝、状如中恶，心腹满，水肿，热病汗不出，寒热疟不食，面肿，喉痹，齿龋，恶风，鼻不利，多惊发狂，好卧，足寒，膝膑肿痛。○与隐白相谐，治梦魇不宁。《百证赋》

【点评】此篇腧穴内容系由明正统铜人点穴文本和《类经图翼》卷六"足阳明胃经穴"篇合编而成为，其中腧穴定位文字出自明正统铜人点穴文本，其他部分皆录自《类经图翼》。

足阳明胃经流注

足阳明之脉，起于鼻之交頞中，旁约太阳之脉，下循鼻外迎香穴，入上齿中，还出挟口环唇，下交承浆穴名，却循颐后下廉，出大迎穴名，循颊车穴名，上耳前，过客主人穴名，循发际，至额颅；其支者，从大迎前下人迎穴名，循喉咙，入缺盆，下膈属胃络脾；其直者，从缺盆下乳内廉，下挟脐，入气冲中穴名；其支者，起胃下口，循腹①里，下至气冲中而合，以下髀关穴名，抵伏兔穴名，下入膝膑中腿下胫上接处曰膝膑，谓膝之盖骨也，下循胻外廉即上廉下，解溪穴也，下足跗月面曰跗，冲阳穴也，入中趾内间陷谷穴；其支者，下膝三寸而别，下入中指外间内庭穴；其支者，别跗上，入大指间，出其端厉兑穴也，自止交入足太阴。是动则病凄凄然振寒，善伸数欠，颜黑颜，即额也。病至，则恶人与火，闻木音则惕然而惊，心动，欲独闭户牖而处，甚则欲上高而歌，弃衣

---

① 腹：原作"复"，据《东医宝鉴·针灸篇》改。

而走，贲响腹胀，是谓骭厥_{骭，即胫之别名。}是主血所生病者，狂疟温淫汗出，鼽衄、口喎唇胗，颈肿喉痹，大腹水肿，膝膑肿痛，循膺、乳、街、股、伏兔、胻外廉足指上皆痛，中指不用。气盛则身以前皆热，其有余于胃，则消谷善饥，尿色黄。气不足则身以前皆寒，胃中寒则胀满。盛者人迎大三倍于寸口，虚者人迎反小于寸口也。《灵枢》○辰时自迎香穴交于承泣穴，上行至头维，对人迎，循胸腹，下至足指厉兑穴上。《入门》○阳明根于厉兑，结于颡大，颡大者钳耳也。《灵枢》

【点评】此篇文字录自《东医宝鉴·针灸篇》。

足阳明胃经左右凡九十穴

厉兑二穴　在足大指次指端外侧，去爪甲如韭叶。足阳明脉之所出为井。针入一分，可灸一壮。《铜人》

内庭二穴　在足大指次指外间陷中。《铜人》○在足次指与三指歧骨间陷中。《入门》○足阳明脉之所溜为荥。针入三分、留十呼，可灸三壮。《铜人》

陷谷二穴　在足大指次指外间，本节后陷中，去内庭二寸。足阳明脉之所注为输。针入一分、留七呼，可灸三壮。《铜人》

冲阳二穴　一名会原。在足跗上五寸骨间动脉，去陷谷三寸。《铜人》○在内庭上五寸骨间动脉。《入门》○在足跗上五寸陷者中，摇足而得之。《灵枢》○足阳明脉之所过为原。针入五分、留十呼，可灸三壮。《铜人》

解溪二穴　在冲阳后一寸半腕上陷中。《铜人》○上冲阳一寸半陷者中。《灵枢》○在足腕上系草鞋带处，去内庭上六寸半。《入门》○足阳明脉之所①行为经。针入五分、留五呼，可灸三壮。《铜人》

---

①　所：原脱，据《东医宝鉴·针灸篇》补。

丰隆二穴 在外踝上八寸，下①廉胻骨外廉间陷中。○足阳明络，别走太阴。针入三分，可灸三壮。《铜人》

下巨虚二穴 一名下廉，在上廉下三寸。《铜人》○在三里下六寸，当举足取之。《入门》○在上廉下三寸，两筋两骨罅陷宛宛中，蹲坐取之。《资生》○针入八分，可灸三壮。《铜人》

条口二穴 在下廉上一寸，上廉下一寸。《铜人》○在三里下五寸，举足取之。《入门》○针入三分，禁不可灸。《入门》

上巨虚二穴 一名上廉，在三里下三寸。《铜人》○在膝犊鼻下胻外廉六寸，举足取之。○在三里下三寸，两筋两骨罅陷宛宛中。《资生》○针入八分，可灸三壮。一云随年数为壮。《铜人》

三里二穴 在膝下三寸，胻骨外大筋内宛宛中。《铜人》○在膝下三寸陷中，胻骨外廉两筋肉分间。《内经》○在犊鼻下三寸，胻骨外廉分入肉间。《入门》○以手约膝取中指梢尽处是穴。《得效》○深则足跗阳脉不见，按之大冲脉不动是正穴。《资生》○足阳明脉之所入为合。针入一寸，可灸七壮—云三壮。《铜人》○《明堂》云：人年三十以上，若不灸三里，令②气上冲目。○三里下三寸为上廉，复下三寸为下廉，大肠属上廉，小肠属下廉，足阳明胃脉也，然则是大肠、小肠皆属于胃也。《灵枢》○点三里穴，但按跗阳脉不应，方是正穴。《丹心》

犊鼻二穴 在膝膑下胻骨上，骨解大筋中。《铜人》○膝膑下胻挟罅大筋中。《资生》○在膝头眼外侧大筋陷中。针入六分，禁不可灸。《入门》

梁丘二穴 在膝上二寸两筋间。足阳明之郄。针入三分，可灸三壮。《铜人》

阴市二穴 一名阴鼎。在膝上三寸，伏兔下陷中。《铜人》○在膝内辅骨后，大筋下小筋上、屈膝得之。《资生》○在膝上，当伏兔下行二寸，临膝取之。《纲目》○针入三分、留七呼，禁不可灸。《铜人》

---

① 下：原作"上"，据《东医宝鉴·针灸篇》改。

② 令：原作"冷"，据《东医宝鉴·针灸篇》改。

髀关二穴　在膝上伏兔后交纹中。《铜人》○在膝上伏兔后胯骨横纹中。《入门》○针入六分，可灸三壮。《铜人》

伏兔二穴　一名外丘。在膝上六寸起肉是。一云在膝盖上七寸。《铜人》○在膝髌䐓上六寸向里，正跪正坐而取之。《入门》○针入五分，禁不可灸。《铜人》

气冲二穴　一名气街。在归来下鼠鼷上一寸动脉中。《铜人》○在腹脐下、横骨两端鼠鼷上。《资生》○在天枢下八寸动脉。《入门》○可灸七壮，禁不可针。《铜人》

归来二穴　在水道下二寸。《铜人》○在天枢下七寸。《入门》○针入八分，可灸五壮。《铜人》

水道二穴　在大巨下三寸、天枢下五寸。针入二寸五分，可灸五壮。《铜人》

大巨二穴　在外陵下一寸。针入五分，可灸五壮。《铜人》

外陵二穴　在天枢下一寸。针入八分，可灸五壮。《铜人》

天枢二穴　一名长溪。一名谷门。大肠之募也。在肓俞旁一寸五分，夹脐二寸。《铜人》○魂魄之舍不可针，合脐相去各三寸。《资生》○平脐旁各三寸。《入门》○针入八分、留七呼，可灸百壮。《铜人》

滑肉门二穴　在太乙下一寸。针入八分，可灸五壮。《铜人》

太一二穴　在关门下一寸。针入八分，可灸五壮。《铜人》

关门二穴　在梁门下一寸。针入八分，可灸五壮。《铜人》

梁门二穴　在承满下一寸。针入八分，可灸五壮。《铜人》

承满二穴　在不容下一寸。《铜人》○夹巨阙两旁各一寸半。《资生》○针入八分，可灸五壮。《铜人》

不容二穴　在幽门旁相去各一寸五分。《铜人》○在幽门两旁各一寸五分，去任脉二寸、直四肋端。《纲目》○平巨阙旁三寸，挺身取之。《入门》○夹鸠尾当乳下三寸。《资生》○针入五分，可灸五壮。《铜人》

乳根二穴　在乳中下一寸四分陷中，仰而取之。《铜人》○在当乳下一寸六分。《入门》《资生》并云：一寸六分。《纲目》○针入三分，可

灸五壮。《铜人》

乳中二穴　当乳中是。《铜人》○即乳头上也。《入门》○针宜浅刺二分，禁不可灸。《入门》

膺窗二穴　在屋翳下一寸六分。针入三分，可灸五壮。《铜人》

屋翳二穴　在库房下一寸六分陷中，仰而取之。针入三分，可灸五壮。《铜人》

库房二穴　在气户下一寸六分陷中，仰而取之。针入三分，可灸五壮。《铜人》

气户二穴　在巨骨下夹腧府两旁相去各二寸陷中，仰而取之。针入三分，可灸五壮。《铜人》○自气户至乳根六穴，去膺中行各四寸，相去各一寸六分。《资生》

缺盆二穴　一名天盖。在肩前横骨陷中。可灸三壮，禁不可针。《铜人》○肩前廉六穴：臑会极外、肩髃次之、缺盆极里。《纲目》

气舍二穴　在颈，直人迎下，挟天突旁陷中。针入三分，可灸三壮。《铜人》

水突二穴　一名水门。在颈大筋前、直人迎下。针入三分，可灸三壮。《铜人》

人迎二穴　一名五会。在颈大脉动应手，夹结喉两旁各一寸五分，仰而取之，以候五脏气。针入四分，若过深则杀人，禁不可灸。《铜人》

大迎二穴　在曲颔前一寸二分骨陷中动脉，又以口下当两肩取之。针入三分、留七呼，可灸三壮。《铜人》

地仓二穴　一名胃维。挟口吻旁四分外。《铜人》○如近下有脉微微动者是。《纲目》○针入三分、留五呼，日可灸二七壮至七七壮止。艾炷若大，口转喎，却灸承浆七七壮，即愈。《铜人》

巨髎二穴　在挟鼻乳旁八分，直目瞳子。针入三分，可灸七壮。《铜人》

四白二穴　在目下一寸，直目瞳子。针入三分，若针深、令人目

乌色，可灸七壮。《铜人》

承泣二穴 在目下七分，直目瞳子。禁不宜针，针之令人目乌色，可灸三壮。《铜人》

颊车二穴 一名机关。在耳下曲颊端近前陷中，侧卧开口取之。《铜人》○在耳下八分，小近前曲颊端陷中，开口有空。《入门》○针入四分，得气即泻，可灸七壮至七七壮。《铜人》

下关二穴 在上关下。《铜人》○在客主人下即上关穴且前动脉下廉。《纲目》○合口有空，张口则闭，宜侧卧闭口取穴。《入门》○针入四分，得气即泻，禁不可灸。《铜人》○侧面部在耳前十二穴：头维居上，禾髎、客主人次之，耳门又次之，听会又次之，下关居下。《纲目》

头维二穴 在额角入发际、本神旁一寸五分。针入三分，禁不可灸。《铜人》

【点评】此篇文字录自《东医宝鉴·针灸篇》。

足太阴脾经共二十一穴

隐白 在足大指内侧端，去爪甲角如韭叶。针一分、留三呼，灸三壮。

主治腹胀，喘满不得卧，呕吐，食不下，胸中痛，烦热，暴泄，衄血，尸厥，不识人，足寒不得温，妇人月事过时不止，针之立愈，小儿客忤，惊风。○兼厉兑，治梦魇不宁。

大都 在大指内侧，第二节后本节前骨缝白肉际陷中，居孤拐前。针三分、留七呼，灸三壮。

主治热病汗不出，不得卧，身重骨痛，伤寒手足逆冷，腹满呕吐闷乱，腰痛不可俯仰，四肢肿痛，凡妇人孕不论月数及生产后未满百日，俱不宜灸。○治大便难，灸随年壮；又霍乱下泻不止，灸七壮。

《千金》 兼横骨，治气滞腰痛不能立。《席弘赋》 兼经渠，治热病汗不出。《百证赋》

太白 大指后孤拐正中，赤白肉际陷中。针三分、留七呼，灸三壮。

主治身热烦满，腹胀食不化，呕吐，泻痢脓血，腰痛，大便难，气逆霍乱，腹中切痛肠鸣，膝股胻酸，转筋，身重骨痛。○治痔漏。《玉龙赋》 能宣导于气冲。《通玄赋》

公孙 在足大指后、孤拐后旁脚边陷中。针四分、留七呼，灸三壮。《甲乙经》曰：留二十呼。

主治寒疟不食，痫气，好太息，多寒热汗出，喜呕，卒面肿，心烦多饮，胆虚、腹虚水肿，腹胀如鼓，脾冷胃痛。○治腹胀心疼，可灸七壮。《神农经》 治肚疼，须兼内关相应。《席弘赋》 脾冷胃疼，泻公孙而立愈。《标幽赋》 兼照海，治伤寒四日太阴经，再行内关。《拦江赋》

商丘 在内踝正下微前。针三分、留七呼，灸三壮。

主治胃脘痛，腹胀肠鸣不便，脾虚令人不乐，身寒，善太息，心悲，气逆喘呕，舌强，脾积痞气，黄疸，寒疟，体重肢节痛，怠惰嗜卧，骨疽，痔疾，阴股内痛，狐疝走引小腹疼痛、不可俯仰。○治脾虚腹胀，胃脘痛，可灸七壮。《神农经》 兼解溪、丘墟，堪追脚痛。《玉龙赋》 专治痔漏最良。《百证赋》

三阴交 在内踝上，除踝三寸。针三分、留七呼，灸三壮。妊娠不可针。

主治脾胃虚弱，心腹胀满，不思饮食，脾病身重，四肢不举，飧泄痢血，痃癖，脐下痛不可忍，中风卒厥不省人事，膝内廉痛，足痿不行。凡女人产难，月水不禁，赤白带下，先泻后补。小肠疝气，偏坠木肾肿痛，小便不通，浑身浮肿，先补后泻。○内踝上三寸、绝骨宛宛中，灸五十壮。主咳逆虚劳，寒损忧患，筋骨挛痛。又主心中咳逆、泄注腹满，喉痹，项颈满，肠痔，逆气，痔血，阴急，鼻衄，骨疮，大小便涩，鼻中干燥，烦满、狂易、走气。凡二十二种病，皆当灸之也。又男女梦与人交，泄精，三阴交灸五壮，喜梦泄神良。又治霍乱手足逆冷，灸七壮不瘥，更七壮。又治劳淋，灸百壮，三报之。又痔疾，针入三分，亦主大便不利。又治气癞、水癞、卵偏大上入腹，灸随年壮。《千金》 兼三里、绝骨，治连延脚气。《玉龙赋》 兼针气海，专司白浊久遗精。《百证赋》 冷嗽宜补合谷，却须泻此穴。又脚痛膝肿针三里，又须兼悬钟、二陵、三阴交、太冲，引气并治指头麻木。《席弘赋》 兼合谷，治脾病血气；又兼承山，治胸膈痞满、饮食自喜。《天星秘诀》 兼大敦，治小肠疝气。《乾坤生意》

漏谷 在内踝上六寸、骨下陷中。针三分、留七呼，灸三壮。

主治膝痹，脚冷不仁，肠鸣腹胀，痃癖冷气，小腹痛，饮食不为肌肤，小便不利，失精。

地机 在膝下五寸内侧、骨下陷中。针三分，灸五壮。

主治腰痛不可俯仰，溏泄腹胀，水肿，不嗜食，精不足，小便不利，足痹痛，女子癥瘕。○兼血海，治妇人经事之改常。《百证赋》

阴陵泉 在膝下内辅骨下陷中，与阳陵泉相对，去膝横开一寸大。针五分、留七呼，灸三壮。

主治腹中寒痛胀满，喘逆不得卧，小便不利，气淋，寒热不节，腰痛不可俯伸，霍乱，疝瘕，遗尿，泄泻，阴痛，足膝红肿。○治小便不通，疝瘕，可灸七壮。《神农经》 小便失禁不觉，针五分，灸随年壮。又水肿不得卧，灸百壮。《千金》 兼阳陵，治膝肿之难消。《玉龙赋》 肠中切痛，阴陵调。《太乙歌》 治脚气。《灵光赋》 治心胸满。兼承山，饮食自思。又脚痛膝肿，针三里，又须兼悬钟、二陵、三阴交、太冲行气，并治指头麻木。《席弘赋》 兼水分，能去水肿脐盈。《百证赋》 能开通水道。《通玄赋》 若是小肠连脐痛，先针阴陵后涌泉。《天星秘诀》

血海 在膝膑上一寸内廉、白肉际陷中。针五分，灸五壮。

主治女子崩中漏下、月事不调、带下，逆气腹胀，先补后泻。又主肾脏风，两腿疮痒湿不可当。○兼地机，治妇人经事之改常；又兼

冲门，治痃癖有验。《百证赋》 兼气海疗五淋。《灵光赋》

箕门 在鱼腹上越两筋间，阴股内廉动脉应手。针三分、留六呼，灸三壮。一云禁针。

主治小便不通，遗尿，鼠鼷肿痛。

冲门 上去大横五寸，横骨两端去中行三寸半，横直关元，上直府舍，下直髀关。针七分，灸五壮。

主治中寒积聚，淫泺阴疝，妊娠冲心，难乳。○兼气冲，治带下产崩；又兼血海，治痃癖。《百证赋》

府舍 在腹结下三寸，去腹中行三寸半，横直气海。针七分，灸五壮。

主治疝癖，腹胁满痛上下抢心，积聚痹痛，厥气霍乱。

腹结 在大横下一寸三分，去腹中行三寸半，横直脐。针七分，灸五壮。

主治咳逆，绕脐腹痛，中寒泻痢，心痛。

大横 在腹结上一寸八分，横直水分、下脘之中。针七分，灸五壮。

主治大风逆气，四肢不举，多寒善悲。○主多寒洞痢，四肢不举，灸随年壮。又多汗，四肢不举少力，灸横纹五十壮。在夹脐相去七寸，亦属此穴。○兼天冲穴，治反悲哭。《百证赋》

腹哀 在日月下寸半，去腹中行三寸半。横直中脘。针三分，灸五壮。《甲乙经》针七分。

主治寒中食不化，大便脓血，腹痛。

食窦 在天溪下一寸六分，自中庭外横开五寸半，微上些，中间有步廊。针四分，灸五壮。

主治胸胁支满，咳唾逆气，饮不下，膈有水声。

天溪 直乳头后二寸。针四分，灸五壮。

主治胸满喘逆上气，喉中作声，妇人乳肿，贲痛。

胸乡 在周荣下一寸六分。针四分，灸五壮。

主治胸胁支满，引背痛不得卧转侧。

周荣 在中府下一寸六分。针四分，灸五壮。

主治胸满不得俯仰，咳逆，食不下。

大包 在渊腋下三寸，横直日月。针三分，灸三壮。

主治胸中喘痛，腹有大气不得息，实则其身尽寒，虚则百节皆纵。

【**点评**】此篇腧穴内容系由明正统铜人点穴文本和《类经图翼》卷六"足太阴脾经穴"篇合编而成为，其中腧穴定位文字出自明正统铜人点穴文本，其他部分皆录自《类经图翼》。

足太阴脾经流注

足太阴之脉，起于大指之端隐白穴，循指内侧白肉际大都穴，过核骨后太白穴，上内踝前廉商丘穴，上腨内腨，谓胫之鱼腹也，循骱①骨后，交出厥阴之前，上循膝股内前廉阴陵泉穴，入腹属脾络胃，上膈，挟咽，连舌本，散舌下；其支者，复从胃，别上膈，注心中自此交入手少阴。是动则病舌本强，食则呕，胃脘痛，腹胀善噫，得后与气则快然如衰，身体皆重。是主脾所生病者，舌本痛，体不能动摇，食不下，烦心，心下急痛，寒疟，溏瘕泄，水下，黄疸，不能卧，强立股膝内肿厥，足大指不用。盛者寸口大三倍于人迎，虚者寸口反小于人迎也。《灵枢》○巳时自冲阳过交与隐白，循腿腹上行至腋下大包穴止。《入门》○太阴根于隐白，结于大仓。《灵枢》

【**点评**】此篇文字录自《东医宝鉴·针灸篇》。

---

① 骱：原作"骷"据《东医宝鉴·针灸篇》改。

足太阴脾经左右凡四十二穴

隐白二穴　在足大指端内侧，去爪甲角如韭叶。足太阴脉之所出为井。针入一分、留三呼，禁不可灸。《铜人》

大都二穴　在足大指内侧，本节前陷中。《铜人》○在本节内侧白肉际。《资生》○足太阴脉之所流为荥。针入二分、留七呼，可灸三壮。《灵枢》

太白二穴　在足大指内侧，核骨下陷中。足太阴脉之所注为腧。针入三分、留七呼，可灸三壮。《铜人》

公孙二穴　在足大指本节之后一寸。《铜人》○在太白后一寸陷中。《入门》○足太阴络、别走阳明。针入四分，可灸三壮。《铜人》

商丘二穴　在足内踝骨下微前陷中。足太阴脉之所行为经。针入三分、留七呼，可灸三壮。《铜人》

三阴交二穴　在内踝上三寸，骨下陷中。《铜人》○在骨后筋前。《入门》○足太阴、厥阴、少阴之会。针入三分，可灸三壮。○昔有宋太子善医术，逢一孕妇诊曰：是一女；徐文伯诊曰：此一男一女也。太子性急，欲剖视之。文伯曰：臣请针之，泻足三阴交、补手合谷，应针而落，果如文伯之言。故妊娠不可刺。《铜人》

漏谷二穴　在内踝上六寸，骨下陷中。针入三分，禁不可灸。《铜人》

地机二穴　一名脾舍。在别走上一寸空中，在膝下五寸。足太阴之郄。《铜人》○在膝下五寸大骨后，伸足取之。《入门》○针入三分，可灸三壮。《铜人》

阴陵泉二穴　在膝下内侧，辅骨下陷中，伸足乃得之。《铜人》○在膝内侧辅骨下陷中。《资生》○曲膝取之。《入门》○足太阴脉之所合。针入五分、留七呼，禁不可灸。《入门》

血海二穴　在膝膑上内廉白肉际三寸。《铜人》○在膝膑上三寸内

廉，骨后、筋前白肉际。《入门》○针入五分，可灸五壮。《铜人》

箕门二穴　在鱼腹上越筋间，阴股内动脉应手。《铜人》○在股上起筋间。《灵枢》○在血海上六寸，阴股内动脉应手筋间。《入门》○可灸三壮，禁不可针。《入门》

冲门二穴　一名慈宫。上去大横五寸，在府舍下，横骨两端约纹中动脉。针入七分，可灸五壮。《铜人》

府舍二穴　在腹结下二寸，大横下三寸。足太阴、阴维、厥阴之会，此三脉上下三入腹络肝脾，结心肺，从胁上至肩。此太阴郄，三阴阳明之别。针入七分，可灸五壮。《铜人》

腹结二穴　一名肠窟，一名腹屈。在大横下三寸。针入七分，可灸五壮。《铜人》

大横二穴　在腹哀下一寸六分。《铜人》○平脐旁四寸半。《入门》○去章门合为六寸。《资生》○针入七分，可灸五壮。《铜人》○自期门至冲门去腹中行各当四寸半。《资生》

腹哀二穴　在日月下一寸六分。针入三分，禁不可灸。《铜人》

食窦二穴　在天溪下一寸六分陷中，举臂取之。针入四分，可灸五壮。《铜人》

天溪二穴　在胸乡下一寸六分陷中，仰而取之。针入四分，可灸五壮。《铜人》

胸乡二穴　在周荣下一寸六分陷中，仰而取之。针入四分，可灸五壮。《铜人》

周荣二穴　在中府下一寸六分陷中，仰而取之。针入四分，禁不可灸。《铜人》

大包二穴　在渊腋下三寸，此脾之大络，布胸胁中，出九肋间。针入三分，可灸三壮。《铜人》○云门、中府、周荣、胸乡、天溪、食窦六穴，去膺中行各六寸六分。《资生》

【**点评**】此篇文字录自《东医宝鉴·针灸篇》。

手少阴心经共九穴

极泉 在臂内、腋下筋间动脉，横直天府三寸，微高于天府八分。针三分，灸七壮。

主治心胁满痛，肘臂厥寒，四肢不收，干呕烦渴，目黄。

青灵 在肘上三寸。灸三壮。

主治头痛，目黄，振寒，胁痛，肩臂不举。

少海 在肘下内廉二寸，直青灵。针五分，灸三壮。一曰：禁灸。

主治寒热齿痛，目眩发狂，癫痫羊鸣、呕吐涎沫，项不得回，头风疼痛，气逆，瘰疬，肘、臂、腋、胁痛挛不举。○主腋下瘰疬漏臂疼痛，风痹瘈漏，屈伸不得。针三分、留七呼、泻五呼。《千金》 心疼手颤少海间，若要除根觅阴市。《席弘赋》 兼三里穴，治两臂顽木。《百证赋》

灵道 在掌后一寸五分。针三分，灸五壮。

主治心痛悲恐，干呕，瘛疭，肘挛，暴喑不能言。

通里 在腕侧后一寸陷中，微向外。针三分，灸三壮。

主治热病头痛，目眩面热，无汗懊侬，暴喑，心悸，悲恐畏人，喉痹，苦呕，虚损，数欠少气，遗溺，肘臂肿痛，妇人经血过多崩漏。○治目眩头疼，可灸七壮。《神农经》 疗心惊。《玉龙赋》 兼大钟，治倦言嗜卧。《百证赋》 治欲言声不出，懊侬及怔忡。实则四肢重，头腮面颊红，声平仍欠数，喉闭气难通；虚①则不能食，暴喑面无容，毫针微微针，方信有神功。《马丹阳》

阴郄 在掌后脉中，去腕五分。针三分、灸三壮。

---

① 虚：原脱，据《类经图翼》卷六补。

主治鼻衄吐血，失音不能言，霍乱，胸中满，洒淅恶寒，厥逆，惊恐，心痛。○止盗汗，治小见之骨蒸。《标幽赋》兼二间，能疏通寒栗恶寒；又兼后溪，治盗汗之多出。《百证赋》

神门 在掌后锐骨端陷中。针三分、留七呼，灸三壮。一云七壮，炷如小麦。

主治疟疾心烦，欲得冷饮，恶寒则欲就温，咽干不嗜食，惊悸心痛少气，身热面赤，发狂喜笑，上气，呕血吐血，遗溺，失音，健忘，心积伏梁，大人小儿五痫证，手臂挛制。○治癫痫失意。《玉龙赋》同上脘，治发狂奔走。《百证赋》

少府 在手小指本节后、掌上横纹头骨缝陷中，直劳宫。针二分，灸三壮。一曰七壮。

主治痎疟久不愈，振寒烦满，少气胸中痛，悲恐畏人，臂酸肘腋挛急，阴挺出，阴痒阴痛，遗尿，偏坠，小便不利。

少冲 在手小指内正端。针一分、留一呼，灸一壮。一曰三壮。

主治热病烦满上气，心火炎上，眼赤，血少，呕吐血沫，及心痛冷痰，少气，悲恐善惊，口热咽酸，胸胁痛，乍寒乍热，臑臂内后廉痛，手挛不伸。○可治心虚热壅。《玉龙赋》兼曲池治发热。《百证赋》凡初中风，跌倒卒暴、昏沉痰涎壅满、不省人事、牙关紧闭、药水不下，急以三棱针针少商、商阳、中冲、关冲、少泽及此穴，使气血流通，乃起死回生，急救之妙穴。

[**点评**] 此篇腧穴内容系由明正统铜人点穴文本和《类经图翼》卷六"手少阴心经穴"篇合编而成为，其中腧穴定位文字出自明正统铜人点穴文本，其他部分皆录自《类经图翼》。

手少阴心经流注

手少阴之脉，起于心中，出属心系，下膈络小肠；其支者，从心系上挟咽喉，系目；其直者，复从心系却上肺，下出腋下，下循臑内后廉，行太阴心主之后，下肘内_{少海穴}，循臂内后廉_{灵道穴}，抵掌后锐骨之端_{神门穴}，入掌内廉_{少府穴}，循小指之内，出其端_{少冲穴，自此交入手太阳}。是动则病嗌干心痛，渴而欲饮，是谓臂厥。是主心所生病者，目黄胁痛，臑臂内后廉痛厥，掌中热。盛者寸口大再倍于人迎，虚者寸口反小于人迎也。《灵枢》○午时自大包交与极泉，循臂行至小指少冲穴止。《入门》

【点评】此篇文字录自《东医宝鉴·针灸篇》。

手少阴心经左右凡一十八穴

少冲二穴　一名经始。在手小指端内侧，去爪甲角如韭叶。手少阴脉之所出为井。针入一分，可灸二壮。《铜人》

少府二穴　在手小指本节后陷中，直劳宫。手少阴脉之所流为荥。针入二分，可灸五壮。《铜人》

神门二穴　一名锐冲，一名中都。在掌后锐骨之端、动脉陷中。手少阴脉之所注为腧。针入三分、留七呼，可灸七壮。《铜人》○《内经》言：心脏坚固，邪不能容，故手少阴独无输，其外经病而脏不病者，独取其经于掌后锐骨之端，神门穴是也。《纲目》

阴郄二穴　在掌后脉中，去腕五分。《铜人》○在掌后五分动脉中。手少阴郄。针入三分，可灸七壮。《入门》

通里二穴　在腕后一寸。手少阴络，别走太阳。针入三分，可灸三壮。《铜人》

灵道二穴　在掌后一寸五分。手少阴脉之所行为经。针入三分，可灸三壮。《铜人》

少海二穴　一名曲折。在肘内廉节后陷中。《铜人》○在肘内大骨外去肘端五分。《纲目》○在肘内廉节后陷中，动脉应手，屈肘得之。《资生》○肘内廉横纹头尽处陷中，曲手向头取之。《入门》○手少阴脉之所入为合。针入三分，可灸三壮。《铜人》

青灵二穴　在肘上三寸，伸肘举臂取之。可灸七壮，禁不可针。《铜人》

极泉二穴　在臂内、腋下筋间动脉入胸处。针入三分，可灸七壮。《铜人》

【**点评**】此篇文字录自《东医宝鉴·针灸篇》。

手太阳小肠经共十九穴

少泽　在手小指外侧，去爪甲角如韭叶。针一分、留二呼，灸一壮。

主治痎疟，寒热汗不出，喉痹，舌强，心烦，咳嗽，瘛疭，臂痛，颈项痛不可顾，目生翳，及疗妇人无乳，先泻后补。○耳聋不得眠，针小指外侧端近甲，入一分半，补之。《千金》　治妇人乳肿。《玉龙赋》　兼肝俞可治攀睛。《百证赋》　除心下寒。《灵光赋》　凡初中风、卒暴昏沉、痰涎壅盛、不省人事，急以三棱针针少商、商阳、中冲、少冲及此穴，使气血流通，乃起死回生急救之妙穴。

前谷　在手小指外侧，第二节纹头。针一分、留三呼，灸三壮。

主治热病汗不出，痎疟，癫疾，耳鸣，喉痹，颈项颊肿引耳后，咳嗽，目翳，鼻塞，吐衄，臂痛不得举，妇人产后无乳。

后溪　在手小指外侧，第三节纹头。针一分、留二呼，灸一壮。一云三壮。

主治痎疟寒热，目翳，鼻衄，耳聋，胸满，项强，癫痫，臂肘挛急，五指尽痛。○治项强不得回顾，脾寒，肘疼，灸七壮。《神农经》专治时疫痎疟。《玉龙赋》　专治督脉病癫狂。《拦江赋》　兼环跳治腿痛；

又偕劳宫可治消疸；又同阴郄治盗汗之多出。《百证赋》 治头顶痛立安。《通玄赋》 兼列缺治胸项有痛。《千金》 一传：早食午吐，午食晚吐，灸此左右二穴九壮，立愈。

腕骨 在手掌后横纹头。针二分、留三呼，灸三壮。

主治热病汗不出，胁下痛不得息，颈项肿，寒热，耳鸣，目出冷泪生翳，狂惕，偏枯，臂肘不得屈伸，疟疾，烦闷头痛，惊风瘛疭，五指挛。凡心与小肠火盛者，当泻此；浑身热盛，先补后泻；肩背冷痛，先泻后补。○又兼中脘治脾虚黄疸。《玉龙赋》 腕骨祛黄。《通玄赋》

阳谷 去腕骨一寸二分，踝骨下微后些。针二分、留三呼，灸三壮。

主治癫疾发狂，妄言左右顾，热病汗不出，胁痛，项肿，寒热，耳聋耳鸣，齿痛，臂不举，小儿瘛疭，舌强。○兼侠溪治颔肿口噤①。

养老 去阳谷一寸二分，行向外。针三分，灸三壮。

主治肩臂酸痛，肩欲折，臂如拔，手不能上下，目视不明。○兼天柱治目眈眈。《百证赋》 疗腰重痛不可转侧、起坐艰难，及筋挛脚痹、不可屈伸。

支正 去养老一寸七分。针三分、留七呼，灸三壮。

主治五劳癫狂，惊风寒热，颔肿项强，头痛目眩，风虚惊恐悲忧，腰背酸，四肢乏弱，肘臂不能屈伸，手指痛不能握。○兼飞阳可治目眩。《百证赋》

小海 在肘后，横去肘寸半。针二分、留七呼，灸五壮、七壮。

主治肘、臂、肩、臑、颈项痛，寒热齿根肿，风眩，疡肿，小腹痛，五痫瘛疭。

肩贞 在直巨骨下相去六寸，去脊横开八寸少，下直腋缝。针五分，灸三壮。

主治伤寒寒热，颔肿，耳鸣耳聋，缺盆、肩中热痛，风痹手足

---

① 治颔肿口噤：此下《类经图翼》卷六有引文出处"《百证赋》"三字，当补。

不举。

臑俞 在肩贞上一寸，外开八分。针八分，灸三壮。

主治臂酸无力，肩痛引胛，寒热气肿酸痛。

天宗 在肩贞上一寸七分，横往内开一寸。针五分、留六呼，灸三壮。

主治肩臂酸疼，肘外后廉痛，颊颔肿。

秉风 在臑俞上直对，相去一寸五分。针五分，灸三壮。

主治肩痛不可举。

曲垣 在下距天宗一寸五分，上距肩井三寸少，在二穴之中微向外些。针五分，灸三壮。《甲乙经》曰十壮。

主治肩臂热痛，拘急，周痹。

肩外俞 在横直陶道四寸七分微高些。针六分，灸三壮。

主治肩胛痛，发寒热，引项挛急，周痹寒至肘。

肩中俞 在肩外俞上五分。针三分、留七呼，灸十壮。《甲乙经》作三壮。

主治咳嗽上气，唾血，寒热，目视不明。

天窗 在直耳下二寸。针三分、灸三壮。《甲乙经》作针六分。

主治颈瘿肿痛，肩胛引项不得回顾，颊肿齿噤，耳聋，喉痛暴喑。○狂邪鬼语，灸九壮；瘾疹，灸七壮。《千金》

天容 在颊车向后二寸大些。针一分，灸三壮。

主治瘿气、颈痈不可回顾，不能言，齿噤，耳鸣耳聋，喉痹咽中如梗，寒热胸满，呕逆吐沫。

颧髎 直瞳子髎二寸少，在颧骨下。针二分，禁灸。

主治口㖞，面赤目黄，眼睑不止，颊肿齿痛。○兼大迎治目眩，妙。《百证赋》

听宫 耳前肉峰内面。针三分，灸三壮。

主治失音，癫疾，心腹满，耳内蝉鸣耳聋。○兼脾俞能祛心下之悲凄。《百证赋》

【点评】此篇腧穴内容系由明正统铜人点穴文本和《类经图翼》卷六"手太阳小肠经穴"篇合编而成，其中腧穴定位文字出自明正统铜人点穴文本，其他部分皆录自《类经图翼》。

手太阳小肠经流注

手太阳之脉，起于小指之端<small>少泽穴</small>，循手外侧<small>本节前前谷穴，上本节后</small><small>后溪穴</small>上腕<small>腕前腕骨穴，腕中阳谷穴</small>，出踝中，直上循臂骨下廉，出肘内侧两骨之间<small>少海穴</small>，上循臑外后廉，出肩解，绕肩胛，交肩上，入缺盆，向腋络心，循咽下膈，抵胃属小肠；其支者，从缺盆贯颈上颊，至目锐眦，却入耳中；其支者，别颊上䪼抵鼻，至目内眦，斜络于颧<small>颧颊</small><small>骨也，自此交入足太阳</small>。是动则病嗌痛颔肿，不可回顾，肩似拔，臑似折。是主液所生病者，耳聋，目黄，颊颔肿，肩、臑、肘、臂外后廉痛。盛者人迎再倍于寸口，虚者人迎反小于寸口也。《灵枢》〇未时自少冲交与少泽，循肘上行至听宫穴止。《入门》

【点评】此篇文字录自《东医宝鉴·针灸篇》。

手太阳小肠经左右凡三十八穴

少泽二穴　一名少吉。在手小指之端外侧，去爪甲角下如韭叶。手太阳脉之所出为井。针入一分、留二呼，可灸一壮。《铜人》

前谷二穴　在手小指外侧，本节前陷中。手太阳脉之所流为荥。针入一分、留三呼，可灸三壮。《铜人》

后溪二穴　在手小指外侧，本节后陷中。《铜人》〇本节后横纹尖尽处，握掌取之。《入门》〇手太阳脉之所注为腧。针入二分、留三呼，

可灸三壮。《铜人》

腕骨二穴 在手外侧腕前^{臂下掌上接处曰腕}起骨下陷中。《铜人》○在掌后外侧，高骨下陷中，握掌向内取之。《入门》○在手外侧腕骨之前。《灵枢》○手太阳脉之所过为原。针入二分、留三呼，可灸三壮。《铜人》

阳谷二穴 在手外侧腕中，锐骨下陷中。手太阳脉之所行为经。针入二分、留三呼，可灸三壮。《铜人》

养老二穴 在手踝骨上一空，在腕后一寸陷中。针入三分，可灸三壮。《铜人》

支正二穴 在腕骨后五寸。《铜人》○在腕后五寸、去养老四寸陷中。《资生》○手太阳络，别走少阴。针入三分，可灸三壮。《铜人》

小海二穴 在肘内大骨外，去肘端五分陷中。《铜人》○屈手向头取之。又云：屈肘得之。《入门》○手太阳脉之所入为合。针入二分，可灸三壮。《铜人》

肩贞二穴 在肩曲胛上、两骨解间，肩髃后陷中。《铜人》○在肩髃后两骨罅间。《入门》○针入八分，禁不可灸。《入门》

臑腧二穴 在肩髎后、大骨下胛上廉陷中，举臂取之。针入八分，可灸三壮。《铜人》

天宗二穴 在秉风后、大骨下陷中。针入五分、留六呼，可灸三壮。《铜人》

秉风二穴 在天髎外，肩上小髃骨后，举臂有空。《铜人》○在天宗前小髃后。《入门》○针入五分，可灸五壮。《铜人》

曲垣二穴 在肩中央、曲胛陷中，按之应手痛。针入五分，可灸十壮。《铜人》

肩外俞二穴 在肩胛上廉，去脊三寸陷中。《铜人》○去大杼旁三寸。《入门》○针入六分，可灸三壮。《铜人》

肩中俞二穴 在肩胛内廉，去脊二寸陷中。《铜人》○去大杼旁二寸。《入门》○针入三分、留七呼，可灸十壮。《铜人》○肩后廉十二穴：臑腧、肩贞极外，天宗、曲垣次之，外俞、中俞极里。《纲目》

天容二穴 在耳下曲颊后。《铜人》〇在颊车后陷中。《入门》〇针入一寸，可灸三壮。《铜人》

天窗二穴 一名窗笼。在颈大筋前、曲颊下，挟扶突后动脉应手陷中。《铜人》〇在完骨下、发际下、颈上大筋处动脉陷中。《入门》〇针入三分，可灸三壮。《铜人》

颧髎二穴 在面頄骨下廉、锐骨端陷中。《铜人》〇在面颊锐骨下、下廉陷中。《入门》〇针入三分，禁不可灸。《铜人》

听宫二穴 在耳中珠子、大如赤小豆。《铜人》〇在耳前珠子旁。《入门》〇针入三分，可灸三壮。《铜人》

【点评】此篇文字录自《东医宝鉴·针灸篇》。

足太阳膀胱经共六十三穴

睛明 在目下眦外一分宛宛中。针一分半、留六呼，灸三壮。《甲乙经》曰刺六分。一曰禁灸。

主治目痛，视不明，见风泪出，胬肉攀睛，白翳，眦痒，疳眼，头痛目眩。凡治雀目者，可久留针，然后速出之。〇治眼若未效，并合谷、光明不可缺。《席弘赋》 兼行间可治雀目汗气。《百证赋》 治胬肉。《灵光赋》

攒竹 在眉头陷中。针一分、留六呼，不宜灸。《甲乙经》灸三壮。《明堂》用细三棱针针之，宣泄热气，眼目大明，宜针三分出血。

主治目视䀮䀮，泪出目眩，瞳子痒，眼中赤痛，及腮脸眴动不卧。〇兼头维治目疼头痛。《玉龙赋》 兼三间可治目中漠漠。《百证赋》 脑昏目赤泻此。《通玄赋》

曲差 在距神庭旁一寸。针二分、灸三壮、五壮。

主治目不明，头痛，鼻塞鼽衄，臭涕，顶巅痛，身心烦热，汗不出。

五处　在曲差后五分。针三分、留七呼，灸三壮。《甲乙经》曰不可灸。

主治脊强反折，瘛疭，颠疾，头痛，戴眼眩晕，目视不明。

承光　在五处后一寸。针三分，禁灸。

主治头风风眩，呕吐心烦，鼻塞不利，目翳，口㖞。

通天　在承光后一寸八分。针三分、留七呼，灸三壮。

主治头旋，项痛不能转侧，鼻塞，偏风口㖞，衄血，头重耳鸣，狂走，瘛疭，恍惚，青盲内障。〇瘿气、面肿，灸五十壮。《千金》能去鼻内无闻之苦。《百证赋》

络却　在通天后一寸五分。针三分、留五呼，灸三壮。一曰禁针。

主治头旋，口㖞，鼻塞，项肿瘿瘤，内障，耳鸣。

玉枕　在络却后一寸。针三分、留三呼，灸三壮。一曰禁针。

主治目痛如脱，不能远视，脑风头项痛，鼻塞无闻。〇多汗寒热，灸五十壮，针三分。《千金》　连囟会疗头风。《百证赋》

天柱　在玉枕后二寸少，去中行风府七分，去风池六分。针二分、留六呼，灸三壮。一曰针五分，禁灸。

主治头旋脑痛，鼻塞泪出，项强肩背痛，足不任身，目瞑不欲视。〇连养老治目中晾晾；又连束骨治项强多恶风。《百证赋》

大杼　在距中行陶道二寸，微低①二分。针三分、留七呼，灸五壮、七壮。一曰禁灸，非大急不可灸也。

主治伤寒汗不出，腰脊项背强痛不得卧，喉痹，烦满，痎疟，头痛，咳嗽，身热，目眩，癫疾，筋挛瘛疭，膝痛不可屈伸。〇凡针疟疾脉满大者，针此并谚谍穴出血，随人肥瘦针之，不已，针委中、风门立已。　大杼若连长强，寻小肠气痛即行针。《席弘赋》

风门　在二椎下，两旁各去脊中二寸。针五分、留七呼，灸

---

① 低：原作"底"，据明正统铜人大杼与陶道位置关系改。

五壮。

主治伤寒头痛项强，目瞑，衄嚏，胸中热，呕逆上气，喘卧不安，身热黄疸，痈疽发背，此穴能泻一身热气，常灸之，永无痈疽疮疥等患。〇伤风咳嗽，头痛，鼻流清涕，可灸十四壮，及治头疼风眩，鼻衄不止。《神农经》　上气短气，咳逆，胸背彻痛，灸百壮。《千金》

肺俞　在三椎下，去脊中各①二寸。针三分、留七呼，灸三壮。一云灸百壮。《素问》曰：针中肺，三日死。

主治五劳传尸，骨蒸，肺风肺痿，咳嗽呕吐，上气喘满，虚烦口干，目眩，支满，汗不出，腰脊强痛，背偻如龟，寒热，瘿气，黄疸。〇此穴主泻五脏之热，与五脏俞治同②。治咳嗽吐血唾红，骨蒸虚劳，可灸十四壮。《神农经》　治吐血唾血，上气咳逆，喉痹，灸随年壮。瘿肿上气、短气，灸百壮。又盗汗，寒热恶寒，灸随年壮，针五分。又气短不语，灸百壮。又治水注口中涌水出，灸肺俞及三阴交随年壮。《千金》　兼丰隆治痰嗽。《玉龙赋》　兼天突治咳嗽连声。《百证赋》同陶道、身柱、膏肓，治虚损五劳七伤紧要法。《乾坤生意》

厥阴俞　在四椎下，去脊中二寸，正坐取之。针三分，灸七壮。

主治咳逆，牙痛，心痛结胸，呕吐烦闷。〇主胸中膈气，积聚，好吐，灸随年壮。《千金》

心俞　在五椎下，去脊中二寸，正坐取之。针三分，留七呼。

主治偏风半身不随，食噎，积结寒热，心气闷乱，烦满，恍惚心惊，汗不出，中风偃卧不得，冒绝，发痫悲泣，呕吐咳血，发狂健忘。〇此穴主泻五脏之热，与五脏俞同。〇小儿气不足者，数岁不能语，可灸五壮，艾炷如麦粒。《神农经》　兼肾俞治腰肾虚乏之梦遗。《玉龙赋》　兼神道治风痫常发自宁。《百证赋》　治忧噎。《捷径》　一传：主疗心虚遗精、盗汗，补之。

膈俞　在七椎下，去脊中二寸，正坐取之。针三分、留七呼，灸

---

① 各：原作"谷"，据前文之例改。
② 治同：此后底本有一墨钉，《类经图翼》卷七无，故删。

三壮。一云灸至百壮。

主治心痛，周痹，膈胃寒痰暴痛，心满气急，吐食反胃，痃癖，五积气块血块，咳逆，四肢肿痛，怠惰嗜卧，骨蒸，喉痹，热病汗不出，食不下，腹胁胀满。○此血会也，诸血病者，皆宜灸之。如吐血衄血不已，虚损昏晕，血热妄行，心肺二经呕血，脏毒便血不止。○膪胀胁腹满，灸百壮、三报之。又治吐逆不得食，今日食明日吐，灸百壮。《千金》

肝俞 在九椎下，去脊中二寸。针三分、留六呼，灸三壮。《素问》曰：针中肝，五日死。

主治气短咳血，多怒，胁肋满闷，咳引两胁，脊背急痛不得息，转侧难，反折上视，惊狂衄衄，眩晕痛循眉头，黄疸，鼻酸，热病后目中出泪，眼目诸疾热痛、生翳，或热病瘥后因食五辛患目，呕血，或疝气筋挛相引、转筋入腹。○此穴主泻五脏之热，与五脏俞治同。○吐血酸削，灸百壮。又胸满，心腹积聚疼痛，灸百壮。又气短不语，灸百壮。《千金》 目昏血溢，肝俞辨其虚实。《玉龙赋》 兼命门能使瞽者见秋毫。《标幽赋》 兼少泽 可治攀睛。《百证赋》 一传：治气①痛项疬吐酸。

胆俞 在十椎下，去脊中二寸。针五分、留七呼，灸三壮。《素问》曰：针中胆，一日半死。

主治头痛，振寒汗不出，腋下肿，心腹胀满，口干苦②，咽痛，呕吐翻胃食不下，骨蒸劳热，目黄，胸胁不能转侧。○兼阳纲可治目黄。《百证赋》 兼膈俞治劳噎。《捷径》

脾俞 在十一椎下，去脊中各二寸。针三分、留七呼，灸三壮。《素问》曰：针中脾，十日死。

主治痃癖积聚，肋下满，痎疟寒热，黄疸，腹胀痛，吐食不食，饮食不化，或食饮倍多，烦热嗜卧，身日羸瘦，泄痢善欠，体重四肢

---

① 气：原作“血”，据《类经图翼》卷七改。
② 苦：原作“若”，据《类经图翼》卷七改。

不收。○此穴主泻五脏之热，与五脏俞同。○食不消化，泄痢不作肌肤，胀满水肿，灸随年壮，三报之。又尿血白浊，虚劳，灸百壮。《千金》 兼听宫，能祛心下之悲凄；又兼膀胱俞，治脾虚谷食不消。《百证赋》 治思噎、食噎。《捷径》 一传：治水肿鼓胀气满，泄泻年久不止，及久年积块胀痛。

胃俞 在十二椎下，去脊中二寸。针三分、留七呼，灸三壮。一曰灸随年壮。

主治胃寒吐逆翻胃，霍乱，腹胀支满，肌肤疲瘦，肠鸣腹痛不嗜食[1]，脊痛筋挛，小儿羸瘦，食少不生肌肉，及小儿痢下赤白，秋末脱肛，肚疼不可忍，艾炷如大麦。○兼魂门治胃冷食不化。《百证赋》 一传：治水肿鼓胀，气膈不食，泄泻年久不止，多年积块。

三焦俞 在十三椎下，去脊中二寸。针五分，灸三壮。一曰三分、五壮。

主治伤寒身热，头痛吐逆，肩背急，腰脊强不得俯仰，脏腑积聚胀满，膈塞不通，饮食不化，羸瘦，水谷不分，腹痛下痢肠鸣，目眩。○少腹坚大如盘盂，胸腹胀满，饮食不消，妇人癥聚瘦瘠，灸三焦俞百壮，三报之，仍灸气海百壮。又主五脏六腑积聚，心腹满，腰脊痛，吐逆，寒热，小便不利，灸随年壮。又治尿血，灸百壮。《千金》

肾俞 在十四椎下，去脊中二寸，与脐平。针三分、留七呼，灸三壮。一曰灸以年为壮。《素问》曰：针中肾，六日死。

主治虚劳羸瘦，面目黄黑，耳聋肾虚，水脏久冷腰痛，梦遗精滑，脚膝拘急，身热头重振寒，心腹䐜胀，两胁满痛引少腹，少气溺血，便浊淫泆，赤白带下，月经不调，阴中痛，五劳七伤，虚惫无力，足寒如冰，洞泄食不化，身肿如水，男女久积气痛变成劳疾。○此穴主泻五脏之热，与五脏俞同。○肾间风虚，灸百壮。又小便

---

① 食：原脱，据《类经图翼》卷七补。

浊，梦遗失精，灸百壮。又肾俞主五脏虚劳，少腹弦急胀热，灸五十壮，老少减之。若虚冷可百壮，横三间寸灸之。又消渴口干，同腰目灸之。又尿血，灸百壮。又百病水肿，灸百壮。《千金》 兼命门治老人便多。又兼心俞治腰肾虚乏之梦遗。《玉龙赋》 能泻尽腰股之痛。《通玄赋》 一传：治色欲过度虚肿，耳痛耳鸣。

大肠俞 在十六椎下，去脊中二寸，伏而取之。针三分、留六呼，灸三壮。

主治脊强不得俯仰，腰痛腹胀，绕脐切痛，肠澼泻痢，食不化，大小便不利。○胀满雷鸣。灸百壮、三报之。《千金》 治大便病。《灵光赋》

小肠俞 在十八椎下，去脊中二寸，伏而取之。针三分、留六呼，灸三壮。

主治膀胱三焦津液少，便赤不利，淋沥遗尿，小腹胀满疠痛，泻痢脓血，脚肿，心烦短气，五痔疼痛，妇人带下。○泄注五痢便脓血、腹痛，灸百壮。又主三焦膀胱寒热，津液赤白，洞泄，腰脊痛，小水不利，妇人带浊，灸五十壮。又消渴口干不可忍者，灸百壮，横三间寸灸之。《千金》 治小便病。《灵光赋》

膀胱俞 在十九椎下，去脊二寸，伏而取之。针三分、留六呼，灸三壮。一云七壮。

主治小便赤涩遗尿，泄痢，腰、脊、腹痛，阴疮，脚膝寒冷无力，女子瘕瘕。○兼脾俞治脾虚谷食不消。《百证赋》

中膂肉俞 在二十椎下，去脊中二寸，夹脊起肉间，伏而取之。针三分、留六呼，灸三壮。

主治肾虚消渴，腰脊强痛不得俯仰，肠冷赤白痢，疝痛，汗不出，胁腹胀痛。○兼陶道治岁热时行。《百证赋》 主腰痛，夹脊膂上下按之，从后项至此穴痛者，灸之立愈。《捷径》

白环俞 在二十一椎下，去脊中①二寸，伏而取之。针五分，灸

---

① 下，去脊中：原作"去中脊"，据上下文例改。

三壮。《甲乙经》云：针八分，得气则泻，泻讫多补之，不可灸。

主治腰脊痛不得坐卧，疝痛，手足不仁，二便不利，温疟，筋挛痹缩，虚热闭塞。○一云：主治梦遗白浊、肾虚腰痛，先泻后补，赤带泻之，白带补之，月经不调亦补之。○兼委中治背连腰痛，大验。《百证赋》

上髎　在阳关下五分，去中行一寸，外直小肠俞。针三分、留七呼，灸七壮。

主治大小便不利，呕逆，腰膝冷痛，寒热疟，鼻衄，妇人绝嗣，阴中痒痛，阴挺出，赤白带下。

次髎　在上髎下，直膀胱俞。针三分、留七呼，灸七壮。一曰三壮。

主治大小便淋赤不利，心下坚胀，腰痛，足清，疝气下坠引阴痛不可忍，肠鸣泄泻，赤白带下。

中髎　在次髎下，直中膂俞。针二分、留十呼，灸三壮。

主治五劳七伤，二便不利，腹胀飧泄，妇人少子，带下，月经不调。

下髎　在中髎下一寸二分。针二分、留十呼，灸三壮。一曰针二寸。

主治肠鸣泄泻，二便不利，下血，腰痛引小腹急痛，女子淋浊不禁。○湿热湿寒下髎定。《百证赋》

会阳　长强外开二寸。针二分，灸五壮。一曰针八分。

主治腹中寒气，泄泻，肠澼便血，久痔，阳气虚乏，阴汗湿。

附分　在二椎下，两旁相去脊中各开三寸，正坐取。针三分，灸五壮。《甲乙经》作针八分。

主治肘臂不仁，肩背拘急，风客腠理，颈痛不得回顾。

魄户　在三椎下，去脊各三寸半。针五分，灸五壮。一曰针三分，灸百壮。

主治虚劳肺痿，肩膊、胸背连痛，三尸走注，项强，喘逆，烦满呕吐。〇此穴主泻五脏之热，与五脏俞同。〇治虚劳发热，可灸十四壮。《神农经》 兼膏肓治劳瘵传尸。《百证赋》 治体热劳嗽。《标幽赋》

膏肓俞 在四椎下、五椎上，去脊中各三寸半。先令病人正坐，曲脊伸两手，以臂着膝前，令正直，手大指与膝头齐以物支肘，勿令臂动，乃从胛骨上角摸索至胛骨下头，其间当有四肋三间，依胛骨之际，相去骨际如容侧指许，按其中一间空处，自觉牵引肩中是其穴也。灸七七壮至百壮、千壮，灸后当灸足三里，以引火实下。

主治百病，无所不疗，虚羸瘦损，五劳七伤诸病，梦遗失精，上气咳逆，痰火发狂，健忘，胎前产后，可灸二七至七七壮。〇兼魄户治劳瘵传尸。《百证赋》 治背脊痛，风劳一切诸病。《灵光赋》 兼陶道、身柱、肺俞，治虚损五劳七伤，紧要之穴。《乾坤生意》

神堂 在五椎下，去脊各三寸半。针三分，灸五壮。

主治腰脊强痛不可俯仰，洒淅寒热，胸腹满逆，时噎。

譩譆 在肩膊内廉六椎下，去脊各三寸半，正坐取之。针六分、留七呼，灸五壮。一曰二七壮至百壮。

主治大风，热病汗不出，劳损不得卧，温疟久不愈，胸腹胀闷气噎，肩背胁肋痛急，目痛，咳逆，鼻衄，忌苋菜、白酒。〇多汗疟病，灸五十壮。《千金》

膈关 在七椎下，去脊中各三寸半陷中，正坐开肩取之。针五分，灸五壮。

主治背痛，恶寒，脊强，呕吐饮食不下，胸中噎闷，大小便不利。〇此亦血会，治诸血病。

魂门 在九椎下，相去脊中各三寸半陷中，正坐取之。针五分，灸三壮。

主治尸厥走注，胸背连心痛，食不下，腹中雷鸣，大便不节，小便黄赤。〇此穴主泻五脏之热，与五脏俞同。〇兼胃俞，治胃冷、食难化。《百证赋》 筋挛骨痛者，补此。《标幽赋》

阳纲 在十椎下，去脊中三寸半陷中，正坐取之。针五分，灸三壮、七壮。

主治肠鸣腹[1]痛，食不下，小便涩，身热，消渴，目黄，腹胀泄泻。○兼胆俞治目黄。《百证赋》

意舍　在十一椎下，去脊中三寸半陷中，正坐取之。针五分，灸七壮。一云五十壮至百壮。

主治背痛，腹胀，大便泄，小便黄，呕吐，恶风寒，饮食不下，消渴，目黄。○此穴主泻五脏之热，与五脏俞同。○兼中府，能除胀满噎塞，胸背胁痛，恶寒呕吐。《百证赋》

胃仓　在十二椎下，去脊中各三寸半，正坐取之。针五分，灸五壮。一云五十壮。

主治腹满水肿，食不下，恶寒，背脊痛不可俯仰。

肓门　在十三椎下，去脊中各三寸半；又肋间陷中，前与鸠尾相直，正坐取之。针五分，灸三壮。

主治心下痛，大便坚，妇人乳痛有余。

志室　在十四椎下，去脊中各三寸半陷中，正坐取之。针五分，灸三壮、七壮。

主治阴肿阴痛，失精，小便淋沥，背脊强，腰胁痛，腹中坚满，霍乱吐逆不食，大便难。○此穴主泻五脏之热，与五脏俞同。

胞肓　在十九椎下，去脊中各三寸半陷中，伏而取之。针五分，灸五壮、七壮。

主治腰脊痛，恶寒，小腹坚，肠鸣，大小便不利。

秩边　在二十一椎下，去脊中各三寸半陷中，伏而取之。针五分，灸三壮。

主治腰痛，五痔，小便赤涩。

承扶　在尻臀下、股阴上约纹中。针七分、留七呼，灸三壮。《甲乙经》作针二寸。

---

① 鸣腹：此处底本原为墨钉缺文，据《类经图翼》卷七补。

主治腰脊相引如解，久痔臀肿，大便难，胞寒，小便不利。

殷门　在承扶下五寸三分。针七分、留七呼，灸三壮。

主治腰脊不可俯仰，恶血流注，外股肿。

浮郄　在殷门下一寸三分。针五分，灸三壮。

主治霍乱转筋，小腹膀胱热，大肠结，股外筋急，髀枢不仁。

委阳　在浮郄下一寸七分。针七分、留五呼，灸三壮。

主治腰脊腋下肿痛不可俯仰，引阴中不得小便，胸满，身热，瘕疝，癫疾，小腹满，飞尸遁注，痿厥不仁。〇三焦下输出于委阳，并太阳之正入络膀胱，约下焦，实则闭癃，虚则遗溺；遗溺则补之，闭癃则泻之。《本输篇》　兼天池穴，腋肿针而速散。《百证赋》

委中　在腘中央约纹、动脉陷中，伏卧屈足取之。针五分、留七呼，灸三壮。一曰禁灸。春月勿令出血，盖太阳合肾，肾王于冬，水衰于春，故春无令出血。

主治大风眉发脱落，太阳疟从背起，先寒后热，熇熇然汗出难已，头重，转筋，腰脊背痛，半身不遂，遗溺，小腹坚，风痹，髀枢痛，膝痛足软无力。凡肾与膀胱实而腰痛者，针出血，妙；虚者不宜针，慎之。〇此穴主泻四肢之热。委中者，血郄也。凡热病汗不出，小便难，衄血不止，脊强反折，瘕疝，癫疾，足热，厥逆不得屈伸，取其经血立愈。〇虚汗、盗汗补委中。《太乙歌》　合人中除腰脊痛闪之难制。又兼居髎、环跳，除腿风湿痛。《玉龙赋》　兼白环俞治背连腰痛，已试。《百证赋》　委中、昆仑，治腰背痛[1]相连。《千金》　腰背委中求。《四总》　治腰痛不能举，沉引脊梁酸，风痹及转筋，疼痛难移展，风痹复无常，热病不能当，膝头难伸屈，针入即安康。《马丹阳》

合阳　在委中下四寸大些。针六分，灸五壮。

主治腰脊强引腹痛，阴股热，腨酸肿，寒疝偏坠，女子崩带不止。〇兼交信治女子少气下血。《百证赋》

---

① 背痛：原脱，据《类经图翼》卷七补。

承筋　在合阳下二寸。灸三壮，禁针。

主治寒痹，腰背拘急，腋肿，大便闭，五痔，腨酸，脚跟痛引少腹，转筋霍乱，衄衊。○霍乱转筋，灸五十壮。《千金》

承山　在委中下八寸半。针七分，灸五壮至七七壮，然灸不及针。

主治头热，鼻衄，寒热，癫疾，疝气腹痛，痔肿便血，腰背痛，膝肿胫酸跟痛，霍乱转筋，战栗不能行立。凡有邪热者，可泻之。○灸转筋，随年壮，神验。霍乱，灸百壮。《千金》　兼长强，灸痔最妙。《玉龙赋》　阴陵泉治心胁满，兼此穴而饮食自思。又兼鱼际、昆仑，治转筋目眩立消。《席弘赋》　治转筋，并久痔。《灵光赋》　针长强兼承山，善主肠风新下血。《百证赋》　兼内踝尖，治转筋并眼花。又兼阴交，治胸膈痞满、自喜①饮食。《天星秘诀》　善治腰疼痛，痔疾大便难，脚气并膝肿，两足尽寒酸，展转成时疫，战栗疟憎寒，霍乱及转筋，针之立便安。《马丹阳》

飞阳　在昆仑上五寸五分。针三分，灸三壮。

主治痔痛不得起坐，脚酸肿不能立，历节风不得屈伸，癫疾，寒疟，头目眩，逆气。○疟，实则腰背痛，虚则鼻衄，飞阳主之。《千金》　兼支正可治目眩。《百证赋》

附阳　在昆仑上三寸。针五分、留七呼，灸三壮。一云七壮。

主治霍乱转筋，腰痛不能立，髀枢股胻痛，痿厥，风痹不仁，头重颀痛，或时有寒热，四肢不举，屈伸不能。

昆仑　在足外踝后五分，跟骨上陷中，细动脉应手。针三分、留七呼，灸三壮。

主治腰尻，脚气，足腨肿痛不能步立，头痛，衄衊，肩背拘急，咳喘，目眩，阴肿痛，产难，胞衣不下，小儿发痫，瘛疭。○兼申脉、太溪，善疗足肿之迍。《玉龙赋》　能住喘，愈脚气。《灵光赋》　治腰尻痛，足痛不能履地，肩背拘急，可灸七壮。又治小儿阴肿，可灸三

---

①　喜：原作"嘉"，据《类经图翼》卷七改。

壮，炷如小麦。《神农经》 兼鱼际、承山，治转筋目眩，立消。《席弘赋》胞衣不出，针足太阳入四分，穴在外踝下后一寸宛宛中者，意必此穴。又疟多汗，腰痛不能俯仰，目如脱，项似拔，昆仑主之。又兼委中，治腰背痛相连。《千金》 治偏风。《捷径》 治转筋腰尻痛，膞重更连阴头疼，脊背急，暴喘满冲心，举步行不得，动足即呻吟，若欲求安乐，须寻此穴针。又增治目䀮䀮如脱，头热，鼻衄，肚胀痛不得息，霍乱，大便泄，风痫，口噤不开，小儿阴肿，头眩，转筋，吐逆，尸厥中恶，膝盖暴痛。《马丹阳》

仆参 在昆仑直下二寸大些，脚跟边上。针三分、留七呼，灸七壮。

主治腰痛，足痿不收，足跟痛，霍乱转筋，吐逆尸厥，癫痫狂言见鬼，膝痛。○后跟痛在仆参求。《灵光赋》

申脉 在金门直下、脚边上。针三分、留七呼，灸三壮。

主治风眩，癫疾，腰脚痛，膝胫寒酸，不能坐立、如在舟车中，气逆，腿足不能屈伸，妇人气血痛，脚气红肿，泻之；若麻木无力，先泻后补。○治腰痛，可灸五壮。《神农经》 兼太溪、昆仑，善疗足肿之迍。《玉龙赋》 兼金门治头风、头痛。《标幽赋》 能除寒与热偏正头风，及心惊耳鸣，鼻衄，胸中满。遇麻木者虚当补，逢疼痛者泻而迎。《拦江赋》 阳跷、阴跷及阳陵、阴陵四穴，治脚气取之。又兼三里同治脚气，亦去在腰诸疾。《灵光赋》 此名鬼路，当在第五次下火针，治百①邪癫狂。《千金方》

金门 在外踝正下。针一分，灸三壮。一云：针三分，灸七壮，炷如小麦。

主治霍乱转筋，尸厥，癫痫，疝气，膝胫酸不能立，小儿张口摇头身反。○兼丘墟，可医②转筋。《百证赋》 兼申脉治头风头痛。《通玄赋》

京骨 在申脉前三寸。针三分、留七呼，灸七壮。

主治腰脊痛如折，髀不可曲，项强不能回顾，筋挛善惊，痎疟寒

---

① 百：原作"自"，据《类经图翼》卷七改。
② 医：原作"瞖"，形误，据《类经图翼》卷七改。

热，目眩，内眦赤烂，头痛，衄衊，癫病狂走。

束骨 在京骨前二寸，小指外侧大孤拐后。针三分、留三呼，灸三壮。

主治肠澼，泄泻，疟，痔，癫痫，发背痈疔，头痛目眩，内眦赤痛，耳聋，腰膝痛，项强不可回顾。○兼三里，针治项强肿痛，体重腰痳。《太乙歌》 连天柱治项强多恶风。《百证赋》 治风热胎赤，两目眦烂。秦承祖

通谷 在小指外侧，本节前孤拐前脚边纹头。针二分、留五呼，灸三壮。

主治头痛目眩，项痛，衄衊，善惊，目晀晀，结积留饮，食多不化，失欠。○诸结积留饮，澼囊，胸满，饮食不消，灸通谷五十壮。《千金》

至阴 在足小指外侧，去爪甲角如韭叶。针一分、留五呼，灸三壮、五壮。

主治风寒头重鼻塞，目痛生翳，胸胁痛，转筋，寒疟汗不出，烦心，足下热，小便不利，失精，脉痹从足小指起牵引上下。○兼屋翳，治遍身痒痛之疾，专治脚膝痛。《百证赋》 专治脚膝肿。《席弘赋》又治妇人横产手先出、诸符药不效，为灸右脚小指尖三壮，炷如小麦，下火立产。

【点评】此篇腧穴内容系由明正统铜人点穴文本和《类经图翼》卷七"足太阳膀胱经穴"篇合编而成为，其中腧穴定位文字出自明正统铜人点穴文本，其他部分皆录自《类经图翼》。

足太阳膀胱经流注

足太阳之脉，起于目内眦晴明穴，上额交巅上百会穴；其支者从巅顶为中，顶前曰囟顶，后曰脑顶，左右曰角至耳上角；其直者，从巅入络脑，还

出别下项，循肩膊内，挟脊抵腰中，入循膂，络肾属膀胱；其支者，从腰中下贯臀，入腘中；腘，谓膝解之后，曲脚之中也，即委中穴。其支者从膊内左右，别下贯胛，胛，谓两髀骨下竖起肉也，挟脊内，过髀枢髀骨节也，即环跳穴，循髀外后廉下合腘中，以下贯腨内足肚曰腨，出外踝之后昆仑穴，循京骨穴名也，至小指外侧端至阴穴也，自此交入足少阴。是动则病冲头痛，目似脱，项似拔，脊痛腰似折，髀不可以曲，腘如结，腨如裂，是谓踝厥。是主筋所生病者，痔、疟、狂、癫疾，头脑顶痛，目黄泪出，鼽衄，项、背、腰、尻、腘、腨、脚皆痛，小指不用。盛者人迎大再倍于寸口，虚者人迎反小于寸口也。《灵枢》〇申时自听宫交与睛明，循头颈、下背、腰、臀、腿至足至阴穴止。《入门》〇太阳根于至阴，结于命门。命门者，目也。《灵枢》

【点评】此篇文字录自《东医宝鉴·针灸篇》。

足太阳膀胱经左右凡一百二十六穴

至阴二穴　在足小指端外侧，去爪甲角如韭叶。足太阳脉之所出为井。针入一分、留五呼，可灸二壮。《铜人》

通谷二穴　在足小指本节之前外侧陷中。足太阳脉之所流为荥。针入二分、留五呼，可灸三壮。《铜人》

束骨二穴　在足小指本节之后外侧陷中。足太阳脉之所注为腧。针入二分、留五呼，可灸三壮。《铜人》

金门二穴　一名关梁。在足外踝下骨空陷中。足太阳郄。针入三分，可灸三壮。《铜人》

京骨二穴　在足外侧大骨下赤白肉际陷中，按而取之。足太阳脉之所过为原。针入三分、留七呼，可灸三壮。《铜人》

申脉二穴　在外踝下陷中，容爪甲白肉际。《铜人》〇在外踝下五

分。《资生》○阳跷脉所生。针入三分，禁不可灸。《铜人》

仆参二穴 一名安邪。在足后跟骨下陷中，拱足得之。针入三分，可灸七壮。《铜人》

昆仑二穴 在足外踝后跟骨上陷中。《铜人》○在跟骨上陷中，细脉动应手。《资生》○在外踝下一寸大筋下。《资生》○足太阳脉之所行为经。针入五分、留十呼，可灸五壮。《灵枢》

付阳二穴 在外踝上①三寸，飞阳下。《铜人》○阳跷之郄。太阳前、少阳后筋骨间。《纲目》○针入五分、留七呼，可灸三壮。《铜人》

飞阳二穴 一名厥阳。在外踝上七寸，骨后。针入五分，可灸三壮。《铜人》

承山二穴 一名鱼腹，一名肠山，一名肉柱。在锐腨肠下分肉间陷中。《铜人》○在腨股分肉间，拱足举地一尺取之。《入门》○在腿肚下分肉间。《资生》○针入七分，可灸五壮。《铜人》

承筋二穴 一名腨肠，一名直肠。在腨肠中央。《铜人》○在胫后腨股中央，从脚跟上七寸。《入门》○可灸三壮，禁不可针②。《入门》

合阳二穴 在膝约纹中央下三寸一云二寸。○在直委中下一寸。《入门》○针入五分，可灸五壮。《铜人》

委中二穴 在腘中央约纹中，动脉陷中。《铜人》○在膝腕内、腘横纹中央动脉。《入门》○委中者，血郄也。在腘中央，可出血，痼疹皆愈。《资生》○在曲瞅内两筋两骨中宛宛。又云：膝解后曲脚中，背面取之。《资生》○又于四畔紫脉上出血，如藤块者，不可出血，血不止，令人夭。《纲目》○宜针入一寸半一云：五分、留七呼，禁不可灸。《纲目》

委阳二穴 在承扶下六寸，屈伸取之。《铜人》○三焦下辅腧也。在足太阳后，出于腘中外廉两筋间。《资生》○在膝腕横纹尖外廉两筋间，委中外二寸，屈伸取之。《入门》○针入七分，可灸三壮。《铜人》

---

① 上：原作"二"，据《东医宝鉴·针灸篇》改。
② 针：原作"灸"，据《东医宝鉴·针灸篇》改。

〇《铜人》云：委阳在足太阳前、少阳之后，出于腘中外廉两筋间，承扶下六寸，此足太阳之别络手少阳经也。以今经文考之，当云一尺六寸。又按经文取委阳者，屈伸而索之，取阳陵泉者，正竖膝与之齐，下至委阳之前取之，是知委者曲也，委中即两腘之中央，委阳即曲腘之阳分、约纹之尽处两筋间。推其分野，则正当太阳、少阳之间，内外廉之界，故曰太阳之前、少阳之后，腘中外廉也。其穴正在约纹两筋之间，只正膝与之齐，阳陵泉正对其穴，当为一尺六寸无疑矣。《纲目》

浮郄二穴　在委阳上一寸，展膝得之。针入五分，可灸三壮。《铜人》

殷门二穴　在承扶下六寸。针入五分、留七呼，禁不可灸。《铜人》

承扶二穴　一名肉郄，一名阴关，一名皮部。在尻臀下，股阴冲上约纹中央。《铜人》〇在尻臀下，阴股上横纹中。《入门》针入五分，禁不可灸。《入门》

秩边二穴　在第二十椎下，两旁相去各三寸陷中，伏而取之。针入五分，可灸三壮。《铜人》〇挟脊四寸是除脊则各一寸半也。大杼下诸穴皆当除脊骨一寸，则两旁相去各一寸五分为正，大凡脊骨广一寸，当除之。《资生》

胞肓二穴　在第十九椎下，两旁相去各三寸，伏而取之。针入五分，可灸五七壮。《铜人》

志室二穴　在第十四椎下，两旁相去各三寸陷中。针入五分，可灸五壮。《铜人》

肓门二穴　在第十三椎下，两旁相去各三寸，叉肋间与鸠尾相直。针入五分，可灸三十壮。《铜人》

胃仓二穴　在第十二椎下，两旁相去各三寸。针入五分，可灸五七壮。《铜人》

意舍二穴　在第十一椎下，两旁相去各三寸陷中，正坐取之。针入五分，可灸五壮，至百壮止。《铜人》

阳纲二穴　在第十椎下，两旁相去各三寸陷中，正坐取之。针入

五分，可灸五壮。《铜人》

魂门二穴 在第九椎下，两旁相去各三寸陷中，正坐取之。针入五分，可灸五壮。《铜人》

膈关二穴 在第七椎下，两旁相去各三寸陷中，正坐取之。针入五分，可灸五壮。《铜人》

譩譆二穴 在肩膊内廉、第六椎下，两旁相去各三寸，正坐取之，以手重按之，病者言譩譆，是穴也。《铜人》○在膊内廉，以手压之，令病人抱肘作譩譆之声，则指下动矣。《入门》○针入六分、留三呼、泻五吸，可灸二七壮，至一百壮止。《铜人》

神堂二穴 在第五椎下，两旁相去各三寸陷中，正坐取之。针入三分，可灸五壮。《铜人》

膏肓腧二穴 在第四椎下，两旁相去各三寸取穴法详见下。可灸百壮至五百壮。若能用心得正穴灸之，无疾不愈。《铜人》○《千金方》于诸穴治病，各分主之，独于膏肓、三里、涌泉特云治杂病，盖是三穴无所不治也。《资生》

魄户二穴 一名魂户。在第三椎下，两旁相去各三寸，正坐取之。《铜人》○在三节外三寸。《入门》○针入五分、可灸五壮。一云可灸七壮至百壮。《纲目》

附分二穴 在第二椎下，附项内廉，两旁相去各三寸。《铜人》○在第二节外三寸，附项内廉陷中，正坐取之。《入门》○针入五分，得气即泻。日可灸七壮至百壮。《铜人》

会阳二穴 一名利机。在阴尾骶骨两旁。《铜人》○在阴尾骨外各开一寸半。《入门》○针入八分，可灸五壮。《铜人》

下髎二穴 在第四空、挟脊陷中。针入二寸、留十呼，可灸三壮。《入门》○尝见死人骸，腰脊骨尽处有骨广如人面大，而四穴分两行了然通透，乃是八髎穴也。

中髎二穴 在第三空、挟脊陷中。针入二寸、留十呼，可灸三壮。《入门》

次髎二穴　在第二空、挟脊陷中。针入二寸，可灸三壮。《入门》

上髎二穴　在第一空、腰髁下一寸，挟脊陷中。《铜人》〇在腰髁骨下第一空，挟脊两旁陷中，余三髎少斜，上阔下狭。针入一寸，可灸七壮。《入门》

白环腧二穴　在第二十一椎下，两旁相去各一寸五分。《铜人》〇取如腰户法：挺杖伏地，端身两手相重支额，纵息令皮肤俱缓，乃得其穴。《纲目》〇针入八分，得气先泻后补，禁不可灸。《铜人》

中膂内腧二穴　一名脊内腧。在二十椎下，两旁相去各一寸五分，挟脊起肉间，伏而取之。针入三分、留十呼，可灸三壮。《铜人》

膀胱腧二穴　在第十九椎下，两旁相去各一寸五分。针入三分、留六呼，可灸三壮。《铜人》

小肠腧二穴　在第十八椎下，两旁相去各一寸五分。针入三分、留六呼，可灸三壮。《铜人》

大肠腧二穴　在第十六椎下，两旁相去各一寸五分。针入三分、留六呼，可灸三壮。《铜人》

肾腧二穴　在第十四椎下，两旁相去各一寸五分，与脐相对。针入三分、留七呼，可灸随年为壮。《铜人》

三焦腧二穴　在第十三椎下，两旁相去各一寸五分。针入五分、留七呼，可灸三壮。《铜人》

胃腧二穴　在第十二椎下，两旁相去各一寸五分。针入三分、留七呼，可灸随年为壮数。《铜人》

脾腧二穴　在第十一椎下，两旁相去各一寸五分。针入三分、留七呼，可灸七壮。《铜人》

胆腧二穴　在第十椎下，两旁相去各一寸五分，正坐取之。针入五分，可灸三壮。《铜人》

肝腧二穴　在第九椎下，两旁相去各一寸五分。针入三分、留六呼，可灸三壮。《铜人》

膈腧二穴　在第七椎下，两旁相去各一寸五分。针入三分、留七

呼，可灸三壮。《铜人》

　　心腧二穴　在第五椎下，两旁相去各一寸五分。针入三分、留七呼、得气即泻，禁不可灸。《铜人》

　　厥阴腧二穴　在第四椎下，两旁相去各一寸五分。针入三分，可灸七壮。《铜人》

　　肺腧二穴　在第三椎下，两旁相去各一寸五分。《铜人》○肺俞与乳相对，引绳度之。《资生》○以搭手左取右、右取左，当中指末是穴。针入五分、留七呼，可灸一百壮止。《铜人》

　　风门二穴　一名热府。在第二椎下，两旁相去各一寸五分。针入五分、留七呼，可灸五壮。今附云：若频刺泄诸阳热气，背永不发痈疽。《铜人》

　　大杼二穴　在第一椎下，两旁相去各一寸五分。针入五分，可灸七壮。一云禁灸。《铜人》

　　天柱二穴　在挟项后发际、大筋外廉陷中。《铜人》○在颈大筋外挟后发际陷中。针入五分，可灸三壮。《入门》

　　玉枕二穴　在络却后一寸五分，挟脑户旁一寸三分，起肉枕骨上，入发际上三寸。可灸三壮，禁不可针。《铜人》

　　络却二穴　一名强阳，又名脑盖。在通天后一寸五分。可灸三壮，禁不可针。《铜人》

　　通天二穴　一名天伯。在承光后一寸五分。针入三分、留七呼，可灸三壮。《铜人》

　　承光二穴　在五处后一寸五分。针入三分，禁不可灸。《铜人》

　　五处二穴　在上星旁一寸五分。针入三分、留七呼，可灸三壮。《铜人》

　　曲差二穴　入前发际，在挟神庭旁一寸五分。针入二分，可灸三壮。《铜人》

　　攒竹二穴　一名始光，一名光明，一名圆柱。在两眉头陷中。针入一分、留三呼、泻五吸、禁不可灸。○宜以细三棱针刺之，宣泄热

气，三度刺，目大明。《铜人》

睛明二穴　一名泪孔。在目内眦头外一分。《铜人》〇在目内眦红肉陷中。《入门》〇针入一寸五分、留三呼，禁不可灸。《铜人》〇明堂云：针入一分半。盖面部宜浅刺，是一分半为正，《铜人》误也。《资生》

【**点评**】此篇文字录自《东医宝鉴·针灸篇》。

勉学堂经穴详集卷四

足少阴肾经共二十七穴

涌泉 在足心陷中，屈足卷指宛宛中。针三分、留三呼，灸三壮。

主治尸厥面黑，喘嗽有血，目视䀮䀮无所见，善恐，心中结热，风疹，风痫，心痛，不嗜食，男子如蛊，女子如妊，咳嗽气短，身热喉痹，目眩，颈痛，胸胁满，小便痛，肠澼泄泻，霍乱，转胞不得尿，腰痛，大便难，转筋，足胫寒痛，肾积奔豚，热厥五指尽痛，足不践地。○足下热，喘满，淳于意曰：热厥也，针足心立愈。○阴中懊憹痛，针入三分。又鼻衄不止，灸二百壮。又霍乱转筋，灸三七壮，灸足踵聚筋上白肉际七壮，立愈。《千金》 兼关元、丰隆治尸劳。《玉龙赋》 鸠尾能治五般痫，若下涌泉人不死。又小肠气结连脐痛，速泻阴交，良久针涌泉，取气甚妙。《席弘赋》 专治厥寒、厥热；又兼行间治消渴肾竭。《百证赋》 治胸结身黄泻此。《通玄赋》 治妇人疾，并男蛊女孕而病瘅者，千金勿妄传。《灵光赋》 兼阴陵，治小肠连脐痛。《天星秘诀》

然谷 在公孙后一寸。针三分、留三呼，灸三壮。一曰针不宜见血。

主治喘呼烦满，咳血喉痹，消渴舌纵，心恐少气，涎出，小腹胀，痿厥，寒疝，足跗肿胕酸，足一寒一热不能久立，男子遗精，妇人阴挺出，月经不调，不孕，初生小儿脐风撮口，痿厥，洞泄。此穴主泻肾脏之热，若治伤寒，亦宜出血。○石水，灸然谷、气冲、四

209

满、章门。《千金》　此穴易醒脐风。《百证赋》

太溪　在足内踝后五分。针三分、留七呼，灸三壮。

主治热病汗不出，伤寒手足逆冷，嗜卧，咳嗽咽肿，衄血唾血，溺赤消瘅，大便难，久疟，咳逆，烦心不眠，脉沉，手足寒，呕吐不嗜食，善噫腹疼，瘠瘦，寒疝疼癖。○治牙疼可灸七壮。一云牙疼红肿者泻之。阴股内湿痒生疮便毒，先补后泻。又云：肾疟呕吐多寒，闭户而处，其病难已，太溪、大钟主之。腰脊痛，大便难，手足寒，并针委中、大钟。《神农经》　合昆仑、申脉，善疗足肿之迟。《玉龙赋》兼商阳治寒疟有验。《百证赋》

大钟　在照海后一寸半。针二分、留三呼，灸三壮。

主治气逆烦闷，实则①小便淋闭，洒洒腰脊强痛，大便秘涩，嗜卧，口中热；虚则呕逆多寒，欲闭户而处，少气不足，胸胀喘息，舌干，食噎不得下，善惊恐不乐，喉中鸣，咳唾血。○兼通里治倦言嗜卧。《百证赋》　治心性之呆痴。《标幽赋》

照海　在内踝下一寸。针四分、留六呼，灸三壮。一曰针三分，灸七壮。

主治咽干呕吐，四肢懈惰，嗜卧，善悲不乐，大风偏枯，半身不遂，久疟卒疝，腹中气痛，小腹淋痛，阴挺出，月水不调。○兼支沟能通大便之秘。又合内关，能医②腹疾之块。《玉龙赋》　治月事不行，可灸七壮；又兼公孙，治伤寒四日太阴经，再用内关施截法。《神农经》治噤口喉风，用三棱针出血即安。《拦江赋》　兼大敦治伤寒。《百证赋》兼百会、太冲、阴交，治咽喉疾。又兼阴交、曲泉、关元、气海同泻，治七疝如神。《席弘赋》　二跷二陵脚气者，取此四穴；又兼三里同治脚气并在腰之疾。《灵光赋》　兼阳维、内关，能下胎衣，又治喉中之闭塞。《标幽赋》

水泉　在内踝下微后，直太溪下。针四分，灸五壮。

---

①　则：原脱，据《类经图翼》卷七补。
②　医：原作"瞖"，据《类经图翼》卷七改。

主治目肮肮不能远视，女子月事不来、来即多，心下闷痛，小腹痛，小便淋，阴挺出。〇兼天枢治月潮违限。《百证赋》

复溜 在交信后五分，与交信并排。针二分、留三呼，灸五壮、七壮。

主治肠澼痔疾，腰脊内引痛不得俯仰，善怒多言，舌干涎出，足痿胕寒不得履，目视肮肮，肠鸣腹痛，四肢肿，十种水病，五淋，盗汗，齿龋，脉微细。〇治盗汗不收，及面色痿黄，可灸七壮。《神农经》血淋，灸五十壮。《千金》 针治腰脊闪挫疼痛，游风遍体。《太乙歌》伤寒无汗，宜泻，又起六脉之沉匿。《玉龙赋》 伤寒无汗，先补合谷，次泻此穴。《拦江赋》 此穴专治气滞在腰。《席弘赋》 治肿如神。《灵光赋》

交信 在三阴交下一寸后开些。针四分、留五呼，灸三壮。

主治五淋癀疝，阴急股腨内廉引痛，泻痢赤白，大小便难，女子漏血不止，阴挺，月事不调，小腹痛，盗汗。〇兼合阳治女子少气漏血。《百证赋》

筑宾 在三阴交直上二寸，后开一寸二分。针三分，灸五壮。

主治小儿胎疝，癫疾吐舌，发狂骂詈，腹痛，呕吐涎沫，足腨痛。

阴谷 在曲泉后横直一寸半，微下些。针四分、留七呼，灸三壮。

主治舌纵涎下，腹胀烦满，溺难，小腹疝急引阴，阴股内兼痛，为痿为痹，膝痛不可屈伸，女人漏下不止，少妊。〇兼水分、三里，利小便消肿胀。《太乙歌》 治脐腹痛。《通玄赋》

横骨 在大赫下一寸，肓俞下五寸，去中行五分。针五分，灸三壮、五壮。《甲乙经》曰：针一寸。

主治五淋，小便不通，阴器下纵引痛小腹，满目眦赤痛，五脏虚。〇兼肓俞泻五淋久积。《百证赋》 兼大都治气滞腰疼不能立。《席弘赋》

大赫 在气穴下一寸，去中行五分。针三分，灸五壮。《千金》云三十壮。《甲乙经》作针一寸。

主治虚劳失精，阴痿上缩，茎中痛，目赤痛，女子赤带。

气穴　在四满下一寸，去中行五分。针三分，灸五壮。《甲乙经》作针一寸。

主治奔豚痛引腰脊，泻痢，经不调。

四满　在中注下一寸，去中行五分。针三分，灸三壮。《甲乙经》云针一寸。《千金》云灸百壮。

主治积聚疝瘕，肠癖切痛，石水，奔豚，脐下痛，女人月经不调，恶血疗痛并无子，可灸三十壮。

中注　在肓俞下一寸，去中行五分。针一寸，灸五壮。一云针五分。

主治小腹热，大便坚燥，腰脊痛，目眦痛，女子月事不调。

肓俞　在商曲下一寸半，直脐旁相去五分。针一寸，灸五壮。一云针五分。

主治腹痛寒疝，大便燥，目赤痛从内眦始。兼横骨，泻五淋之久积。

商曲　在石关下二寸，去中行五分。针一寸，灸五壮。一云针五分。

主治腹中切痛，积聚，不嗜食，目赤痛内眦始。

石关　在阴都下二寸，少去中行五分。针一寸，灸三壮。一云针五分。

主治哕噫呕逆，脊强，腹痛，气淋，小便不利，大便燥闭，目赤痛，妇人无子，或脏有恶血上冲、腹痛不可忍。○治积气疼痛，可灸七壮。孕妇禁灸。《神农经》　治哕噫呕逆，灸百壮。《千金》　兼阴交，无子可搜。《百证赋》

阴都　在通谷下二寸，少去中行五分。针三分，灸三壮。《甲乙经》曰针一寸。《千金》云灸随年壮。

主治心烦满，恍惚，气逆肠鸣，肺胀气抢呕沫，大便难，胁下热痛，目痛，寒热疟疟，妇人无子，脏有恶血腹绞痛。

通谷 在幽门下二寸，少去中行五分。针五分，灸五壮。

主治口㖞暴喑，积聚疝癖，胸满食不化，膈结呕吐，目赤痛不明，清涕，项似拔不可回顾。

幽门 在巨阙①旁各五分。针五分、灸五壮。

主治胸中引痛，心下烦闷，逆气里急，支满不嗜食，数咳干哕，呕吐涎沫，健忘，泄痢脓血，少腹胀满，女子心痛，逆气善吐食不下。○治心下痞胀，饮食不化，积聚疼痛，可灸十四壮，孕妇不可灸。《神农经》 兼玉堂，能开彻烦心呕哕。《百证赋》

步廊 在中庭旁二寸。针三分，灸五壮。

主治胸胁满痛，鼻塞，少气，咳逆不得息，呕吐不食，臂不得举。

神封 在步廊上二寸，少去中行二寸。针三分，灸五壮。

主治胸胁满痛，咳逆不得息，呕吐不食，乳痛，洒淅恶寒。

灵墟 在神封上二寸，少去中行二寸。针三分，灸五壮。

主治同神封。

神藏 在灵墟上二寸，少去中行二寸。针三分，灸五壮。

主治同上。○兼璇玑，治胸满项强，已试。《百证赋》

彧中 在神藏上二寸，少去中行二寸。针四分，灸五壮。

主治咳逆不得喘息，胸胁支满，多唾，呕吐不食。○治气喘痰壅，可灸十四壮。《神农经》 一传：治咳嗽、哮病、唾血。

俞府 在彧中上二寸，少去中行二寸。针三分，灸五壮。

主治咳逆上气，呕吐不食，中痛。○一云：热嗽泻之，冷嗽补之。○兼乳根，能治气嗽痰哮。《玉龙赋》

【点评】此篇腧穴内容系由明正统铜人点穴文本和《类经图翼》卷七"足少阴肾经穴"篇合编而成为，其中腧穴定位文字出自明正统铜人点穴文本，其他部分皆录自《类经图翼》。

---

① 阙：原作"关"，形误，据《铜人图经》穴名改。

足少阴肾经流注

足少阴之脉起于小指之下，斜趋足心_{涌泉穴}，出然骨之下_{然谷穴}，循内踝之后_{太溪穴}，别入跟中_{大钟穴}，以上腨内_{复溜穴}，出腘内廉_{阴谷穴}，上股内后廉，贯脊属肾络膀胱；其直者从肾上贯肝膈，入肺中，循喉咙挟舌本；其支者从肺出络心，注胸中_{自此交入手心主}。是动则病饥不欲食，面黑如炭色，咳唾则有血，喉鸣而喘，坐而欲起，目䀮䀮如无所见，心如悬若饥状，气不足则善恐心惕惕，若人将捕之，是谓骨厥。是主肾所生病者，口热舌干，咽肿上气嗌干及痛，烦心心痛，黄疸，肠癖，脊臀股内后廉痛，痿厥嗜卧，足下热而痛。灸则强食生肉_{勉强饮食，以生肌肉}。缓带披发，大杖重履而步。盛者寸口大三倍于人迎，虚者寸口反小于人迎也。《灵枢》○酉时自至阴与涌泉循膝上行至胸俞府穴止。《入门》　少阴根于涌泉，结于廉泉。《灵枢》

【点评】此篇文字录自《东医宝鉴·针灸篇》。

足少阴肾经左右凡五十四穴

涌泉二穴　在足陷中，屈足卷指宛宛中。《铜人》○涌泉者，足心也，跪而取之。《灵枢》○在脚心底宛中白肉际。《资生》○在脚掌中心。《入门》○足少阴脉之所出为井。针入三分、留七呼，禁不可灸。若灸废人行动。《资生》

然谷二穴　一名龙渊。在足内踝前，起大骨下陷中。《铜人》○然谷者，然骨之下者。《灵枢》○在内踝前直下一寸。《资生》○足少阴脉之所流为荥。针入三分、留三呼，不宜见血，刺之多见血，使人立饥欲

食，可灸三壮。《灵枢》

太溪二穴 一名昌细。在足内踝后，跟骨上动脉陷中。《铜人》○在内踝后五分，跟骨间动脉陷中。《入门》○足少阴脉之所注为腧。针入三分、留七呼，可灸三壮。○凡人病，有此脉则生，无则死。《铜人》

大钟二穴 在足跟后冲中，太溪下五分。足少阴络别走太阳。针入二分、留七呼，可灸三壮。《铜人》

照海二穴 在足内踝下容爪甲，阴跷脉所生。《铜人》○令患人稳坐，足底相对赤白肉际陷中。《纲目》○在内踝下四分微前小骨下。《入门》○针入三分，可灸七壮。《铜人》

水泉二穴 去太溪下一寸，在内踝下。足少阴郄。针入四分，可灸五壮。《铜人》

复溜二穴 一名伏白，一名昌阳。在足内踝上二寸筋骨陷中。《铜人》○在内踝后上二寸动脉中。《入门》○上内踝二寸动而不休。《灵枢》○足少阴脉之所行为经。针入三分、留三呼，可灸五壮。《铜人》

交信二穴 在足内踝上二寸，少阴前、太阴后廉前、筋骨间腨。阴跷之郄也。《铜人》○在内踝上二寸，复溜前、三阴交后，筋骨间陷中。《入门》○针入四分、留五呼，可灸三壮。《铜人》

筑宾二穴 在内踝上二寸腨分中。阴维之郄。《铜人》○在骨后大筋上、小筋下，屈膝取之。针入二分，可灸五壮。《入门》

阴谷二穴 在膝内辅骨后，大筋下，小筋上。《铜人》○在辅骨之后，大筋之下、小筋之上、有动脉按之应手，屈膝而得之。《灵枢》○足少阴脉之所入为合。针入三分、留七呼，可灸三壮。《铜人》

横骨二穴 一名下极。在大赫下一寸。《铜人》○在横骨中央宛曲如仰月陷中，曲骨外一寸半。《入门》○可灸三壮，禁不可针。《铜人》

大赫二穴 一名阴维，一名阴关。在气穴下一寸。针入三分，可灸五壮。《铜人》

气穴二穴 一名胞门，一名子户。在四满下一寸。针入三分，可

灸五壮。《铜人》

四满二穴 一名髓府。在中注下一寸。《铜人》○挟丹田旁一寸半。又云：在心下八寸，脐下横纹是穴。《资生》○针入一寸，可灸五壮。《入门》

中注二穴 在肓腧下一寸。针入一寸，可灸五壮。《铜人》

肓腧二穴 在商曲①下一寸，去脐旁五分。《铜人》○去脐旁各一寸半。《资生》○平神阙外一寸半为正。《入门》○针入一寸，可灸五壮。《铜人》

商曲二穴 在石关下一寸。针入一寸，可灸五壮。《铜人》

石关二穴 在阴都下一寸。针入一寸，可灸三壮。《铜人》

阴都二穴 一名食宫。在通谷下一寸。针入一寸，可灸三壮。《铜人》

通谷二穴 在幽门下一寸。《铜人》○在上脘②旁。《资生》○针入五分，可灸五壮。《铜人》

幽门二穴 一名上门。在巨阙旁相去各五分。《铜人》○平巨阙外一寸半。《入门》○幽门挟巨阙一寸半，四满在丹田一寸半，当以一寸半为正。○幽门至横骨去腹中行，皆当为一寸半。《资生》○针入五分，可灸五壮。《铜人》

步廊二穴 在神封下一寸六分陷中，仰而取之。《铜人》○去中庭外二寸。《入门》○针入二分，可灸五壮。《铜人》

神封二穴 在灵墟下一寸六分陷中，仰而取之。针入三分，可灸五壮。《铜人》

灵墟二穴 在神藏下一寸六分陷中，仰而取之。针入三分，可灸五壮。《铜人》

神藏二穴 在彧中下一寸六分陷中，仰而取之。针入三分，可灸五壮。《铜人》

---

① 商曲：原作"商谷"，据《东医宝鉴·针灸篇》改。下一穴名"商曲"同此。

② 脘：原作"胘"，据《东医宝鉴·针灸篇》改。

彧中二穴　在俞府①下一寸六分陷中，仰而取之。针入四分，可灸五壮。《铜人》

腧府二穴　一名输府。在巨骨下璇玑旁各二寸陷中，仰而取之。针入三分，可灸五壮。《铜人》

【**点评**】此篇文字录自《东医宝鉴·针灸篇》。

手厥阴心包络经共九穴

天池　在乳后一寸下五分。针三分，灸三壮。

主治目䀮䀮不明，头痛，胸胁烦满，咳逆，臂腋肿痛，四肢不举，上气，寒热疟，热病汗不出。○治颈漏瘰疬，灸百壮。《千金》兼委阳穴，腋肿针而速散。《百证赋》

天泉　在臂内极泉直下一寸大些。针六分，灸三壮。一曰针二分。

主治恶风寒，胸胁痛，支满咳逆，膺背胛臂间痛。

曲泽　在臂内廉横纹正中，居手太阴尺泽之后。针三分、留七呼，灸三壮。

主治心痛善惊，身热烦渴，臂肘摇动掣痛不可伸，伤寒呕吐气逆。○兼少商，治血虚口渴。《百证赋》

郄门　在掌后，去腕五寸。针三分，灸五壮。

主治呕吐衄血，心痛呕哕，惊恐神气不足，久痔。

间使　在掌后三寸。针三分、留七呼，灸五壮。

主治伤寒结胸，心悬如饥，呕沫少气，中风气塞，昏危不语，卒狂，胸中澹澹，恶风寒，霍乱干呕，腋肿肘挛，卒心痛，多惊，咽中如鲠，妇人月水不调，小儿客忤，久疟，可灸鬼邪随年壮。○干呕不

---

①　俞府：《铜人图经》作"腧府"。

止，所食即吐不停，灸三十壮；若四肢脉绝不至者，灸之便通，此法能起死人；又治卒死灸百息；又十三鬼穴云此名鬼路，针百邪癫狂，当在第九次下针。《千金》 治脾寒，寒热往来，浑身疮疥，灸七壮。《神农经》 兼风池、环跳，治疟疾；又兼气海、中极、三里，针小腹便溺。《太乙歌》 治痃疟。《玉龙赋》 兼天鼎治失音休迟。《百证赋》 兼水沟，治邪癫。《灵光赋》 治热病频哕。《捷径》

内关 在掌后，去腕二寸两筋间，与外关相对。针五分，灸五壮。

主治中风失志，实则心暴痛，虚则心烦惕惕，面热目昏，支满，肘挛，久疟不已，胸满肠痛。实则泻之，生疮灸之。〇治心疼腹胀，腹内诸疾，可灸七壮。《神农经》 合照海能医腹疾之块。《玉龙赋》 兼公孙治肚痛。《席弘赋》 治伤寒，太阴经四日者，先用照海、公孙，后用内关施治。《拦江赋》 兼建里，扫尽胸中之苦闷。《百证赋》 胸满腹痛针内关。《标幽赋》

大陵 在掌后，正横纹陷中。针三分、留七呼，灸三壮。

主治热病汗不出，舌本痛，喘咳呕血，心悬如饥，善笑不休，头痛气短，胸胁痛，惊恐悲泣，呕逆喉痹，口干目赤，肘臂挛痛，小便如血。〇治胸中疼痛，胸前疮疥，可灸三壮。《神农经》 吐血呕逆，灸五十壮；又凡卒患腰肿、附骨痈疽、节肿、游风热毒此等疾，但初觉有异即急灸之，从手掌后第一横纹后两筋间灸五壮，立愈，患左灸右，患右灸左，当中者，两手俱灸；又此为鬼心，治百邪癫狂，在第四次下针。《千金》 兼劳宫疗心闷疮痍；又合人中频泻，全去口气；又合外关、支沟，治肚疼秘结。《玉龙赋》

劳宫 在掌心，屈中指无名指取之，居中是穴。针二分，灸三壮。

主治中风悲笑不休，热病汗不出，胁痛不可转侧，吐衄噫逆，烦渴，食不下，胸胁支满，口中腥气，黄疸，手癣，大小便血，热痔。〇心中懊憹痛，针入五分补之。《千金》 兼大陵疗心闷疮痍。《玉龙赋》

治劳倦。《灵光赋》 兼后溪可治三消黄疸。《百证赋》 能退胃翻，心痛。《通玄赋》 治忧噎。《捷径》 一传：癫狂灸此效。

中冲 在手中指端去爪甲如韭叶。针一分、留三呼，灸一壮。

主治热病汗不出，头痛如破，身热如火，心痛烦满，舌强痛，中风不省人事。○治小儿夜啼多哭，灸一壮，炷如小麦。《神农经》 兼廉泉堪攻舌下肿痛。《百证赋》 一云：主神气不足失志。○凡初中风，暴仆昏沉，痰涎壅盛，不省人事，牙关紧闭，药水不入，急以三棱针针少商、商阳、中冲、关冲、少冲、少泽，使血气流通，乃起死回生急救之妙诀。《乾坤生意》

【点评】此篇腧穴内容系由明正统铜人点穴文本和《类经图翼》卷七"手厥阴心包经穴"篇合编而成为，其中腧穴定位文字出自明正统铜人点穴文本，其他部分皆录自《类经图翼》。

手厥阴心包经流注

手厥阴之脉，起于胸中，出属心包，下膈①，历络三焦；其支者，循胸出胁，下腋三寸，上抵腋下，下循臑内，行太阴、少阴之间，入肘中曲泽穴，下臂行两臂之间间使、腕中大陵穴，入掌中劳宫穴，循中指出其端中冲穴；其支别者，从掌中循小指次指出其端自此交入手少阳。是动则病手心热，肘臂挛急，腋肿，甚则胸胁支满，心中澹澹大动，面赤目黄，善笑不休；是主脉所生病者，烦心心痛，掌中热。盛者寸口大一倍于人迎，虚者寸口反小于人迎也。《灵枢》○戌时自腧府交与天池，从手臂下行至中冲穴止。《入门》○心者，五脏六腑之大主也，精神之所舍也，其脏坚固，邪不能容也，容之则心伤，心伤则神去，神去则死矣！故诸邪之在于心者，皆在于心之包络。包络者，心主之

---

① 膈：原作"隔"，据《东医宝鉴·针灸篇》改。

脉也，故独无输焉。其余脉出入屈折其行之徐疾，皆如手少阴心主之脉行也，故窦汉卿孔穴旁通图：心经不出少冲、少府、神门、灵道、少海，而代以中冲、劳宫、大陵、间使、曲泽，则可知矣。《纲目》

【点评】此篇文字录自《东医宝鉴·针灸篇》。

手厥阴心包经左右凡一十八穴

中冲二穴　在手中指之端，去爪甲如韭叶陷中。手厥阴脉之所生为井。针入一分、留三呼，可灸一壮。《灵枢》

劳宫二穴　一名五里，一名掌中。在掌中央，屈无名指取之。《铜人》〇在掌中央横纹动脉中。《纲目》〇在手掌横纹中心，屈中指取之。《入门》〇手厥阴脉之所流为荥。针入三分、留六呼，可灸三壮。《铜人》〇只一度，针过两度，令人虚；不可灸。屈中指为是，屈无名指者非也。《资生》

大陵二穴　在掌后两筋间陷中。《铜人》〇在掌后横纹两筋两骨陷中。《入门》〇手厥阴脉之所注为腧。针入五分，可灸三壮。《铜人》

内关二穴　在掌后去腕二寸。《铜人》〇在大陵后二寸。《入门》〇在两筋间，手心主络别走少阳。《纲目》〇针入三分，可灸三壮。《铜人》

间使二穴　在掌后三寸，两筋间陷中。《铜人》〇在大陵后三寸。又云去腕三寸。《入门》〇手厥阴脉之所行为经。针入三分，可灸五壮。《铜人》〇《灵枢》云：在两筋之间、三寸之中也，有过则至，无过则止。注云：其穴有大络为限，故入络过腧掌后正劳宫后三寸，寸止处是穴。故曰：有过则至，无过则止。《纲目》

郄门二穴　在掌后去腕五寸。一云：大陵后五寸。手厥阴郄。针入三分，可灸五壮。《铜人》

曲泽二穴　在肘内廉下陷中，屈肘得之。《铜人》〇在肘腕内横纹

中央动脉，曲肘取之。《入门》〇手厥阴脉之所入为合。针入三分、留七呼，可灸三壮。《铜人》

天泉二穴　一名天湿。在曲腋下，去臂二寸，举臂取之。针入三分，可灸三壮。《铜人》

天池二穴　一名天会。在腋下乳后一寸，着胁直腋撅①肋间。《铜人》〇在乳后一寸，腋下三寸。《纲目》　在乳外二寸侧胁陷中。《入门》〇针入三分，可灸三壮。《铜人》

【**点评**】此篇文字录自《东医宝鉴·针灸篇》。

手少阳三焦经共二十三穴

关冲　在手无名指外侧，去爪甲如韭叶。针一分、留三呼，灸三壮。

主治头痛，口干，喉痹，霍乱，胸中气噎不食，肘臂痛不能举，目昏昏。〇主三焦邪热，口渴唇焦，口气，宜泻此出血。〇壅热盛于三焦，关冲最宜。《玉龙赋》　兼哑门治②舌缓不语。《百证赋》　治热病烦心，满闷汗不出，掌中大热如火，舌本痛，口干消燥，久热不去。《捷径》　凡初中风，暴仆昏沉、痰涎壅盛、不省人事、牙关紧闭、药水不下，急以三棱针针少商、商阳、中冲、少冲、关冲、少泽，使血气流通，乃起死回生急救之妙穴。《乾坤生意》

液门　在手小指、次指间合缝纹头。针二分、留二呼，灸三壮。

主治惊悸忘言，寒厥臂痛不得上下，痎疟寒热，头痛目眩，赤涩泪出，耳暴聋，咽外肿，牙龈痛。若手臂红肿痛楚，泻之出血为妙。〇治耳聋不得眠，针入三分补之。《千金》　兼中渚治手臂红肿。《玉龙

---

① 撅：底本此处为墨钉，据《东医宝鉴·针灸篇》补。
② 治：原作"活"，据《类经图翼》卷七改。

赋》　兼鱼际能疗喉痛。《百证赋》

中渚　在手无名指后，本节后骨直对。针二分、留三呼，灸三壮。

主治热病汗不出，臂指痛不得屈伸，头痛目眩，生翳不明，耳聋，咽肿，久疟，手臂红肿，泻之出血，灸五壮。○针久患腰疼背痛。《太乙歌》　兼液门治手臂红肿。《玉龙赋》　治久患伤寒肩背痛。《席弘赋》　脊心后痛，针此立愈。《通玄赋》　五指不便，取中渚。《灵光赋》

阳池　在手表腕上陷中，自本节后骨直对腕中。针二分、留六呼，灸三壮。

主治消渴口干，烦闷，寒热疟，或因折伤手腕捉物不得，臂不能举。○消渴口干，灸五十壮。《千金》　治手腕疼无力、不能上举至头，可灸七壮。《神农经》

外关　在阳池后二寸，两筋间陷中。针三分、留七呼，灸三壮。

主治耳聋浑焞无闻，肘臂五指痛不能握，若胁肋痛者泻之。○治肘臂不得屈伸，五指尽疼不能握物，可灸七壮。《神农经》　兼大陵、支沟，治肚痛秘结。《玉龙赋》

支沟　在阳池后三寸。针二分、留七呼，灸七壮。

主治热病汗不出，肩臂酸重，胁腋痛，四肢不举，霍乱呕吐，口噤暴喑，鬼击卒心痛，产后血晕不省人事，凡三焦相火炽盛及大便不通、胁肋疼痛者，俱宜泻之。○治颈漏马刀，灸百壮。《千金》　兼照海，能通大便之秘；又合外关、大陵，治肚疼秘结。

会宗　在阳池后三寸，于支沟平，微前五分。针三分，灸三壮，一曰禁针。

主治五痫，耳聋，肌肤痛。

三阳络　在阳池后四寸，对支沟。灸五壮，禁针。

主治暴喑不能言，耳聋齿龋，嗜卧身不欲动。

四渎　在三阳络前五分，上一寸四分。针六分、留七呼，灸三壮。一曰针三分。

主治暴气耳聋，下齿龋痛。

天井 在肘微后些正中陷中。针三分、留七呼，灸三壮。《甲乙经》针一分。

主治咳嗽上气，胸痛不得语，唾脓，不嗜食，寒热凄凄不得卧，惊悸悲伤，瘰疬，癫疾，五痫，风痹，头、颈、肩、背痛，耳聋，目锐眦痛，颊肿，肘臂痛不得捉物，及泻一切瘰疬疮肿瘾疹。○治咳嗽上气，风痹肘疼，可灸七壮。《神农经》

清冷渊 在肘后寸半，距天井一寸。针三分，灸三壮。

主治诸痹痛，肩臂肘臑不能举。○五般肘痛寻尺泽，冷渊针后即收功。《席弘赋》

消泺 在臂臑上二寸，后开一寸少。针五分，灸五壮；一曰针一分，灸三壮。

主治风痹颈项强急肿痛，寒热头痛，肩背急。一传：海南治牙疼灸此穴。

臑会 在消泺上二寸微前。针五分，灸五壮。

主治肘臂气肿酸痛无力不能举，项瘿气瘤，寒热瘰疬。

肩髎 在肩髃后一寸三分微下些。针七分，灸三壮。

主治臂重肩痛不能举。

天髎 在肩井内一寸，后开八分，在肩外俞上一寸□①分。针八分，灸三壮。

主治肩臂酸痛，缺盆痛，汗不出，胸中烦满，颈项急，寒热。

天牖 在风池下一寸，微外些。针一分、留七呼，不宜补，亦不宜灸，灸即令人面肿。《资生经》云灸一壮。《甲乙经》云灸三壮。

主治暴聋不聪，气目不明，夜梦颠倒，面无颜色，头风面肿，项强。○一曰：若治面肿眼合，先取谚语，后针天牖、风池，其病即瘥；若不先针谚语，其病难愈。

---

① □：底本为墨钉缺文。

翳风 在耳根后，距耳五分。针三分，灸七壮。

主治耳聋，口眼喝斜，口噤不①开，脱颔肿颊，牙车急痛，暴喑不能言。○一云：耳红肿痛泻之，耳虚鸣补之，补多泻少。○兼听会治耳聋气闭。《百证赋》

瘛脉 在翳风上一寸，稍近耳根。针一分，灸三壮。《铜人》云：针出血如豆汁，不宜多出。一云禁灸。

主治头风耳鸣，小儿惊痫瘛疭，呕吐泻痢，无时惊恐、目涩眵膏。

颅息 在瘛脉上一寸大些。 以上翳风、瘛脉、颅息三穴，自上而下紧耳后。针一分，灸七壮。《甲乙经》灸三壮。一曰：禁针，出血多，则杀人。

主治耳鸣，喘息，小儿呕吐，瘛疭惊恐发痫，身热头痛不得卧，聍耳肿流脓汁。○痉病非颅息不愈。《百证赋》

角孙 在客主人上一寸，针三分，灸三壮。

主治目生翳，齿龈肿不能嚼，唇吻燥，颈项强。○堪治耳齿之病。

耳门 在耳前肉峰下缺口外。针三分、留三呼，灸三壮。一云禁灸。

主治耳聋聍耳脓汁，耳生疮，齿龋唇吻强。○但患伤寒两耳聋，耳门听会疾如风。《席弘赋》 兼丝竹空能住牙疼于顷刻。《百证赋》 耳鸣腰痛，先五会后此穴及三里。《天星秘诀》

和髎 在眉直后发际。针三分，灸三壮。一曰灸之目盲。

主治头痛，耳鸣，牙车引急，颈项肿，口僻，瘛疭。

丝竹空 在眉后陷中。针三分、留三呼，禁灸，灸之不幸，令人目小及盲。

主治头痛目赤，目眩，视物眈眈，拳毛倒睫，风痫戴眼，发

---

① 不：原作"下"，据《类经图翼》卷七改。

狂吐涎沫，偏正头风。○治头风宜出血。《神农经》 兼耳门能治牙
疼于顷刻。《百证赋》 治偏头痛难忍。《通玄赋》 一传：主眼赤痛，
针一分出血。

【点评】此篇腧穴内容系由明正统铜人点穴文本和《类经图
翼》卷七"手少阳三焦经穴"篇合编而成为，其中腧穴定位文字出
自明正统铜人点穴文本，其他部分皆录自《类经图翼》。

手少阳三焦经流注

手少阳之脉，起于小指次指之端外侧关冲穴，上出两指之间本节前
腋门穴，本节后中渚穴，循手表腕阳池①穴，出臂外两骨之间支沟穴，上贯肘
天井穴，循臑外上项，挟耳后，直上出耳上角，以屈下颊至颛颥，颊骨
也。其支者，从耳后入耳中出走耳前，过客主人前穴名，交颊至目锐眦
自此交入足少阳。是动则病耳聋浑浑焞焞，嗌肿喉痹；是主气所生病者，
汗出目锐眦痛，颊痛，耳后肩臑肘臂外皆痛，小指次指不用。盛者人
迎大一倍于寸口，虚者人迎反小于寸口也。《灵枢》○亥时自中冲交与
关冲，循臂上行至耳门穴止。《入门》

【点评】此篇文字录自《东医宝鉴·针灸篇》。

手少阳三焦经左右凡四十六穴

关冲二穴 在手小指次指之端外侧，去爪甲角如韭叶，握拳取
之。手少阳脉之所出为井。针入一分、留三呼，可灸三壮。《铜人》

---

① 池：原作"也"，据《东医宝鉴·针灸篇》改。

液门二穴　在手小指次指间本节前陷中，手少阳脉之所流为荥，握拳取之。针入二分、留三呼，可灸三壮。《铜人》

中渚二穴　在手小指次指本节后间陷中，液门下一寸，握掌取之，手少阳脉之所注为腧。针入三分、留三呼，可灸三壮。《铜人》

阳池二穴　一名别阳。在手表腕上陷中。《铜人》〇在手掌背横纹陷中，手少阳脉之所过为原。针入三分、留三呼，禁不可灸。《铜人》

外关二穴　在腕后二寸陷中，在阳池后二寸。手少阳络别走心主。针入三分、留七呼，可灸三壮。《铜人》

支沟二穴　在腕后三寸，两骨之间陷中，阳池后三寸。《铜人》〇在腕后臂外三寸。《资生》〇手少阳脉之所行为经。针入三分、留七呼，可灸二七壮。《铜人》

会宗二穴在腕后三寸，空中一寸。《铜人》〇在支沟外旁一寸空中。《入门》〇针入三分，可灸三壮。《铜人》

三阳络二穴　在臂上大交脉支沟上一寸。《铜人》〇在阳池后四寸。《入门》〇在肘前五寸外廉陷中。《资生》〇可灸七壮，禁不可针。《铜人》

四渎二穴　在肘前六寸外廉陷中。针入六分、留七呼，可灸三壮。《铜人》

天井二穴　在肘外大骨之后，肘上一寸陷中。《铜人》〇在曲肘后一寸，又手按膝头取之，两筋骨罅中。又云：肘后两筋间，屈肘乃得之。《资生》〇手少阳脉之所入为合。《铜人》〇针入一寸、留①七呼，可灸三壮。《灵枢》

清冷渊二穴　在肘上二寸，伸肘举臂取之。针入三分，可灸三壮。《铜人》

消泺二穴　在肩下臂外间腋斜肘分下行。针入六分，可灸三壮。《铜人》

臑会二穴　一名臑髎。在肩前廉，去肩头三寸宛宛中。针入七

---

①　留：原作“陷”，据《东医宝鉴·针灸篇》改。

分、留七呼，可灸七壮。《铜人》

肩髎二穴 在肩端臑上陷中，举臂取之。《铜人》○在肩端外陷臑会上斜。《入门》○针入七分，可灸三壮。《铜人》

天髎二穴 在肩缺盆中，上毖骨之际陷中。针入八分，可灸五壮。《铜人》○肩上廉十穴：肩髎极外，巨骨次之，肩井又次之，秉风又次之，天髎极其里。《纲目》

天牖二穴 在颈大筋前，缺盆上、天容后、天柱前、完骨下、发际上一寸陷中。《铜人》○在耳下颈大筋外，发际上一寸。《入门》○针入一寸、留七呼，禁不宜灸，若灸之面肿眼合，先取谙谵，后针天牖、风池，其病即瘥。《铜人》

翳风二穴 在耳珠后尖角陷中，按之引耳中痛。针入七分，可灸七壮。《铜人》

瘈脉二穴 一名资脉。在耳本后鸡足青络脉。刺出血如豆汁。针入一分，禁不可灸。《铜人》

颅息二穴 一名颅囟。在耳后间青络脉。《铜人》○在耳后上青脉间。《入门》○可灸七壮，禁不可针。《铜人》

丝竹空二穴 一名目髎。在眉后陷中。《铜人》○在眉尾骨后陷中。《入门》○针入三分、留三呼；禁不可灸，不幸使人目小，又令人目无所见。《铜人》

角孙二穴 在耳郭中间上，开口有空。《铜人》○在耳郭上，中间发际下。《入门》○可灸三壮，禁不可针。《入门》

和髎二穴 在耳门前锐发下陷中横动脉。针入三分，禁不可灸。《铜人》

耳门二穴 在耳前起肉当耳中缺者。针入三分、留三呼，可灸三壮。《铜人》

【**点评**】此篇文字录自《东医宝鉴·针灸篇》。

足少阳胆经共四十三穴

瞳子髎 在目外去小眦五分。针三分，灸三壮。

主治头痛，目痒，外眦赤痛，翳膜青盲，远视𥊪𥊪，泪出多眵。〇一云：兼少泽能治妇人乳肿。

听会 在耳前肉峰之前，上有下关，下有耳门，此穴居中。针四分，灸三壮。

主治耳聋耳鸣，牙车脱臼，齿痛，中风，瘛疭，㖞斜。治耳聋腮肿。《玉龙赋》 耳聋针听会，更泻迎香功如神。兼金门治伤寒两耳聋。《席弘赋》 兼翳风治耳聋气闭。

客主人 在下关上五分。针一分、留三呼，灸三壮。《甲乙经》曰：针太深令人耳无闻。一曰禁针。一曰：针上关不得深，下关不得久。

主治口眼偏斜，耳聋耳鸣，聤耳，目眩，齿痛，瘛疭口噤不能嚼物。

颔厌 在悬颅上五分，与风池上下相对有二寸，风池微向外些。针三分、留三呼，灸三壮。《气府论》注曰：针深令人耳无所闻。

主治头风，偏头颈项俱痛，目眩耳鸣，多嚏，惊痫，历节风，汗出。〇兼悬颅治偏头痛。《百证赋》

悬颅 与窍阴并，窍阴在前，悬颅在后，相距三分大些。针三分、留三呼，灸三壮。

主治头痛，齿痛，偏头痛引目，热病汗不出。〇兼颔厌治偏头痛。

悬厘 与完骨并，完骨在前，悬厘在后，相距三分。上直颔厌一寸，下直风池一寸。针三分、留七呼，灸三壮。

主治偏头痛，面肿，目锐眦痛，热病烦心汗不出。

曲鬓　在耳上入发际一寸微后些，直颅息。针三分，灸三壮。

主治额颊肿引牙车不得开，口噤难言，项强不得顾，头角痛，巅风，目眇。

率谷　在耳直上入发际一寸，高于曲鬓，相距八分。针三分，灸三壮。

主治脑痛，两头角痛，胃膈寒痰，烦闷呕吐，酒后皮风肤肿。○治头风两角疼痛，可灸三壮至五壮。小儿急慢惊风灸三壮，炷如小麦。

天冲　在额厌上四分，横直浮白。针三分，灸三壮。

主治癫疾，风痉，牙龈肿，惊恐头痛。○兼大横治反张悲哭。《百证赋》

浮白　在耳上轮根入发际一寸，横直天冲。针三分，灸三壮。

主治咳逆胸满，喉痹，耳聋，齿痛，项瘿，痰沫不得喘息，肩臂不举，足不能行。○专治瘿气。《百证赋》　一传：治眼目四时疼痛，头风痛。

窍阴　在浮白下一寸，瘈脉后八分微上处发际下。针三分，灸三壮。

主治四肢转筋，目痛，头项痛，耳鸣，痈疽发热，手足烦热，汗不出，咳逆，喉痹，舌强，胁痛，口苦。

完骨　在窍阴下七分发际中。针三分、留七呼，灸三壮。

主治头痛，头风，耳鸣，齿龋，牙车急，口眼㖞斜，喉痹颊肿，瘿疾，便赤，足痿不收。

本神　在临泣旁一寸，入发际五分。针三分，灸七壮。

主治惊痫，吐沫，目眩，项强急痛，胸胁相引不得转侧，偏风颠疾。○兼身柱治癫疾效。《百证赋》

阳白　在眉上七分，直瞳子。针二分，灸三壮。

主治头痛，目昏多眵，背寒慄重衣不得温。

临泣　在目上直入发际五分，距曲差一寸少。针三分，灸三壮。

一曰禁灸。

主治鼻塞，目眩生翳，眵䁾冷泪，眼目诸疾，惊痫反视，卒暴中风不识人，胁下痛，疟疾日西发。○兼头维可治目中泪出。《百证赋》

目窗 在临泣后一寸少。针三分，灸五壮。

主治头目眩痛引外眦，远视不明，面肿，寒热汗不出。

正营 在目窗后二寸少。针三分，灸三壮。

主治头痛目眩，齿龋痛，唇吻强急。

承灵 在曲鬓后寸半微高。针三分，灸五壮。一曰禁针。

主治脑风头痛，恶风，鼻窒不通。

脑空 在悬颅后七分，风池上寸半。针四分，灸五壮。

主治劳瘵身热羸瘦，脑风头痛不可忍，项强不得顾，目瞑，鼻衄，耳聋，惊悸，癫风引目眇，鼻痛。

风池 在天柱外八分下些，天牖斜上六分，入发际陷中。针四分，灸三壮、七壮，炷不用大。

主治中风，偏正头痛，伤寒热病汗不出，痎疟，颈项如拔痛不得回，目眩赤痛泪出，衄衄，耳聋，腰背俱痛，伛偻引项，筋力不收，脚弱无力。○治瘿气，灸百壮。《千金》 兼环跳、间使，治疟疾；又兼风府，取之治伤寒。《太乙歌》 兼绝骨可疗伛偻。《玉龙赋》 寻到风府、风池，治伤寒百病。《席弘赋》 头晕目眩觅风池。《通玄赋》 治温病烦满汗不出。《捷径》 一传：治中风不语，牙关紧闭，汤水不能入口。

肩井 在肩上陷解中，缺盆上、大骨前一寸半，以三指按取之，当中指下陷者中。针五分，灸三壮，孕妇禁针。

主治中风气塞，涎上不语气逆，五劳七伤，头项颈痛，臂不能举，或因扑伤腰痛，脚气上攻。若妇人难产坠胎后手足厥逆，针之立愈，若灸更胜。○凡产难，针两肩井一寸泻之，须臾即生。○又臂重不举，灸随年壮至百壮，针五分补之。○又治卒忤，灸百壮。○又治上气咳逆短气，风劳百病，灸二百壮。○又灸癫疝随年壮。《千金赋》 针肩井须针三里，方可使气调。《席弘赋》 治乳痈极效。《百证赋》 除两

臂之不胜。《通玄赋》　兼曲池，甄权针臂痛而复射。《标幽赋》　兼三里、阳陵，治脚气酸痛。《天星秘诀》

渊腋　在腋下三寸宛宛中。针三分，禁灸，灸之不幸生肿蚀马刀疡，内溃者死。

主治寒热马刀疡，胸满，无力臂不举。

辄筋　在腋下三寸，复前行一寸着胁。针六分，灸三壮。

主治太息多唾，善悲，言语不正，四肢不收，呕吐宿汁，吞酸，胸中暴满不得卧。

日月　在期门直下八分。针七分，灸五壮。

主治太息善悲，小腹热，欲走多唾，言语不正，四肢不收。○呕吐宿汁吞酸，灸神光百壮，三报之。

京门　直对章门外开二寸。针三分、留七呼，灸三壮。一云针八分。

主治肠鸣洞泄，水道不利，少腹急痛，寒热膜胀，肩、背、腰、髀引痛不得俯仰久立。

带脉　在京门直下二寸。针六分，灸五壮。

主治腰腹纵水状，妇人小腹痛急，瘕疝，月经不调，带下赤白，两胁气引背痛。○合关元多灸，堪攻肾败。

五枢　在带脉直下二寸。针一寸，灸五壮。

主治疝癖，小肠膀胱气攻两胁，小腹痛，腰腿痛，阴疝睾丸上入腹，妇人赤白带下。○兼背缝，治肩脊痛。《玉龙赋》

维道　对章门直下七寸。针八分，灸三壮。

主治呕逆不止，三焦不调，不食，水肿。

居髎　在维道下二寸后开五分，环跳前，横直环跳相去三寸微高些。针八分，灸三壮。

主治肩引胸臂挛急不得举，腰引小腹痛。○兼环跳、委中，治腿风湿痛。《玉龙赋》

环跳　在髀枢中，侧卧，伸下足屈上足取之，有大空。针一寸、留十呼，灸三壮。《甲乙经》云：留二十呼，灸五十壮。

主治冷风湿痹不仁，胸胁相引，半身不遂，腰胯酸痛，膝不得伸，遍身风疹。○兼风池、间使，能除冷风膝痹并疟疾。《太乙歌》　兼居髎、委中，治腿风湿痛。《玉龙赋》　兼阳陵治冷风湿痹。《天星秘诀》兼后溪针腿痛。《百证赋》　中风宜针此，又华佗兼绝骨，针躄足而立行。《标幽赋》○兼腰俞用烧针，治冷风冷痹。《席弘赋》　兼阳陵治膝间并腋胁病。《千金》　能针偏废躯，折腰莫能顾，冷风并湿痹，身体似绳拘，腿胯连腨痛，屈转重欷吁，若人能针灸，顷刻病消除。《马丹阳》

中渎　在髀骨外、膝上五寸分肉间陷中。针五分、留七呼，灸五壮。

主治寒气客于分肉间攻痛上下，筋痹不仁。

阳关　在膝眼旁一寸。针五分，禁灸。

主治风痹不仁，股膝冷痛不可屈伸。

阳陵泉　在三里上六分，横开二寸。针六分、留十呼，灸七壮至七七壮。

主治偏风半身不遂，足膝冷痹不仁，无血色，脚气筋挛。○治足膝冷痹不仁、屈伸不得，半身不遂，胁肋疼痛，可灸十四壮至二十一壮。○兼阴陵泉驱膝肿之难消。《玉龙赋》　专治膝间疼痛，宜用针烧。又脚痛膝肿针三里，又须绝骨、二陵、三阴交，更兼太冲以行气。《席弘赋》　远达曲池治半身不遂。《百证赋》　治胁下肋边疾。《通玄赋》　兼环跳治冷风湿痹；又兼肩井、三里，治脚气酸痛。《天星秘诀》　环跳与阳陵，治膝前兼腋胁病。《千金》　治膝肿并麻木冷痹及偏风，起坐腰背重，面肿满胸中，举足不能起，坐卧似衰翁，针入六分止，神功妙不同。《马丹阳》

阳交　在外踝上七寸。针六分、留七呼，灸三壮。

主治胸满喉痹，膝痛足不仁，寒厥，惊狂，面肿。

外丘　在外踝上七寸，与阳交在一处，外丘在前，阳交在后，外丘高三分。针三分，灸三壮。

主治颈项痛，胸满，瘘痹，癫风，恶犬伤毒不出。能收大肠。《百

证赋》

光明　在悬钟上一寸八分。针六分、留七呼，灸五壮。

主治热病汗不出，卒狂，啮颊，淫泺胫胻痛不能久立。虚则痿痹偏细，坐不能起；实则足胻热，膝痛，身体不仁。○睛明治眼未效时，合谷、光明不可缺。《席弘赋》　兼地五会治眼痒痛。《标幽赋》

阳辅　在光明、悬钟二穴之中，微向外。针三分、留七呼，灸三壮。

主治腰溶溶如水浸，膝下肤肿筋挛，百节酸疼痿痹，马刀，厥逆，头项痛，喉痹，汗不出，及汗出振寒，痎疟，腰胻酸痛不能行立。○治膝胻酸疼，偏风不随，可灸十四壮。《神农经》

悬钟　在足外踝上三寸，当骨尖前动脉中。针六分、留七呼，灸五壮。

主治心腹胀满，胃热不食，喉痹咳逆，头疮中风，虚劳，颈项痛，手足不收，腰膝痛，脚气筋骨挛。○兼三里、阴交，治连延脚气。又兼风池，疗伛偻。《玉龙赋》　脚气膝肿针三里，又须此穴兼二陵、三阴交及太冲行气。《席弘赋》　兼环跳，华佗针躄足而立行。《标幽赋》　兼条口、冲阳，治足缓难行。《天星秘诀》

丘墟　在足外踝下，微前陷中。针五分、留七呼，灸三壮。

主治胸胁满痛不得息，寒热，目生翳膜，颈肿，久疟振寒，痿厥，腰腿酸痛，髀枢中痛，转筋，足胫偏细，小腹坚，卒疝。○治肋下疼不得息，小腹肾痛，脚腕疼，可灸七壮。《神农经》　兼商丘、解溪，堪追脚痛。《玉龙赋》　髀枢疼痛泻丘墟。《灵光赋》　兼金门能医转筋。《百证赋》

临泣　距侠溪一寸六分，距地五会一寸。针二分、留五呼，灸三壮。

主治胸满气喘，目眩，心痛，缺盆中及腋下马刀疡，痹痛无常，厥逆，痎疟日西发者，淫泺胻酸，洒淅振寒，妇人月经不和①，季胁支满，乳痈。○一云：木有余者，宜泻此，或兼阳辅使火虚而木自平。○颈漏，腋下马刀，灸百壮。《千金》云 兼内庭能理小腹之膜《玉龙赋》

地五会 侠溪后一寸。针一分，禁灸。《甲乙经》曰：灸之令人瘦，不出三年死。

主治腋痛，内损吐血，足外无膏脂，乳痈。○兼三里治耳内蝉鸣腰欲折。《席弘赋》 兼光明治眼痒眼疼。《标幽赋》 耳内蝉鸣先五会，次针耳门、三里内。《天星秘诀》

侠溪 在足小指次指间，合缝纹头歧骨间。针三分、留三呼，灸二壮。

主治胸胁支满，寒热病汗不出，目赤颔肿，胸痛耳聋。○兼阳谷治颔肿口噤。

窍阴 在足小指次指外侧，去爪甲角如韭叶。针一分、留三呼，灸三壮。

主治胁痛，咳逆不得息，手足烦热，汗不出，痈疽，口干，头痛，喉痹，舌强，耳聋，转筋，肘②不能举。

[**点评**] 此篇腧穴内容系由明正统铜人点穴文本和《类经图翼》卷八"足少阳胆经穴"篇合编而成为，其中腧穴定位文字出自明正统铜人点穴文本，其他部分皆录自《类经图翼》。

足少阳胆经流注

足少阳之脉，起于目锐眦，上抵头角，下耳后，循颈，行手少阳之脉前，至肩上，却交出手少阳之后，入缺盆；其支别者，从耳后入

---

① 和：《类经图翼》卷八作"利"。
② 肘：原作"肋"，据《类经图翼》卷八改。

耳中，出走耳前，至目锐眦，下大迎，合于手少阳，抵于颐，下加颊车，下颈，合缺盆以下胸中，贯膈络肝属胆，循胁里，出气冲^{穴名}，绕毛际，横入髀厌中^{即环跳穴}；其直者，从缺盆下腋，循胸中，过季胁^{胁骨曰肋，肋尽处曰季胁}，下合髀厌中^{腹下腿上节处是也}，以下循髀阳，出膝外廉^{阳陵泉穴}，下外辅骨之前^{辅骨，谓辅佐胻骨，在胻之外}，直下抵绝骨之端^{阳辅穴}，下出外踝之前^{丘墟穴}，循足跗上，出小指次指之端^{本节前，侠溪穴}；^{本节后，临泣穴；末乃窍阴穴}；其支者，从跗上入大趾歧骨内，出其端，还贯爪甲，出三毛^{自此交入足厥阴}。是动则病口苦，善太息，心胁痛不能转侧，甚则面微尘，体无膏泽，足外反热，是为阳厥。是主骨所生病者，头痛角颔^①痛，目锐眦痛，缺盆中肿痛，腋下肿，马刀挟瘿，汗出振寒，疟，胸、胁、肋、髀、膝外至胫、绝骨外踝前及诸节皆痛，小指次指不用。盛者人迎大一倍于寸口，虚者人迎反小于寸口也。《灵枢》〇子时自耳门交与瞳子髎，循头耳侧胁下行至足窍阴穴止。《入门》〇少阳根于窍阴，结于窗笼。窗笼者，耳中也。《灵枢》

【点评】此篇文字录自《东医宝鉴·针灸篇》。

足少阳胆经左右凡九十穴

窍阴二穴　在足小指次指端外侧，去爪甲角如韭叶。足少阳脉之所出为井。针入一寸、留三呼，可灸三壮。《铜人》

侠溪二穴　在足小指次指歧骨间本节前陷中。足少阳脉之所流为荥。针入二分、留三呼，可灸三壮。《铜人》

地五会二穴　在足小指次指本节之后陷中，去侠溪一寸。针入二分，不可灸，灸则使人赢瘦，不出三年卒。《铜人》

临泣二穴　在足小指次指本节后间，去侠溪一寸半陷中。足少阳

---

① 颔：原作"额"，据《东医宝鉴·针灸篇》改。

脉之所注为腧。针入三分、留三呼，可灸三壮。《铜人》

丘墟二穴 在足外踝下微前陷中，去临泣三寸。足少阳脉之所过为原。针入五分、留七呼，可灸三壮。《铜人》

悬钟二穴 一名绝骨。在足外踝上三寸动脉中。足三阳之大络，按之阳明脉绝乃取之。针入六分、留七呼，可灸三壮。《铜人》

阳辅二穴 在足外踝上四寸，辅骨前、绝骨端、如前三分，去丘墟七寸。足少阳脉之所行为经。针入五分、留七呼，可灸三壮。《铜人》

光明二穴 在足外踝上五寸。少阳络，别走厥阴。针入六分、留七呼，可灸五壮。《铜人》

外丘二穴 在足外踝上七寸骨陷中。足少阳郄。针入三分，可灸三壮。《铜人》

阳交二穴 一名别阳，一名足髎。在外踝上七寸斜，属三阳分肉之间。针入六分、留七呼，可灸三壮。《铜人》

阳陵泉二穴 在膝下一寸外廉陷中，伸而得之。《铜人》〇在膝下外尖骨前。《资生》〇在膝品骨下一寸外廉两骨陷中，蹲坐取之。足少阳脉之所入为合。针入六分、留十呼，得气即泻，可灸七壮至七七壮。《铜人》

阳关二穴 一名关阳，一名关陵。在阳陵泉上三寸，犊鼻外陷中。针入五分，禁不可灸。《铜人》

中渎二穴 在髀骨外膝上五寸分肉间陷中。针入五分、留七呼，禁不可灸。《铜人》

风市二穴 在膝上外廉两筋间，正立以两手着腿中指尽处是穴。《入门》〇在膝上外廉五寸。《得效》针入五分，可灸五壮。《入门》

环跳二穴 在髀枢中，侧卧，伸下足屈上足取之。《铜人》〇在髀枢碾子骨—作砚子后宛宛中。《入门》〇针入一寸、留十呼，可灸五十壮。《铜人》

居髎二穴 在章门下八寸三分，监骨上陷中。针入八分，可灸三

壮。《铜人》

维道二穴　在章门下五寸三分。针入八分，可灸三壮。《铜人》

五枢二穴　在带脉下三寸，水道旁一寸五分陷中。针入一寸，可灸五壮。《铜人》

带脉二穴　在季肋①端一寸八分。针入六分，可灸五壮。《铜人》

京门二穴　肾之募也。一名气府，一名气腧。在监骨下腰中，挟脊季肋本。针入八分、留十呼，可灸三壮。《铜人》

日月二穴　胆之募也。一名神光。在期门下五分陷中，直乳第二肋下。《铜人》○在乳下二肋端。《入门》○针入七分，可灸五壮。《铜人》

辄筋二穴　在腋下三寸，腹前行一寸着胁。《铜人》○在渊腋前一寸。《入门》○针入六分，可灸三壮。《铜人》

渊腋二穴　在侧腋下三寸宛宛中，举臂取之。针入三分，禁不可灸。《铜人》

肩井二穴　一名膊井。在肩上陷罅中，缺盆上大骨前一寸半，以三指按取之，当中指下陷中是。可灸七壮，禁不宜针。《铜人》

风池二穴　在颞颥即脑空穴后发际陷中。《铜人》○在耳后一寸半，横挟风府。《入门》○针入三分、留七呼，可灸七壮。《铜人》

脑空二穴　一名颞颥。在承灵后一寸半挟玉枕骨下陷中。《铜人》○挟玉枕旁枕骨下陷中，摇耳有空。《入门》○针入五分、得气即泻，可灸三壮。○曹魏公苦患头风目眩，华佗针此穴即愈。《铜人》

承灵二穴　在正营后一寸五分。针入三分，可灸五壮。《铜人》

正营二穴　在目窗后一寸五分。针入三分，可灸五壮。《铜人》

目窗二穴　一名至荣。在临泣后一寸。针入三分、可灸五壮。今附：三度刺，目大明。《铜人》

临泣二穴　在当目直上入发际五分。针入三分、留七呼，禁不可灸。《铜人》

---

①　肋：原作"胁"，据《东医宝鉴·针灸篇》改。下一"肋"字同。

阳白二穴　在眉上一寸，直目瞳子。针入二分，可灸三壮。《铜人》

本神二穴　在曲差旁一寸五分，直耳上。《铜人》○在临泣外一寸半。《入门》○针入三分，可灸七壮。《铜人》

完骨二穴　在耳后，入发际四分。针入三分，可灸七壮。《铜人》

窍阴二穴　在完骨上，枕骨下，摇耳有空。针入三分，可灸七壮。《铜人》○侧头部在耳后者十二穴：翳风帖耳，瘈脉次之，颅息又次之，完骨又次之，浮白最后，窍阴又居浮白之上。《纲目》

浮白二穴　在耳后入发际一寸。针入三分，可灸七壮。《铜人》

角孙二穴　在耳郭中间上，开口有空。针入三分，可灸三壮。○侧头部在耳上者六穴：率谷最上，天冲次之，角孙最下。《纲目》

天冲二穴　在耳上如前三分，承灵后一寸半。针入三分，可灸七壮。《铜人》

率谷二穴　在耳上入发际一寸五分。针入三分，可灸三壮。《铜人》

曲鬓二穴　在耳上入发际曲隅陷中，鼓颔有空。《铜人》○以耳掩前尖处是穴。《入门》○在耳上，将耳掩前正尖上是穴。《资生》○针入三分，可灸七壮。《铜人》○侧头部在耳前者八穴，颔厌在脑空上廉，悬颅在脑空中廉，悬厘在脑空下廉，皆直头角上至耳前曲鬓，又在悬厘之后。《纲目》

悬厘二穴　在曲周上颞颥下廉。《铜人》○从额斜上头角下陷。《入门》○针入三分、留三呼，可灸三壮。《铜人》

悬颅二穴　在曲周上颞颥中。《铜人》○斜上额角中，在悬厘间。《入门》○针入三分，可灸三壮。《铜人》

颔厌二穴　在曲周下颞颥上廉。《铜人》○对耳额角外。《入门》○在曲角下脑空之上。上廉、曲周皆当作曲角。《资生》○针入五分、留七呼，可灸三壮。《铜人》

客主人二穴　一名上关。在耳前上廉起骨，开口有空，动脉宛宛中。可灸七壮，禁不可针。○若针必须侧卧张口取之，禁不可针深，问曰：何以不得针深？曰：上关若刺深，令人欠而不得㰦，下关若久留针，即㰦而不得欠，牙关急，是故上关不得刺深，下关不得久留针也。《铜人》

听会二穴　一名听呵，一名后关。在耳珠微前陷中，开口有空。《铜人》○在上关下一寸动脉宛宛中，张口得之。《纲目》○针入三分、留三呼，可灸五壮至二七壮。《铜人》

瞳子髎二穴　一名太阳，一名前关。在目外眦去眦五分。针入三分，禁不可外灸。《铜人》

【点评】此篇文字录自《东医宝鉴·针灸篇》。

足厥阴肝经共一十四穴

大敦　足大指爪甲根后四分节前。针二分、留十呼，灸三壮。

主治卒心痛，汗出，腹胀肿满，中热喜寐，五淋七疝，小便频数不禁，阴痛引小腹，阴挺出，血崩，尸厥如死，病左取右，病右取左，孕妇产前产后皆不宜灸。○一云：凡疝气腹胀足肿者皆宜灸之，以泄肝木而脾胃之土自安。○兼期门能治坚痃疝气。《玉龙赋》　大便难灸四壮，又五淋灸三十壮，又失尿不禁灸七壮，小儿灸一壮，又尿血灸随年壮。《千金》　大便秘结宜烧此。《席弘赋》　兼照海善蠲寒证。《百证赋》　能除七疝之偏坠。《通玄赋》　兼长强治小肠气痛。《天星秘诀》　兼三阴交治小肠气痛。又一切冷气连脐腹结痛，小便遗溺。《乾坤生意》

行间　大指次指合缝后五分。针三分、留十呼，灸三壮。

主治呕逆咳血，心胸痛，腹胁胀，色苍苍如死状，终日不得息，中风口㖞四逆，嗌干烦渴，瞑不欲视，目中泪出，太息，癫疾，短气，肝积肥气，痎疟洞泄，遗尿癃闭，崩漏白浊，寒疝少腹肿，腰痛不可俯仰，小儿惊风。○一曰：主便赤溺难，白浊，胸背心腹胀痛，泻行间火而热自清，木气自下。○治小腹胀，心疼，寒湿肺气，可灸七壮。《神农经》 小儿重舌，灸行间随年壮；又茎中痛，灸五十壮：又失尿不禁，灸七壮。《千金》云 兼睛明，可治雀目汗气；又兼涌①泉，疗消渴。《百证赋》 治膝肿腰疼。《通玄赋》 兼膻中、水分、关元、三里、三阴交，治血蛊。《捷法》云

太冲 在行间后寸半，横距陷谷一寸少。针三分、留十呼，灸三壮。

主治虚劳呕血，恐惧气不足，呕逆，发寒，肝疟，令人腰痛嗌干，胸胁支满太息，浮肿小腹满，腰引少腹痛，足寒或大小便难，阴痛遗溺，溏泄，小便淋癃，小腹疝气，腋下马刀疡瘘，胻酸踝痛，女子月水不通或漏血不止，小儿卒疝。○治寒湿脚气痛行步难，可灸三壮。《神农经》 产后出汗不止，针太冲急补之；又凡上气冷发，呕逆不食，腹中雷鸣，不限壮数，从痛灸至不痛止，炷如雀矢；又气短下气，灸五十壮；此穴并主肺痿，又不得尿，灸五十壮；又虚劳浮肿，灸百壮。《千金》云 兼合谷，治并连肩脊痛难忍；又兼百会、照海、阴交，治咽喉疾；又脚痛膝肿，针三里、悬钟、三阴交、二陵，更向太冲引气。《席弘赋》 能除心胀咽痛。《标幽赋》 治行步难移最奇。《通玄赋》 能治生死病，能医惊痫风，咽喉并心胀，两足不能动，七疝偏坠肿，眼目似云矇，亦能疗腰痛，针下有神功。《马丹阳》

中封 在内踝前一寸微下些。针四分、留七呼，灸三壮。《千金》云五十壮。

主治痎疟，色苍苍然，善太息，如将死状，振寒溲白大便难，小便肿痛，五淋，足厥冷，不嗜食，身体不仁，寒疝痿厥，筋挛，失②精，阴缩入腹相引痛或身微热。○一云：能止汗出。○梦泄遗精阴缩，灸五十壮；又五淋不得尿，灸二七壮；又鼓胀，灸二百壮；又瘿气，灸随年壮。《千金》云 合三里治行步艰楚。《玉龙赋》

---

① 涌：原脱，据《类经图翼》卷八补。
② 失：原作"夫"，据《类经图翼》卷八改。

蠡沟 在内踝前上五寸。针二分、留三呼，灸三壮。

主治疝痛，小腹满痛，癃闭，脐下积气如石，数噫，恐悸，少气，足胫寒酸屈伸难，腰背拘急不可俯仰，月经不调，溺下赤白。

中都 在蠡沟上二寸半。针三分、留六呼，灸五壮。

主治肠癖，㿉疝，小腹痛，湿痹，足热胫寒，不能行立，妇人崩中，产后恶露不绝。

膝关 在犊鼻下一寸二分，向里横开寸半，下直中都，相距五寸。针四分，灸五壮。

主治风痹膝内肿痛，引膑不可屈伸，及寒湿走注，白虎历节风，痛不能举动，咽喉中痛。

曲泉 在横纹头。针六分、留七呼，灸三壮。

主治㿉疝，阴股痛，小便难，少气，泄痢脓血，腹胁支满，膝痛筋挛，四肢不举，不可屈伸，风劳失精，身体极痛，膝胫冷，阴茎痛。实则身热，目痛，汗不出，目𥆙𥆙，发狂，衄血，喘呼痛引咽喉，女子阴挺出，少腹痛，阴痒血瘕。○男子失精，膝胫冷疼，灸百壮。《千金》云兼照海、阴交，更求气海、关元同泻，治七疝小腹痛，神效。《席弘赋》

阴包 在股内廉膝上三寸，横直阴市。针六分、灸三壮、七壮。

主治腰尻引小腹痛，小便难，遗尿，月水不调。

五里 横直髀关。针六分，灸五壮。

主治肠风，热闭不得溺，风劳嗜卧，四肢不能举。

阴廉 在五里上一寸大些。针八分，留三呼，灸二壮。

主妇人不妊，若经不调未有孕者，灸三壮即有子。

急脉 在阴毛中，阴上两旁相去同身寸之二寸半，按之隐指坚然，甚按则痛引上下，其左者中寒则上引少腹，下引阴丸，善为痛，为小腹急中寒。此两脉皆厥阴之大络通行其中，故曰：厥阴急脉，即睾之系也，可灸而不可针，病疝小腹痛者，即可灸之。

章门 脐上二寸，横开八寸。针六分、留六呼，灸三壮。一云百壮。

主治两胁积气如卵石，膨胀肠鸣，食不化，胸胁痛，烦热支满，呕吐，咳喘不得卧，腰脊冷痛不得转侧，肩臂不举，伤饱，身黄，瘦弱，泄泻，四肢懈惰，善恐，少气厥逆。○脏会季肋，脏病治此。《难疏》 奔豚积聚，坚满胀痛，吐逆不下食，腰脊冷疼，小便白浊，灸脾募百壮，三报之；又狂走癫痫，灸三十壮；又尿血灸百壮；又治石水，灸然谷、气冲、四满、章门。《千金》云 治胸胁支满。《百证赋》 一传：治久泻不止，癖块胀疼。

期门 在乳直下四寸，乳根下微外些，日月上横直巨阙①。针四分，灸五壮、七壮。

主治伤寒胸中烦热，奔豚上下，目青而呕，霍乱泻痢，腹硬②胸胁积痛支满，呕酸，善噫，食不下，喘不得卧。○一妇人患伤寒热入血室，医者不识，许学士曰：小柴胡以迟，当针期门，予不能针，请善针者针之，如言而愈。○主奔豚，灸百壮；上气咳逆，胸满痛彻胸背，灸巨阙、期门各五十壮。○兼大敦能治坚疝疝气。《玉龙赋》 期门穴主伤寒患六日过经犹未汗，但向乳根二肋间；又治妇人坐产难。《席弘赋》 兼温溜治伤寒项强。《百证赋》 期门退胸满血膨而可止。《通玄赋》 兼三里治伤寒过经不出汗。《天星秘诀》 治产后噎。《捷径》云

【点评】此篇腧穴内容系由明正统铜人点穴文本和《类经图翼》卷八"足厥阴肝经穴"篇合编而成为，其中腧穴定位文字出自明正统铜人点穴文本，其他部分皆录自《类经图翼》。

足厥阴肝经流注

足厥阴之脉，起于大指聚毛之际_{大敦穴}，上循足跗上廉_{本节前行间穴}，

---

① 阙：原作"关"，据《铜人图经》穴名改
② 硬：原作"鞭"，据《类经图翼》卷八改。

本节后太冲穴，去内踝一寸^{中封穴}，上踝八寸交出太阴之后，上腘内廉^曲^{泉穴}，循股阴入毛中，环阴器，抵小腹，挟胃，属肝络胆，上贯膈，布胁肋，循喉咙之后上入颃颡^{额也}，运目系，上出额，与督脉会于巅；其支者，从目系下颊里，环唇内；其支者，复从肝别贯膈，上注肺口^{自此交入手太阴}。是动则病腰痛不可以俯仰，丈夫癫疝，妇人小腹肿，甚则嗌干，面尘脱色。是主肝所生病者，胸满呕逆洞泄，狐疝，遗尿闭癃。盛者寸口大一倍于人迎，虚者寸口反小于人迎也。《灵枢》○丑时自①窍阴交与大敦，循膝股上行至期门穴止。《入门》○厥阴根于大敦，结于玉英，络于膻中。《灵枢》

【点评】此篇文字录自《东医宝鉴·针灸篇》。

足厥阴肝经左右凡二十六穴

大敦二穴　在足大指端，去爪甲如韭叶后三毛中。《入门》○在足大指聚毛中。《资生》○足厥阴脉之所生为井。针入三分、留六呼，可灸三壮。《铜人》

行间二穴　在足大指间动脉应手。《铜人》○在大指次指歧骨间动脉陷中。《入门》○足厥阴脉之所流为荥。针入六分、留十呼，可灸三壮。《铜人》

太冲二穴　在足大趾本节后二寸动脉中。《铜人》○在足大指间本节后二寸，动脉应手。《资生》○在行间上二寸。《灵枢》○足厥阴脉之所注为腧。针入二分、留十呼，可灸三壮。《铜人》

中封二穴　一名悬泉。在足内踝前一寸陷中。《铜人》○在内踝前一寸斜行小脉上。《资生》○足厥阴脉之所行为经，仰足取之。《灵枢》○针入四分、留七呼，可灸三壮。《铜人》○在内踝之前一寸半陷者之

---

①　自：原作"日"，据《东医宝鉴·针灸篇》改。

中，使逆则宛，使和则通，摇足而得之。其穴使足逆仰则穴有宛陷可定针，使手足和其穴有巷道可通，故曰：使逆则宛，使和则通也。《灵枢》

蠡沟二穴 一名交仪。在足内踝上五寸。足厥阴络，别走少阳。针入二分、留三呼，可灸三壮。《铜人》

中都二穴 一名中郄。在内踝上七寸，胫骨中，与少阴相直。针入三分，可灸五壮。《铜人》

膝关二穴 在犊鼻下二寸旁陷中向里。针入四分，可灸五壮。《铜人》

曲泉二穴 在膝内辅骨下，大筋上、小筋下陷中，屈膝取之。《铜人》〇在辅骨下横纹尖陷中。《入门》〇正膝屈内外两筋间宛宛中；又云：在膝曲横纹头。《资生》〇足厥阴脉之所入为合。针入六分、留十呼，可灸三壮。《铜人》

阴包二穴 一名阴胞。在膝上四寸股，内廉两筋间。针入六分，可灸三壮。《铜人》

五里二穴 在气冲下三寸，阴股中动脉应手。针入六分，可灸五壮。《铜人》

阴廉二穴 在羊矢①下，去气冲二寸动脉中。针入八分、留七呼，可灸三壮。若未经生产妇人可灸，即有子。《铜人》〇羊矢二穴在气冲外一寸。《入门》

章门二穴 脾之募也。一名长平，一名胁髎。在大横外，直脐旁。《铜人》〇在脐上二寸，横取六寸，侧胁季胁端陷中。《入门》〇直脐季胁端，侧卧、屈上足、伸下足，举臂取之。《纲目》〇在脐上二寸，两旁九寸。《资生》〇针入六分，可灸一百壮。《铜人》

期门二穴 肝之募也。在不容旁一寸五分，直两乳下第二肋端。《铜人》〇直两乳下第二肋端旁一寸半；又云：乳直下一寸半。《资生》〇令人仰卧，从脐心正中向上五寸，以墨点定，从墨点两边横量各二

---

① 矢：原作"朱"，据《东医宝鉴·针灸篇》改。

寸半，此乃正穴，大约直两乳为的用同身寸。《类聚》

【**点评**】此篇文字录自《东医宝鉴·针灸篇》。

任脉共二十四穴

会阴 在大便前小便后两阴间正中。针二寸、留三呼，灸三壮。一曰：禁针，惟卒死者针一寸补之，溺死者令人倒驮出水用针补之，尿屎出则活，余不可针。

主治阴汗，阴中诸病，前后相引痛，不得大小便，谷道病，久痔相通，男子阴寒冲心，女子阴门痛、经不通。○一传：治妇人产后昏迷不省人事。

曲骨 在横骨上，中极下一寸毛际陷中动脉。针一寸五分、留七呼，灸三壮。一曰：针八分、灸七壮至七七壮。

主治小便胀满，水肿，小便淋涩，血癃，㿉疝，小腹痛，失精虚冷，妇人赤白带下。○水肿胀灸百壮。《千金》云

中极 在脐下四寸。针八分、留十呼，灸三壮。一曰：可灸百壮至三百壮，孕妇不可灸。

主治阳气虚惫，冷气时上冲心，尸厥，恍惚，失精无子，腹中脐下结块，水肿奔豚，疝瘕，五淋，小便赤涩不利，妇人下元虚冷，血崩白浊，因产恶露不行，胎衣不下，经闭不通，血积成块，子门肿痛，转脬不得小便。○治血结成块，月水不调，产后恶露不止，脐下积聚疼痛，血崩不止，可灸十四壮。《神农经》 兼气海、中极、三里，针治小腹便溏。《太乙歌》 妊不成数堕落，灸玉泉五十壮，三报之；又为妇人断绪最要穴；又腹胀水肿坚满，灸百壮；又腰痛，小便不利，转胞，灸七壮。《千金》云

关元 在脐下三寸。针八分、留七呼，灸七壮。《甲乙经》云针

二寸。《气府论》注曰针一寸二分。一曰：可灸百壮至三百壮。〇《千金》曰：妇人针之则无子。

主治积冷，诸虚百损，脐下绞痛渐入阴中，冷气入腹，少腹奔豚，夜梦遗精，白浊，五淋七疝，溲血，小便赤涩、遗沥，转胞不得溺，妇人带下瘕聚，经水不通、不妊，或妊娠下血，或产后恶露不止，或血冷月经断绝。〇一云：但是积冷虚乏皆宜灸，孕妇不可针，针之则落胎，如不落更针昆仑则立坠。〇一云：治阴证伤寒及小便多，妇人赤白带下，俱当灸此，多者千余壮，少亦不下二三百壮，活人多矣，然须频次灸之，仍下兼三里，故曰：若要丹田安，三里不曾干。〇治痃癖气痛，可灸二十一壮。《神农经》 治瘕癖灸五十壮；又久痢百治不瘥，灸三百壮，分十日灸之，并治冷痢腹痛，及脐下结痛流入阴中，发作无时，仍灸天井百壮；又治霍乱灸三七壮；又治气淋、石淋、癃疝，及脐下三十六种疾，灸五十壮至百壮；又云：胞门闭塞绝子，灸关元三十壮报之。《千金》云 合涌泉、丰隆，为治尸劳之例；又云兼带脉多灸，堪攻肾败。《玉龙赋》 治小便不禁；又云：兼照海、阴交、曲泉、气海同泻，治七疝痛如神。《席弘赋》 无子收阴交、石关之乡。《百证赋》〇一传：治妇人产后血气痛，子宫不成胎。

石门 在脐下二寸。针六分、留七呼，灸五壮。一曰：灸二七壮至百壮。一云：不宜多灸，令人败伤，妇人禁针灸，犯之终身绝孕。

主治腹胀坚硬①，水肿支满，气淋，小便黄赤不利，小腹痛，泄泻不止，身寒热，咳逆上气，呕血，卒疝疼痛，妇人因产恶露不止，遂结成块，崩中漏下血淋。〇大肠闭塞，气结，心下坚满，灸百壮；又治少腹绞痛，泄痢不止，灸丹田百壮，三报之；又治血淋，灸随年壮；又治水肿人中满，灸百壮。《千金》云 一传：欲绝产，灸脐下二寸三分、阴动脉中三壮。

气海 在脐下一寸半宛宛中。针八分，灸五壮。《甲乙经》曰：

---

① 硬：原作"鞭"，据《类经图翼》卷八改。

针一寸三分。一曰：灸百壮，孕妇不可灸。

主治下焦虚冷，上冲心腹，或为呕吐不止，或阳虚不足，惊恐不卧，奔豚七疝，小肠膀胱癥瘕结块，状为覆杯，脐下冷气，阳脱欲死，阴证伤寒，卵缩，四肢厥冷，小便赤涩，羸瘦白浊，妇人赤白带下，月事不调，产后恶露不止，绕脐疞痛，小儿遗尿。○一云：治卒厥，厥气上攻两胁，心下痛奄奄欲绝，此名奔豚，先以热汤洗两足浸良久，灸百壮。○此气海也，凡脏气惫，一切真气不足，久疾不瘥者，悉皆灸之。○治水泄痢及小腹癥积腹胀，妇人癥聚瘠瘦，灸气海百壮三报之。《千金》[云] 兼璇玑治尪羸喘促。《玉龙赋》 治五淋须更针三里；又兼照海、阴交、曲泉、关元同泻，治七疝小腹痛如神。《席弘赋》 针三阴与气海，专司白浊久遗精。《百证赋》 兼血海疗五淋。《灵光赋》 一传：治小肠气痛，伤寒腹痛气胀，水鼓黄肿，四时宜多灸。

阴交 在脐下一寸。针八分，灸五壮。一曰：灸百壮，孕妇不可灸。

主治冲脉生病，从少腹冲心而痛，不得小便，疝痛，阴汗湿痒，奔豚，腰膝拘挛，妇人月事不调，崩中带下，阴痒，产后恶露不止，绕脐冷痛。○治脐下冷疼，可灸二十一壮。《神农经》 大小便不通，灸三壮；转胞，灸随年壮；又治水肿气上下，灸百壮。《千金》云 兼三里、水分，治鼓胀。《玉龙赋》 兼照海、曲泉、关元、气海同泻，治七疝小腹痛如神；又云：治小肠气撮痛连脐，急泻此穴，更于涌泉取气甚妙；又云：兼百会、太冲、照海，治咽喉疾。《席弘赋》 阴交阳别定血晕。《标幽赋》 兼三里，治中邪霍乱；又云：无子取阴交、石关之乡。《百证赋》 一传：治腹内风寒走痛胀疼。

神阙 在当脐中。灸三壮，禁针，针之令人恶疡，溃矢死不治。一曰：纳炒干净盐满脐，上加厚姜一片盖定，灸五百壮，或以川椒代盐亦妙。

主治阴证伤寒中风，不省人事，腹中虚冷伤惫，肠鸣泄泻不止，水肿鼓胀，小儿乳痢不止，腹大风痢，角弓反张，脱肛，妇人血冷不受胎者，灸此永不脱胎。○此穴在诸家俱不言灸，只云禁针，《铜人》云：宜灸百壮。有徐平者，卒中不省，得桃源为灸脐中百壮始苏，更数月复不起，郑纠云：有一亲卒中风，医者为灸五百壮而苏，后年逾八十，向使徐平灸至三五百壮，安知其不永年耶？故神阙之灸，须填细盐然后灸之，以多为良，若灸至三五百壮，不惟愈疾，亦以延年，若灸少，则时或暂愈，后恐复发，必难救矣！但夏月人神在脐，乃不宜灸。○纳盐脐中，灸三壮，治淋病；又云：凡霍乱，纳盐脐中，灸七壮，并治胀满。《千金》云

水分　在脐上一寸，下脘下一寸，禁针，灸五壮。《甲乙经》曰：针一寸，孕妇不可灸。

主治水病腹坚，黄肿如鼓，冲胸不得息，绕脐痛，肠鸣泄泻，小便不通，小儿陷囟。○若水病胀满，坚硬①不能食，灸之大良，日七壮至四百壮止，但不可针，针而水尽即死。○腹胀水肿，可灸十四壮至二十一壮。《神农经》　治反胃吐食，灸二十壮；又治腹胀，绕脐结痛，坚不能食，灸百壮；又霍乱转筋，入腹欲死，用四人持其手足，灸四五壮，自不动即勿持之，灸至十四壮。《千金》云　腹胀泻此，兼三里、阴谷，利水消肿。《太乙歌》　兼阴交、三里，治鼓胀。《玉龙赋》　兼阴陵能去水肿盈脐。《百证赋》　兼气海治水肿。《席弘赋》　兼建里治肚腹浮肿胀膨膨。《天星秘诀》

下脘　在建里下一寸，脐上二寸。针八分，灸五壮。一曰：二七壮至百壮。孕妇不可灸。

主治脐上厥气坚痛，腹胀满，寒谷不化，虚肿癖块连脐，瘦弱少食，翻胃，小便赤。○兼中脘治腹坚。《灵光赋》　兼陷谷能平腹内肠鸣。《百证赋》

建里　脐上三寸，中脘下一寸。针五分、留十呼，灸五壮。一云：宜针不宜灸，孕妇尤忌之。

---

①　硬：原作"鞕"，据《类经图翼》卷八改。

主治腹胀身肿，心痛上气，肠鸣，呕逆不食。○主霍乱，肠鸣，腹胀，可针八分、泻五吸，疾出针，日灸二七壮至百壮。《千金》云　兼内关扫尽胸中之苦闷。《百证赋》　兼水分治肚腹肿胀。《天星秘诀》

中脘　在脐上四寸，上脘下一寸。针八分，灸七壮。一云：二七壮至百壮。孕妇不可灸。

主治心下胀满，伤饱食不化，五隔五噎，翻胃不食，心脾烦热疼痛，积聚痰饮面黄，伤寒饮水过多，腹胀气喘，温疟，霍乱吐泻，寒热不已，或因读书得奔豚气上攻，伏梁，心下寒癖结气。凡脾冷不可忍，心下胀满，饮食不进不化，气结疼痛雷鸣者，皆宜灸之。○此为腑会，故凡腑病者，当治之。○虚劳吐血，呕逆不下食，多饱多睡百病，灸三百壮；又治胀满水肿，气聚寒冷，灸百壮，三报之；又治奔豚，伏梁，冷气，针八分、留七呼、泻五吸，仍日灸二七至四百壮；又主五毒注不能食饮，灸至千壮；又治霍乱先腹痛，灸二七壮，不瘥，更二七壮；又治中恶，灸五十壮。《千金》云　兼腕骨疗脾虚黄疸；又云：合上脘治九种心疼。《玉龙赋》　主治积痢。《百证赋》　兼下脘治腹坚。《灵光赋》　治食噎。《捷径》云

上脘　在脐上五寸，巨阙下一寸半，去蔽骨三寸。针八分、留七呼，灸五壮。《千金》云：日灸二七壮至百壮，三报之。孕妇不可灸。

主治心中烦热，痛不可忍，腹中雷鸣，饮食不化，霍乱，翻胃呕吐，三焦多涎，奔豚伏梁，气胀积聚，黄疸，心风惊悸，呕血，身热汗不出。○治心疼积块，呕吐，可灸十四壮。《神农经》　合中脘治九种之心疼。《玉龙赋》　兼丰隆，针治心疼呕吐，伤寒吐蛔。《太乙歌》　合神门治发狂奔走。《百证赋》　治风痫热病，蛔虫心痛。《捷径》云

巨阙　在鸠尾下一寸。针六分、留七呼，灸七壮。一曰：针三分，灸七七壮。

主治上气咳逆，胸满气短，九种心疼，冷痛引少腹，蛔痛，痰饮咳嗽，霍乱腹胀，恍惚发狂，黄疸，中隔不利，烦闷，卒心痛，尸厥，蛊毒，息贲，呕血，吐痢不止，牛痫。○治吐逆不下食，灸五十

壮；上气胸满，牵背彻痛，灸五十壮；若霍乱心痛先吐，灸二七壮，未愈，再二七壮；又治卒忤，灸百壮。《千金》云　治心腹积气，可灸十四壮；又云：治小儿诸痫病，如口啰吐沫，可灸三壮，艾炷如小麦。《神农经》　兼针膻中，能除膈痛饮蓄难禁。《百证赋》

鸠尾　在臆前蔽骨下五分，无蔽骨者，从歧骨际下行一寸。禁针灸。一云：可针三分，灸三壮。此穴大难下针，非甚妙高手，不可轻针也。

主治心惊悸，神气耗散，癫痫狂病。○鸠尾能治五般痫，若下涌泉人不死。《席弘赋》

中庭　在膻中下一寸六分陷下，仰而取之。针三分，灸五壮。

主治胸胁支满噎塞，吐逆食入还出，小儿吐乳。

膻中　玉堂下一寸六分，横两乳间陷中①，仰卧取之。禁针，灸七壮，针之不幸，令人夭。《甲乙经》曰：针三分。

主治一切上气短气，痰喘哮嗽，咳逆噎气，隔食反胃，喉鸣气喘，肺痈，呕吐涎沫脓血，妇人乳汁少。○此气之会也，凡上气不下及气噎、气隔、气痛之类，均宜灸之。○上气喘咳，可灸七壮。《神农经》　胸痹心痛灸百壮，上气咳逆灸五十壮。《千金》云　兼天突医喘嗽。《玉龙赋》　兼巨阙，针之能除膈痛蓄饮难禁。《百证赋》　一传：澄伤寒风痰壅盛。

玉堂　紫宫下一寸六分陷中，仰而取之。针三分，灸五壮。一云少灸。

主治胸膺满痛，心烦咳逆，上气喘急不得息，喉痹咽壅，水浆不入，呕吐寒痰。○兼幽门能治烦心呕吐。《百证赋》

紫宫　在华盖下一寸六分陷中，仰而取之。针三分，灸五壮。

主治胸胁支满膺痛，喉痹咽壅水浆不入，咳逆上气，吐血烦心。

华盖　在璇玑下一寸六分陷中，仰而取之。针三分，灸五壮。

主治咳逆喘急，上气哮嗽，喉痹，胸胁满痛，水饮不下。○治气

---

① 陷中：原脱，据《类经图翼》补。

喘咳嗽，胸满喘逆，不能言语，可灸七壮。《神农经》　兼气户，治胁肋疼痛。《百证赋》

璇玑　在天突下一寸陷中，仰而取之。针三分，灸五壮。

主治胸胁满，咳逆上气，喘不能言，喉痹咽肿水饮不下。○兼气海治尪羸喘促。《玉龙赋》　治胃中有积，兼三里功多。《席弘赋》　兼神藏治膈满项强，已试。《百证赋》

天突　在结喉下三寸宛宛中。针五分、留三呼，灸二壮。《甲乙经》曰：低头取之，针入一寸。

主治上气哮喘，咳嗽喉痹，五噎，肺痈吐咯脓血，咽肿暴暗，身寒热，咽干舌下急，不得下食。○治气喘咳嗽，可灸七壮。《神农经》○兼膻中医咳嗽。《玉龙赋》　治喘痰。《灵光赋》　兼肺俞治咳嗽连声。《百证赋》　○治上气气闷，咽塞声坏，灸五十壮。《千金》云

廉泉　在颌下，结喉上中央，舌本下，仰而取之。针三分、留三呼，灸三壮。

主治咳嗽喘息上气，吐沫舌纵，舌下肿难言，舌根急缩不食，涎出口疮。○兼中冲堪攻舌下肿痛。《百证赋》

承浆　在颐前下唇棱下陷中。针二分、留五呼，灸三壮。

主治偏风半身不遂，口眼㖞斜，口噤不开，暴暗不能言，针三分徐徐引气而出，及治任之为病，其苦内结，男子为七疝，女子为瘕聚。○一云：疗偏风口㖞面肿，消渴饮水不休，口齿疳蚀生疮，灸之亦佳，日可七壮至七七壮止，即血脉宣通，其风应时立愈，艾炷不必大，但令当脉即能愈疾。　小儿唇紧，灸三壮；又云：凡哕，令人恍恨，灸七壮，炷如小麦；又十三鬼穴云此名鬼市，治百邪癫狂，当在第八次下针。《千金》云　泻牙疼而即移。《百证赋》　治头项强。《通玄赋》

【**点评**】此篇腧穴内容系由明正统铜人点穴文本和《类经图翼》卷八"任脉穴"篇合编而成为，其中腧穴定位文字出自明正统铜人点穴文本，其他部分皆录自《类经图翼》。

任脉流注及孔穴

　　任脉者，起于中极之下，以上毛际，循腹里，上关元^{穴名}，至咽喉^{承浆穴}，属阴脉之海也。中行凡二十四穴。《铜人》○任即妊也，所谓生养之源，女子之主。《入门》

　　^{颐前}**承浆一穴**　一名悬浆，一名天池。在颐前唇下宛宛中，开口取之。针入三分，可灸七壮。《铜人》

　　^{颔下}**廉泉一穴**　一名舌本。在颔下结喉上，舌本间。针入三分，可灸三壮。《铜人》

　　^{膺上}**天突一穴**　一名天瞿，一名五户。在颐结喉下四寸宛宛中。针入五分、留三呼，针宜横下不得低，可灸三壮。《铜人》

　　璇玑一穴　在天突下一寸陷中，仰头取之。针入三分，可灸五壮。《铜人》

　　华盖一穴　在璇玑下一寸六分陷中，仰头取之。针入三分，可灸五壮。《铜人》

　　紫宫一穴　在华盖下一寸六分陷中，仰头取之。针入三分，可灸五壮。《铜人》

　　玉堂一穴　一名玉英。在紫宫下一寸六分陷中，仰头取之。针入三分，可灸五壮。《铜人》

　　膻中一穴　一名元儿，一名元见。在玉堂下一寸六分。《铜人》○横直两乳间陷中，仰卧取之。《纲目》○在鸠尾上二寸。《资生》○可灸七壮至七七壮止，禁不可针。《入门》

　　中庭一穴　在膻中下一寸六分陷中，仰头取之。《铜人》在鸠尾上一寸。《入门》○针入三分，可灸五壮。《铜人》

　　^{腹中}**鸠尾一穴**　一名髑骬，一名尾翳。在臆前蔽骨下五分，人无蔽骨者，从歧骨之际量取一寸。○此穴灸之，则令人少心力又健忘，且

大难针，大好手方可下针，不然取气多，令人夭，故并禁针灸。《铜人》

巨阙一穴 心之募也。在鸠尾下一寸，鸠尾拒者少令强，一寸中人有鸠尾拒之。针入六分、留七呼、得气即泻，可灸七壮至七七壮。《铜人》

上脘一穴 一名上管，一名胃脘。在巨阙下一寸三分，去蔽骨三寸。针入八分，先补后泻，可灸二七壮至百壮。《铜人》

中脘一穴 一名太仓。胃之募也。在脐上四寸。《铜人》○中脘居心蔽骨与脐之中，上下各四寸。《资生》○针入八分、留七呼、泻五吸，可灸二七壮至一百壮。《铜人》

建里一穴 在中脘下一寸。针入五分、留七呼，可灸五壮。《铜人》

下脘一穴 在建里下一寸。针入八分、留三呼、泻五吸，可灸七壮至百壮。《铜人》

水分一穴 一名分水，一名中守。在下脘下，脐上一寸。针入八分、留三呼、泻五吸，若水病灸之大良，可灸七壮至百壮，禁不可针，针则水尽则毙。《铜人》

神阙一穴 一名气合。在脐中央。禁不可针，可灸百壮。《铜人》○禁针者，刺之使人脐中恶疡，溃屎出者死。《资生》○针则成水蛊病死。《纲目》○中风不省人事，可灸百壮至五百壮，即苏。《资生》

阴交一穴 在脐下一寸，针入八分，得气即泻，可灸百壮。《铜人》

气海一穴 一名脖胦，一名下肓①。在阴交下五分，脐下一寸五分。《铜人》○气海者，是男子生气之海也，一切气疾皆灸之。《资生》○针入八分，得气即泻，可灸百壮。《铜人》○针入一寸二分，灸三十壮，年高者百壮。《入门》

石门一穴 一名利机，一名精露。三焦之募也。针入五分，可灸二七壮至百壮。○妇人不可针，终身绝子。《铜人》

关元一穴 一名丹田，一名太中极。小肠之募也。针入八分、留

---

① 肓：原作"言"，据《东医宝鉴·针灸篇》改。

三呼、泻五吸，可灸百壮至三百壮。《铜人》○一云：针入二寸，可灸三十壮至三百壮。《入门》

中极一穴　一名气原，一名玉泉。膀胱之募也。在关元下一寸，脐下四寸。针入八分、留十呼、得气即泻，可灸百壮至三百壮。○妇人断绪，四度针，针则有子也。《铜人》○一云：针入一寸二分，日灸三十壮至二百壮。《入门》

曲骨一穴　一名回骨。在横骨之上，毛际陷中动脉应手。《铜人》○在中极下一寸，脐下五寸。《入门》○针入二寸，可灸七壮至八七七壮。《铜人》○一云：针入一寸半，灸五壮。《入门》

会阴一穴　一名屏翳。在两阴间。《铜人》○在肛门之前，前阴后，两阴间。《入门》○针入二寸，可灸三壮。《铜人》

【点评】此篇文字录自《东医宝鉴·针灸篇》。

督脉共二十八穴

长强　在脊骶骨端，伏地取之。

主治腰脊强急不可俯仰，狂病，大小便难，肠风下血，五痔五淋，下部痔蚀，洞泄，失精，呕血，小儿囟陷，惊痫瘛疭，脱肛泻血，此穴为五痔之本。○一经验：治少年注夏羸瘦，灸此最效。○治赤白下痢，灸穷骨头百壮，多多为佳；又下漏五痔，痔虫食下部，针三分，伏地取之，以大痛为度，灸亦良，日三十壮，至七日止，但不及针；又灸尾翠骨七壮，治脱肛神良，《千金》作：龟尾即穷骨也。《千金翼》　兼承山灸痔最妙。《玉龙赋》　连大杼行针治小肠气痛；又云：小儿脱肛患多时，先灸百会后长强。《席弘赋》　兼百会穴专治脱肛；又云：针长强与承山，善主肠风新下血。《百证赋》　百会龟尾治痢疾。《灵光赋》　兼大敦治小肠疝气。《天星秘诀》

腰俞　在二十一椎节下间宛宛中。针二分、留七呼，灸五壮。一曰：针五分，灸七七壮。

主治腰脊重痛，不得俯仰举动，腰以下至足冷痹不仁，强急不能坐卧，灸随年壮。温疟汗不出，妇人经闭溺赤，灸后忌房劳强力。○腰卒痛，去穷骨上一寸，灸七壮者即止。《千金》云　兼环跳烧针，治①冷风冷痹。

阳关　在十六椎节下间，伏而取之。针五分，灸三壮。

主治膝痛不可屈伸，风痹不仁，筋挛不行。

命门　在十四椎节下间，伏而取之。针五分，灸三壮。一曰：针三分，灸二十七壮，若年二十以上者，灸恐绝子。

主治肾虚腰痛，赤白带下，男子泄精耳鸣，手足冷痹，挛疝，惊恐头眩，头痛如破，身热如火，骨蒸汗不出，痎疟，瘰疬，里急腹痛。○腰痛不得动者，令病人正立，以竹杖拄地度至脐，乃取杖度背脊，灸杖头尽处随年壮良；丈夫痔漏下血脱肛，不食，长泄痢，妇人崩中去血，带下淋浊赤白，皆灸之，此侠两旁各一寸，横三间寸灸之。○治腰痛，可灸七壮。《神农经》　治老人便多，兼肾俞着艾。《玉龙赋》　兼肝俞能使瞽士视秋毫之末。《标幽赋》　一俗传：以此穴灸寒热多效。

悬枢　在十三椎节下，伏而取之。针三分，灸三壮、五壮。

主治腰脊强不得屈伸，腹中积气上下疼痛，水谷不化，泻痢不止。

脊中　在十一椎节下间，伏而取之。针五分，禁灸，灸则令人偻。

主治风痫癫邪，腹满不食，五痔积聚下痢，小儿痢下赤白，秋末脱肛，每厕则肛痛不可忍者，灸之亦无妨。

中枢　在第十椎节下间，俯而取之。针五分，禁灸，灸之令人腰

---

① 治：原脱，据《类经图翼》卷七补。

背伛偻。一传云：此穴能退热、进饮食，可灸三壮，常用常效，未见伛偻。

筋缩 在九椎节下间，俯而取之。针五分，灸三壮、五壮。

主治癫疾惊狂，脊强风痫，目下①视。○兼水道专治脊强。《百证赋》

至阳 在七椎节下间，俯而取之。针五分，灸三壮。

主治腰脊强痛，胃中寒，不食，少气难言，胸胁支满，羸瘦身黄，淫泺胫酸，四肢重痛，寒热解㑊。○一云：灸三壮治喘气立已。○治寒热胫酸，四肢重痛，咳嗽，可灸三壮至七壮。《神农经》 却疸治神疲。《玉龙赋》

灵台 在六椎节下间，俯而取之。针三分，灸三壮。《甲乙经》无此穴，出《气府论》注。

主治今俗以灸气喘不能卧，及风冷久嗽，火到便愈。

神道 在五椎节下间，俯而取之。针五分、留五呼，灸五壮。一曰：可灸七七壮至百壮，禁针。

主治伤寒头痛，寒热往来，痎疟，悲愁，健忘，惊悸，牙车急，张口不合，小儿风痫瘛疭，可灸七壮。○兼心俞治风痫常发自宁。《百证赋》

身柱 在三椎节下间，俯而取之。针五分、留五呼，灸五壮。一曰灸七七壮。

主治腰脊痛，癫痫狂走，怒欲杀人，瘛疭，身热妄言见鬼，小儿惊痫。○治咳嗽可灸十四壮。《神农经》 能蠲嗽除脊痛。《玉龙赋》 兼本神穴治癫疾妙。《百证赋》 同陶道、肺俞、膏肓，治虚损五劳七伤紧要法。○一传：治四时伤寒。

陶道 在一椎节下间，俯而取之。针五分、留五呼，灸②五壮。一曰针三分。

主治痎疟，寒热洒淅，脊强烦满，汗不出，头重目瞑，瘛疭，恍

---

① 下：《类经图翼》卷七作"上"。
② 五呼，灸：原脱，据《类经图翼》卷七补。

惚不乐。○兼身柱、肺俞、膏肓，治虚损五劳七伤。《乾坤生意》 兼中膂俞治岁热时行。○一传：此穴善退骨蒸之热。

大椎 在第一椎上陷者中。针五分、留五呼，灸五壮。一云以年为壮。大椎为骨会，骨病者可灸之。

主治五劳七伤乏力，风劳食气，痎疟久不愈，肺胀胁满，呕吐上气，背膊拘急，项颈强不得回顾。○一云：能泻胸中之热及诸热气，若灸寒热之法，先大椎，次长强，以年为壮数。○一云：治身痛，寒热，风气痛。○一云：治衄血不止，灸二三十壮，断根不发。○凡疟有不可瘥者，从未发前灸大椎至发时满百壮，无不瘥。○又云：诸烦热、时气、温病，灸大椎百壮，针三分泻之。○又治气短不语，灸随年壮。○又治颈瘿，灸百壮，及大椎两边相去各一寸半，少垂下各三十壮。○百劳止虚汗。《玉龙赋》 治小儿急慢惊风。《神农经》 治诸虚寒热，灸此。窦太师 治热不至肩。《捷径》云 时传以此治百病。

哑门 在项后入发际五分宛宛中，仰头取之。针二分、不可深，禁灸，灸之令人哑。

主治颈项强急不语，诸阳热盛，衄血不止，脊强反折，瘈疭癫疾，头风疼痛，汗不出，寒热风痉中风，尸厥暴死，不省人事。○兼①关冲，治舌缓不语为紧要。《百证赋》

风府 在项入发际一寸大筋内宛宛中。针三分、留三呼，禁灸，灸则令人喑。

主治中风舌缓，暴喑不语，振寒汗出，身重偏风，半身不遂，伤风头痛，项急不得回顾，目眩反视，鼻衄咽痛，狂走悲恐，惊悸欲自杀。○一云：主泻胸中之热，与大杼、缺盆、中府同。○风府、风池寻得到，伤寒百病一时消；又云：阳明二日寻风府；又云：从来风府最难寻，须用功夫度浅深，倘若膀胱气未散，更宜三里穴中寻。○风伤项急求风府。《通玄赋》 一传：治感冒风寒，呕吐不止。○邪病卧冥

---

① 兼：原作"治"，据《类经图翼》卷七改。

冥不自知，风府主之；又十三鬼穴云：此名鬼枕，治百邪癫狂，当在第六次下针。《千金》云

脑户 在枕骨下，强间后一寸五分，入发际二寸。禁针灸，针中脑户入脑立死，亦不可灸，令人喑。

强间 在后项后一寸五分。针二分，灸五壮。一曰：禁灸。

主治头痛项强，目眩脑旋，烦心，呕吐涎沫，狂走。○兼丰隆治头痛难禁。《百证赋》

后顶 在百会后一寸五分枕骨上。针二分，灸五壮。

主治颈项强急，额颅上痛，偏头痛，恶风，目眩不明。

百会 在前顶后一寸五分顶中央容豆许，直两耳尖。针二分，灸五壮。《甲乙经》曰：针三分，灸三壮。一曰：灸头顶，不得过七七壮。

主治头风头痛，耳聋。鼻塞鼻衄，中风言语謇滞，口噤不开，或多悲哭，偏风半身不遂，风痫卒厥，角弓反张，吐沫，心神恍惚，惊悸健忘，痎疟，女人血风，胎前产后风疾，小儿风痫，惊风，脱肛久不瘥。○一曰：百病皆治，宜针此二分，得气即泻；若灸至百壮，停三五日后，绕四畔用三棱针出血，以井花水淋之，令气宣通，否则恐火气上壅，令人目暗。○一曰：治悲笑欲死、四肢冷、气欲绝、身口温，可针人中三分，灸百会三壮，即苏。○扁鹊治虢太子尸厥，针取三阳五会而苏。《史记》载○治头风，可灸三壮；小儿脱肛，可灸三壮至五壮，艾炷如小麦。《神农经》 兼囟会治卒暴中风。《玉龙赋》○兼龟尾治痢疾。《灵光赋》 小儿脱肛患多时，先灸百会后尾骶；又云：兼太冲、照海、阴交，治咽喉疾。《席弘赋》

前顶 在囟会后一寸五分骨陷中。针二分，灸五壮。一曰：灸七七壮。

主治头风目眩，面赤肿，小儿惊痫瘈疭，鼻多清涕，颈项肿痛。○治小儿急慢惊风，可灸三壮，艾炷如小麦。《神农经》 兼水沟治面肿虚浮。

囟会 在上星后一寸陷中。针二分，灸五壮。一曰：灸二七壮至七七壮。

主治脑虚冷痛，头风肿痛，项痛，饮酒过多，头皮肿，风痫，清涕。○一云：治目眩面肿，鼻塞不闻香臭，惊痫戴目，昏不识人，可灸二七壮至七七壮，初灸即不痛，病去即痛，痛即罢灸。若是鼻塞，灸至四日渐退，七日顿愈。针入二分，留三呼，得气即泻；头风生白屑，多睡，针之弥佳，针讫以末盐生麻油相和揩发根下，即头风永除。○治头风疼痛，可灸三壮；小儿急慢惊风，灸三壮，炷如小麦。《神农经》 邪病鬼癫囟上主之，一名鬼门。《千金》云 兼百会治卒暴中风。《玉龙赋》 连玉枕疗头风。《百证赋》

上星 在鼻直上入发际一寸陷者中，可容豆。针三分、留六呼，灸五壮。一云：宜三棱针出血，以泻诸阳热气。

主治头风头痛，头皮肿，面虚恶寒，痎疟，寒热汗不出，鼻血臭涕，鼻塞不闻香臭，目眩睛痛，不能远视，以细三棱针刺之，即宣泄诸阳热气，无令上冲头目。○鼻中瘜肉。灸二百壮；又云：兼大椎，灸疟至发时令满百壮，炷如黍米；又治鬼魅灸百壮；又十三鬼穴，此名鬼堂，主百邪癫狂，当在第十次下针。○治头风鼻渊。《玉龙赋》

神庭 在直鼻上入发际五分，发高者，际边是穴，发低者，高二三分。灸三壮，禁针，针之令人癫狂，目失明。一曰：灸七壮，至三七壮止。

主治发狂登高妄走，风痫癫疾，角弓反张，目上视不识人，头风鼻渊，流涕不止，头痛目泪，烦满喘喝，惊悸不得安寝。○专理头风。《玉龙赋》

素髎 在鼻端准头。针一分，禁灸。

主治鼻中瘜肉不消，喘息不利、多涕，喎噼衄血。一曰：治酒酢风，用三棱针出血。

水沟 在鼻下人中陷中。针三分、留六呼、得气即泻，灸三壮至七壮，炷如小麦，然灸不及针。

主治中风口噤，牙关不开，卒中恶邪，鬼击不省人事，癫痫卒倒，消渴多饮，水气遍身浮肿，瘟疫，口眼㖞㖞，俱宜针之，若风水面肿，针此一穴，出水尽即顿愈。○一云：水气肿病，但宜针此三分，徐徐出之，以泄水气，若针他穴，水尽则死。○治小儿急慢惊风，可灸三壮，炷如小麦。《神农经》 兼曲池穴治瘘仆；又云：兼委中穴，治腰脊闪痛；又云：合大陵频泻之，全除口气。《玉龙赋》 人中治癫功最高，十三①鬼穴不须饶。《席弘赋》 此穴为鬼市，治百邪癫狂，此当在第一次下针，凡人中恶，先掐鼻下是也，鬼击卒死者，须即灸之。《千金》云 兼前顶治面肿虚浮。《百证赋》 水沟兼间使治邪癫。《灵光赋》

兑端 在上唇端。针三分、留六呼，灸三壮，炷如大麦。

主治癫痫吐沫，齿龈痛，消渴，衄血口噤，口疮臭秽不可近。○小便赤涩，兑端独泻大阳经。《百证赋》

龈交 在唇内上齿缝中。针三分，逆针之，灸三壮。

主治面赤心烦痛，鼻生瘜肉不消，头额中痛，颈项强，目泪多眵赤痛，牙疳肿痛，小儿面疮，久癣不除，点烙亦佳。○专治鼻痔。《百证赋》

【点评】此篇腧穴内容系由明正统铜人点穴文本和《类经图翼》卷七"督脉穴"篇合编而成为，其中腧穴定位文字出自明正统铜人点穴文本，其他部分皆录自《类经图翼》。

督脉流注及孔穴

督脉者，起于下极之腧，并于脊里，上至风府，入脑，上巅，循额，至鼻柱。属阳脉之海，中行凡二十七穴。《铜人》○督之为言都也，阳脉都会，男子之主也。《入门》

---

① 三：原作"二"，据《类经图翼》卷七改。

^{鼻下}**素髎一穴**　一名面正。在鼻柱上端。一云准头。针入三分，禁不可灸。《铜人》

水沟一穴　一名人中。在鼻柱下人中，中直唇取之。针入三分、留五呼，可灸三壮，风水面肿，针此穴即愈。《铜人》

兑端一穴　在唇上端。一云：在上唇中央尖尖上。针入三分、留六呼，可灸三壮。《铜人》

龈交一穴　在唇内齿上龈缝筋中。《铜人》○在唇内齿上缝中央。《入门》○针入三分，可灸三壮。《入门》

^{额上}**神庭一穴**　在额前直鼻上入发际五分，可灸七壮，禁不可针。《入门》

上星一穴　在神庭后入发际一寸。《铜人》○在额颅上鼻直中入发际一寸陷中，容豆是穴也。○针入二分、留十呼，可灸三壮，不宜多灸。《铜人》

囟会一穴　在上星后一寸陷者中。可灸二七壮至七七壮，初灸不痛，病去即痛止灸，禁不可针。《铜人》

前顶一穴　在囟会后一寸五分骨陷中。针入一分，可灸二壮至七七壮。《铜人》

百会一穴　一名三阳五会，一名天满。在前顶后一寸五分、顶中央旋毛中，可容豆。针入二分，得气即泻，可灸七壮。○凡灸头顶不得过七七壮，缘头顶皮肤浅薄，灸不宜多。《铜人》

^{顶后}**后顶一穴**　一名交冲。在百会后一寸五分，枕骨上。针入三分，可灸五壮。《铜人》

强间一穴　一名大羽。在后顶后一寸五分。针入三分，可灸五壮。《铜人》

脑户一穴　一名匝风，一名合颅。在枕骨上，强间后一寸五分。禁不可针，令人哑。可灸七壮，亦不可妄灸。《铜人》

风府一穴　一名舌本。在项入发际一寸，脑户后一寸五分，项大筋内宛宛中。《铜人》○在项后发际上一寸，疾言其肉立起，言休立下。

针入二分，禁不可灸。《铜人》

哑门一穴　一名舌肿，一名舌厌。在风府后五分、入发际五分宛宛中，入系舌本，仰头取之。《铜人》〇在项中央，入发际五分宛宛中，去风府一寸。《资生》〇针入二分，禁不可灸，令人哑。《铜人》

背脊大椎一穴　在项后第一椎上陷中。针入五分、留三呼，泻五吸；若灸，随年为壮。《铜人》〇凡灸椎骨，当灸骨节突处方验，灸节下当骨则无验，以鱼肉骨参之，其言为可信，尽依其言，当骨节灸之。《资生》〇椎皆作节，下皆作外。《入门》

陶道一穴　在项后、大椎节下间，俯而取之。针入五分，可灸五壮。《铜人》

身柱一穴　在第三椎节下间，俯而取之。针入五分，可灸五壮。《铜人》

神道一穴　在第五椎节下间，俯而取之。可灸七七壮至百壮，禁不可针。《铜人》

灵台一穴　在第六椎节下间，俯而取之。可灸五壮，禁不可针。《铜人》

至阳一穴　在第七椎节下间，俯而取之。针入五分，可灸三壮。《铜人》

筋缩一穴　在第九椎节下间，俯而取之。针入五分，可灸三壮。《铜人》

脊中一穴　一名神宗，一名脊腧。在第十一椎节下间，俯而取之。针入五分，禁不可灸。《铜人》

悬枢一穴　在第十三椎节下间，伏而取之。针入三分，可灸三壮。《铜人》

命门一穴　一名属累。在第十四椎节下间，伏而取之。针入五分，可灸三壮。《铜人》〇背部中行，自项中央直脊至命门穴，与脐相对，若取一杖，正身立地，以杖从地起量至脐切断，却移向后量脊，杖头尽处是命门穴也。《纲目》

阳关一穴　在第十六椎节下间，伏而取之。针入五分，可灸三

壮。《铜人》

腰腧一穴 一名背解，一名髓孔，一名腰柱，一名腰户，一名髓空。在第二十一椎节下间宛宛中。《铜人》○以挺伏地舒身，两手相重支额，纵四体开，然后巧取乃得真穴。《纲目》○针入八分、留三呼，泻五吸，可灸七壮至七七壮止。《铜人》

长强一穴 一名气之阴郄，督脉别络。在脊骶端下陷中，伏地取之，乃得其穴。针入二分、留七呼，可灸三十壮至二百壮。《铜人》

【点评】此篇文字录自《东医宝鉴·针灸篇》。

经外奇穴

头部

前神聪 去前顶五分，自神庭至此穴共四寸。 主治中风，风痫，灸三壮。

后神聪 去百会一寸。 主治中风，风痫，灸三壮。

发际 平眉上三寸是穴。 主治头风眩晕疼痛，延久不愈，灸三壮。

阳维 在耳后引耳令前，弦筋上是穴。 耳风聋雷鸣，灸五十壮。《千金翼》

当阳 当目瞳子直入发际内一寸，去临泣五分是穴。 主治风眩不识人，鼻塞症，灸三壮，针三分。 虾蟆瘟，针当阳及太阳多出恶血，继以绸系其肩下臑上，即针刺左右尺泽大小血络及委中血络，并弃血如粪，则不日而饮水，神效。

耳上穴 治瘿气，灸风池及耳上发际各百壮。《千金翼》《千金》作两耳后发际。

神聪四穴 在百会左右前后四面各相去一寸。 主头风目眩，风痫狂乱，针入三分。

太阳穴 在两额角眉后青络，针出血。 治偏头风。○又治风目眶烂，太阳、当阳、尺泽，皆针弃血如粪，神效。

明堂 在鼻直上入发际一寸。 主治头风鼻塞多涕。即上星。

眉冲二穴 在目外上，锐发动脉。主五痫、头痛、鼻塞。针二分①。

面部

印堂 在两眉中间。 治小儿急慢惊风，可灸三壮，艾炷如小麦大。 善治惊搐。《玉龙赋》

海泉 在舌下中央脉上。 主治消渴，针出血。

左金津右玉液 在舌下②两旁紫脉上。 主治消渴，口疮，舌肿，喉痹，三棱针针出血。

唇里穴 唇里正当承浆边，逼齿龈，针三锃。 主治马黄黄疸。《千金翼》

夹承浆穴 夹承浆两边各一寸。 主治马黄急疫。《千金翼》

燕口 在口吻两旁燕口处赤白肉际。 主治狂疯骂詈挝斫人，名为热阳疯，灸此穴各一壮。《千金翼》○狂邪鬼语，灸十五壮。○小儿大小便不通，灸各一壮。

鼻交頞中 主治癫风，角弓反张，羊鸣，大风，青风，面风如虫行，卒风，多睡健忘，心中愦愦，口噤，卒倒不识人，黄疸急黄，此一穴皆主之。针入六分，得气即泻、留三呼、五吸，不补，亦宜灸，然不及针。慎酒、面、生、冷、醋、滑、猪、鱼、蒜、荞麦、浆水。

鱼腰 一名印堂，在两眉中。 主治眼疾，针入二分。

---

① 眉冲二穴……针二分：原作"在鼻直上入发际一寸。主治头风鼻塞，多涕，针入二分。一云即星穴也。"与上穴内容同，据《针灸经验方》补正。

② 下：原作"上"，据《类经图翼》卷十改。

　　鱼尾　在目眦外头。　　兼睛明、太阳治目证。《玉龙》

　　颞颥　在眉尾中间上下有来去络脉，是针灸之所。　　主治疟气温病[①]。

　　鼻准　在鼻柱尖。　　主治鼻上酒瘟，针出血。

　　耳尖　在耳尖卷耳取之。治目生白膜，灸七壮，不宜多灸。

　　聚泉　在舌，以舌出口外使直有缝陷中。　　主治哮喘，咳嗽久不愈，用生姜切薄片搭舌上中，灸七壮，不宜多灸。○热喘用雄黄末少许和艾炷灸，冷喘用款冬花末少许和艾灸，灸毕即用生姜茶清微呷下，若舌苔舌强少针出血。

　　睛中二穴　在眼黑珠正中。取穴之法：先用布搭目外，以冷水淋一刻，方将三棱针于目外角离黑珠一分许针入半分之微，然后入金针约数分深，旁入，自上层转拨向瞳人、轻轻而下斜插定目角，即能见物，一饭顷出针，轻扶偃卧，仍用青布搭目外，再以冷水淋三日夜止。初针盘膝正坐，将箸一把两手握于胸前，宁心正视，其穴易得。治一切内障年久不能视物，顷刻光明，神秘穴也。○凡学针人眼，先试针内障羊眼，能针羊眼复明，方针人眼，不可造次。

颈项部

　　机关　在耳下八分近前。　　凡卒中风口噤不开，灸此二穴五壮即愈；一曰：随年为壮，僻者逐左右灸之。《千金翼》

　　百劳　在大椎向发际二寸点记，将其二寸中折墨记，横布于先点上左右两端尽处是。　　主治瘰疬，灸七壮神效。○又瘰疬联珠疮，灸百劳三七壮至百壮，肘尖百壮。又先问审知初出核，以针贯核正中，即以石雄黄末和熟艾作炷灸核上，针穴三七壮，诸核从此亦消矣。

---

　　① 主治疟气温病：原脱，据《类经图翼》卷十补。

膺部

龙颔　在鸠尾上一寸半。　主治心痛冷气上，灸百壮，勿针。《千金翼》

乳上穴　治乳痈、妒乳，以绳横度口，以度从乳上行，灸度头二七壮。

通谷　在乳下二寸。　主心痛，恶气上胁痛，急灸五十壮。《千金》

腋下穴　治哕噫，膈中气闭塞，灸腋下聚毛下附肋宛宛中五十壮，神良。《千金翼》

旁廷　在腋下四肋间，高下正与乳相当，乳后二寸陷中，俗名注布，举①腋取之。　主卒中恶，飞尸遁注，胸胁满，针入五分，灸五十壮。

肋头　治瘰癖，患左灸左，患右灸右。第一屈肋头近第二肋下即是灸处；第二肋头近第三肋下向肉翅前②，亦是灸处。初日三壮，次日五壮，后七壮，周而复始至十壮止。惟忌大蒜，余不忌③。

肋罅　治飞尸诸注。以绳量病人两乳间中屈之，乃从乳头向外量，使当肋罅于绳头尽处是穴，灸随年壮。《千金》云：三壮或七壮，男左女右。○凡中尸者④，飞尸、遁尸、风尸⑤、尸注，其状皆腹胀痛急不得息，气上冲心胸两胁，或踝踊起，或挛引腰脊，灸乳后三寸，男左女右，可二七壮，如不止，多其壮数愈。

乳下　正居乳下一寸。　主胃脘痛，肝俞、脾俞、下三里、膈俞、太冲、独阴、两乳⑥下一寸，各灸二十壮。

---

① 举：原作"与"，据《东医宝鉴·针灸篇》改。
② 向肉翅前：原作"间肉走前"，据《类经图翼》卷十改。
③ 惟忌大蒜，余不忌：原作"惟大蒜"，据《类经图翼》卷十补改。
④ 者：原作"壮"，据《类经图翼》卷十改。
⑤ 尸：此后原多一"尸"字，据《类经图翼》卷十删。
⑥ 两乳：原作"无乳"，据《针灸经验方》改。

腹部

长谷 在夹脐相去五寸。一名循脊。 主治下痢，不嗜食，食不消，灸五十壮、三报之。《千金》羸瘦，食不化，灸长谷、胃俞、侠脐旁各二寸，各七壮。

肠遗 侠中极旁相去二寸半。 治大便难，灸随年壮。《千金》

盲募 以乳头斜度至脐中，乃屈去其半，从乳下量至尽处是穴。主治结气囊里，针药不及者，灸随年壮。

胁堂 在腋下骨间陷中，举腋取之。 主治胸腋气满，哕噫，喘逆，目黄，远视䀮䀮，可灸五壮。

身交 在少腹下横纹中。 治白崩中，灸少腹横纹，当脐孔直下一百壮，及治胞落癞，须三报之。○又治大小便不通。○又治尿床者，可灸七壮。

通关 通关二穴在中脘穴旁各五分。 主治五噎，左捻能进饮食，右捻能和脾胃。此穴一针有四效，下针良久后觉脾磨食，又觉针动，为一效；次觉针病根，腹中作声，为第二效；次觉流入膀胱，为三效；四觉气流。

直骨 在乳下大约离一指头，看其低陷之处，与乳直对不偏者是穴也。妇人按其乳直向下，看乳头所到之处正穴也。 主治远年咳嗽，炷如小豆大，灸三壮，男左女右，不可差误，其咳即愈，不愈不可治。

阴都 在脐下一寸五分，两旁相去各三寸，针五分。

子宫二穴 在中极两旁各五分。

胞门、子户、气门 子脏门塞不受精，妊娠不成。若堕胎胞漏见赤，灸胞门五十壮。关元左边二寸是也，右边名子户。若胞衣不出，及子死腹中，或腹中积聚，皆针入胞门一寸。○胎孕不成，灸气门穴，在关元旁三寸，各五十壮。又漏胎下血不禁，灸百壮。

脐下六寸　　两旁各开一寸是穴灸三七壮，内关、太冲三壮，独阴五壮。治冷气冲心疼。

脐旁穴　　以腊绳量患人口两角为一寸，作三折成三角，以一角安脐心，两角在脐下两旁尽处点记。灸二七壮，治冷心痛立瘥。○治奔豚气绕脐上冲，灸二七壮，两丸塞塞亦灸，左取右，右取左，并灸气冲七壮。

经中穴　　在脐下寸半两旁各三寸。　治大小便不通，灸百壮，胞门五十壮，营冲三壮，大肠俞三壮，膀胱俞三壮，丹田二七壮。

肠绕二穴　　在挟玉泉两旁相去各二寸。主治大便闭塞，灸以年为壮。

背部

魂舍　　在挟脐两旁相去一寸。　主治小肠泻痢脓血，灸百壮，小儿减之。

后腋下穴　　治颈漏，灸背后两边腋下后纹头，灸随年壮。

脊背五穴　　治大人癫疾，小儿惊痫。背第二椎上、及下穷骨尖二处，乃以绳度量上下中折，复量至脊骨上点记之，共三处毕，复断此绳，取其半者为三折，而三合如△字样，以上角对中央一穴，其二角正夹脊两边，同灸之，凡五处也各百壮。《千金翼》

巨阙俞　　第四椎名巨阙俞①。　主胸膈中气，灸随年壮。

督俞　　在第六椎下，两旁相去各二寸。禁针，可灸。一名高盖。

气海俞　　在第十五椎下，两旁相去各二寸。针三分、留六呼，可灸。

关元俞　　在十七椎下，两旁相去各二寸。针三分、留六呼，可灸。　治泻痢虚胀，小便难，妇人瘕聚诸疾。

---

① 俞：原脱，据《类经图翼》卷十补。

　　夹脊穴　治霍乱转筋，令病者合面卧，伸两手着身，以绳横牵两肘尖，当脊间绳下，两旁相去各一寸半所，灸百壮，无不瘥者，此华佗法。

　　下极俞　在第十五椎，名下极俞。　主治腹中疾，腰痛，膀胱①寒，饮澼注下，灸随年壮。《千金翼》

　　十七椎穴　转胞腰痛，灸十七椎五十壮。《千金翼》

　　回气　在脊穷骨上赤白肉下。主治五痔便血、失屎，灸百壮。○若灸穷骨惟多为佳。《千金翼》

　　下腰一穴　在八髎正中央，脊骨上，名三宗骨。　主治泻痢下脓血，灸五十壮

　　环冈二穴　在小肠腧下二寸，横纹间。　主大小便不通，灸七壮。

　　胛缝二穴　在背端骨下，直腋缝尖及臂。　主治肩背痛连胛②，针入三分，泻二吸。

　　精宫　在背第十四椎下各开三寸。　专主梦遗，灸七壮，神效。

　　崇骨　在大椎上，第一小椎是也。

　　肩柱　在肩端起骨尖。　主治瘰疬及手不举，灸七壮。

　　浊浴　侠胆俞旁行，相去五寸，名浊浴。　主治胸中胆病，恐畏多惊，少力，口苦无味，灸随年壮。

　　腰眼　其法令病人平眠，以笔于两腰眼宛宛中点二穴，各灸七壮。此穴诸书所无，而居家必用载之③，云其累试屡验。　主治诸劳瘵已深之难治者，于癸亥日二更尽入三更时，令病人平眠，取穴灸三壮。○一传④：治传尸劳瘵，以致⑤灭门绝户者有之。此症因寒

---

①　膀胱：原作"胱胱"，据《类经图翼》卷十改。
②　胛：原脱，据《针灸经验方》补。
③　之：原作"三"，据《类经图翼》卷十改。
④　传：原作"专"，据《类经图翼》卷十改。
⑤　以致：原作"已至"，据《类经图翼》卷十改。

热煎作，血凝气滞，有化而为虫者，内食脏腑，每致传人，百方难治，惟灸可攻。其法于癸亥日二更后，将交夜半，乃六神皆聚之时，毋使人知，令病者解去下衣，举手向①上，略转后些，则腰间两旁自有微陷可见，是名鬼眼穴，即俗人所谓腰眼也。正身直立，用墨点记，然后上床合面而卧，用小艾炷灸七壮，或九壮，十一壮尤好，其虫必于吐泻中而出，烧毁远弃之，此比四花等穴尤易且效。○《千金翼》云：治腰痛灸腰目窌，在尻上约左右。○又曰：在肾俞下三寸，夹脊两旁各一寸半，以指按陷中，主治消渴。此二说似皆指此穴。

夹脊穴　量三椎下，近四椎上，从脊骨上两旁各五分。灸三七壮至七七壮，立瘥，神效。

尾穷骨　上一寸、左右各一寸，有三穴。　治腰痛不能屈伸，兼肾俞、委中各七壮②。

膝旁　主治腰痛不能伸曲，脚酸难久立，在曲瞅横纹头四处各三壮，并一时吹火，使之一时自灭，一处不到，其疾不愈。

脊骨旁　治腰背伛偻，在脊骨旁左右突起浮高处，以针深刺，灸五百壮至七八百壮，若病歇，则不必尽其数矣。

手部

大骨空③　在手大指第二节前尖上，屈指当骨节中，灸二七壮，禁针。　主治内瘴久痛及吐泻。

拳尖　在中指本节前骨尖上，握拳取之。　主治风眼翳膜疼痛，患左灸右，患右灸左，炷如小麦。

---

① 向：原作"同"，据《类经图翼》卷十改。

② 尾穷骨……各七壮：《针灸经验方》作"腰痛不能屈伸，肾俞、委中、尾穷骨上一寸七壮，自处左右各一寸七壮"。

③ 空：原脱，据《类经图翼》卷十补。

五虎　在手食①指、无名指背间，本节前骨尖上各一穴，握拳取之。　主治手指拘挛。

中魁　在手中指第二节前骨尖上，握指得之。○又曰：在手腕中上侧两筋间陷中，灸二七壮，盖阳溪穴也。

手中指第一节穴　治牙齿疼，灸两手中指背第一节前有陷处七壮，下火立愈。

中泉　在手腕外间，阳池、阳溪中间陷中，灸七壮。　主治胸中气满不得卧，肺胀满彭彭然，目中白翳，掌中热，胃气上逆，唾血，及心腹中诸气痛。○又治少腹积聚，腰脊周痹，咳嗽，大便难，肾俞以年壮，肺俞、大肠、肝俞、太冲各七壮，中泉、独阴、曲池同。

手掌后白肉际穴　主治霍乱转筋在两臂及胸中，灸手掌后白肉际七壮。

虎口　治小儿唇紧，灸此穴，男左女右七壮，兼承浆三壮。○烦热头疼针三分。○心痛灸两虎口白肉际七壮。

手足髓孔　手髓孔在腕后尖骨头宛宛中，脚髓孔在②足外踝后一寸。俱主痿退风，半身不遂，可灸百壮。

两手研子骨　治踠豆疮，灸两手腕研子骨尖上三壮，男左女右。

河口　治狂走惊痫，灸河口五十壮，在手腕后陷中动脉。

肘尖　屈两肘，尖骨头。治肠痈，各灸百壮，则下脓血者自愈。○又云：正灸肘头锐骨。

八关八穴　在手十指间。治大热眼痛睛欲出，针刺出血即愈。

小骨空穴　在手小指二节尖上。治眼疾，及烂弦风眼，灸九壮，以口吹火灭。

二白四穴③　在掌后横纹上四寸，手厥阴脉，两穴相并，一穴在

---

① 食：原作“十”，据《类经图翼》卷十改，以合文意。
② 在：原作“左”，据《类经图翼》卷十改。
③ 四穴：《东医宝鉴·针灸篇》作“二穴”。

两筋中，一穴在大筋外。主治痔漏下血痒痛，针入三分、泻两吸。

龙元二穴　在列缺上青脉中。主治下牙痛，灸七壮。〇兼合谷、下三里、神门、列缺各三壮，吕细二七壮，治牙颊痛。

夺命　在曲泽上。主治目昏晕，针三分，禁灸。

大都二穴　在手大指次指间，虎口赤白肉际，屈掌取之。主治头风及牙疼痛，针一分，灸七壮。

上都二穴　在食指中指本节歧骨间。主治手臂红肿，针一分，灸七壮。

中都二穴　在手中指无名指之间，本节前歧骨间。治手臂红肿，针一分，灸三壮。

下都二穴　在手小指无名指之间，本节前歧骨间。针一分，灸三壮。

四缝左右十六穴　在手四指内中节，横纹紫脉上，针出血。

十宣一十穴　在手十指头端，去爪甲一分，针一分，治乳蛾。

大指甲根　排刺三针，治双蛾，重者一日再刺。

手大指甲后　第一节横纹头白肉际，兼肝俞各灸一壮。治大人小儿雀目。

手大指内侧横纹头　治目生白翳，兼小指本节尖各灸三壮。手五指不能曲伸，灸一壮，神效。

手掌后臂间穴　治疔肿，灸掌后横纹后五指许，男左女右，七壮即验，已用得效。〇又云：治风牙疼，以绳量自手中头至掌后横纹，折为四分，乃复自横纹比量向后放臂中，尽处两筋间是穴，灸三壮，随左右灸之，两患者灸两臂，至验。

手表腕上踝骨尖端　治上下齿痛，灸此处，如不愈，更灸七壮，左痛灸右，右痛灸左，神效。

高骨二穴　在掌后寸部前五分，针一寸半，灸七壮。治手病。

鬼眼四穴　在手大拇指去爪甲角如韭叶，两指并起，用帛缚之，当两指歧缝中是穴。又二穴在足大指，取穴亦如在手者同。治五痫等症发疾，灸之效甚。

足部

膝眼　在膝头骨下两旁陷中，刺五分，禁灸。　主治膝冷痛不已。○兼髋骨，治脚腿肿痛。

髋骨　在膝盖上，梁丘旁外开一寸。　主治两脚膝红肿痛，寒湿走注，白虎历节风痛，腿风不能举动。

风市　在后。

交仪　治妇人漏下赤白，月水不利，灸交仪穴，在内踝上五寸。

营池　主妇人下血漏赤白，灸营池四穴三十壮。在内踝前后两边池上脉，一名阴阳。

漏阴　治妇人漏下赤白，四肢酸削，灸漏阴三十壮。穴在内踝下五分微动脉上。

足太阴、太阳穴　治妇人逆产足先出，刺太阴入三分，足入乃出针；穴在内踝后白肉际，骨陷宛宛中。○胞衣不出，刺足太阳入四分，在内踝后一寸宛宛中。

足踝　治小儿重舌，灸右足踝上七壮。○又云：灸两足外踝上七壮。○又治齿疼①，灸外踝上高骨前交脉上七壮。○又治转筋，十指拘挛，灸足外踝骨上七壮。○又治翻胃吐食，灸内踝下稍斜向前有穴三壮，或曰向前一指。○又治诸恶漏，中冷瘜肉出，灸足内踝上各三壮，二年六壮。

外踝尖　在外踝尖上三寸。　主治外转筋，可灸七壮，或刺出血。

踝尖　在足内踝尖上。　主治下牙痛。○又曰：脚足转筋不忍，内筋急内踝尖七壮，外筋急外踝尖七壮。

内昆仑　在足内踝后陷中。　主治转筋，针入六分，气至泻之。

---

①　疼：原作"头"，据《类经图翼》卷十改。

承命　在内踝后上行三寸动脉中。　治狂邪惊痫，灸三十壮。一曰七壮。

足踵　治霍乱转筋，灸涌泉三七壮；如不止，灸足踵聚筋上白肉际七壮，立愈。

阴阳穴　在足拇指下，屈里表头白肉际。　治妇人下漏赤白，注泻，灸随年壮，三报之。

独阴　在足第二指下横纹中。　主治干呕吐，伏梁，奔豚积聚，小肠疝气，死胎，胎衣不下，胸痛，吐冷酸水，太冲三壮，内关二壮，独阴五壮，足大指内初节横纹中三壮，尾穷骨五十壮。○治脐下结块如盆，关元、间使各三十壮，太冲、太溪、三阴交各三壮，肾俞以年壮，独阴五壮。○阴卵偏大入腹，灸太冲、独阴、三阴交、关元。

足第二指上穴　灸足第二指上一寸随年壮，治水病。

手足小指穴　主治食注，灸手小指尖头，男左女右，随年壮。○又治消渴症，初灸两手足小指头及项椎随年壮，又灸膀胱俞，横三间寸灸之，亦随年壮，五日一①报之。又治癫疝，灸手小指端七壮，左灸右，右灸左。

血郄　即百虫窠，在膝内廉，上膝三寸陷中。主肾脏风疮，针入二寸半，灸二七壮止。

气端　在足十指端。　主脚气，日灸三壮，神效。

鹤顶　在膝盖骨尖上。　主两足瘫痪无力，灸七壮。

阴独八穴　在足四指间。　主妇人月经不调，须待经定为度，针三分，灸三壮。

通理　在足小指上二寸。　主妇人崩中，及经血过多，针入二分，灸二七壮。

吕细　二穴在足内踝尖。　主治上牙痛，灸二七壮。

营冲　即营池。

---

① 一：原作"亦"，据《类经图翼》卷十改。

内太冲　二穴在足太冲穴对内，旁隔大筋陷中，举足取之。主治疝气上冲，呼吸不通，针一分，灸三壮，极妙。

甲根　在足大拇指端，爪甲角隐皮爪根左右廉内甲之隙。治疝，针一分。

足大指横纹穴　在三毛中。　治卒中恶，闷热毒欲死，灸足大指横纹随年为壮。○治阴肿欲溃困惫，灸大拇指本节横纹中五壮，一曰随年壮。○治癞卵疝气，灸足大指本节间三壮。○又治癞疝，灸足大趾内侧去端一寸白肉际随年壮，甚验，若双癞，灸两处。○又治癞疝卵肿如瓜，入腹欲死，灸足大指下横纹中随年壮。即肿边灸之，神验。○又治老少大便失禁，灸两脚大指去甲一寸所三壮。○又治卒癞病，灸聚毛中七壮。○又治鼻衄时痒，灸足大指节横理三毛中十壮。剧者百壮，并主阴肿。○又治久魇不醒者，灸两足大指聚毛中二十一壮。

手足大指爪甲穴　治卒中邪魅，鼻下人中及手足大指爪甲，令艾炷半在爪上半在肉上，灸七壮，不止，十四壮，炷如雀矢。

风市　在膝上七寸外侧两筋间。又取法：令正身平立，直垂两手着腿，当中指头尽处陷中是穴。针五分，灸三五壮①。病轻者不可减百壮，重者灸五六百壮。《千金》　主治腰腿酸痛，足胫麻顽，脚气，起坐艰难，先泻后补，风痛先补后泻，此风病冷痛之要穴。○兼阴市能驱腿脚之乏力。《玉龙赋②》　治偏风半身不遂，两腿疼痛，灸二十一壮。《神农经》

阿是穴　即天应穴。兼风门、肩井、风池、昆仑、天③柱、风府、绝骨，治项强。详其经络治之，兼针阿是穴，随痛随针之法，能行则无不神效。

足大趾甲根　治积年胸痛，足大指爪甲之本根，爪甲之半当中灸

---

①　五壮：此后原有一墨钉，据《类经图翼》卷十删。
②　赋：原脱，据《类经图翼》卷十补。
③　天：原作"夭"，据《针灸经验方》卷中改。

七壮，男左女右，太冲三壮，独阴五壮，章门七壮，立愈；若或不愈，更灸。○阴疝，针一分，灸三壮。

踝下　在内踝下白肉际，治满身卒肿，面浮洪大，灸三壮，立效。

足大指节　治癫痫。在足大指本节内纹，及独阴穴各七壮。

阴部

横骨　妇人遗尿，不知时出，灸横骨当阴门七壮。○又治癫疝，在横骨两旁，夹茎灸之。

泉阴　在横骨旁三寸，治癫疝偏大，灸泉阴百壮，三报之。《千金翼》

阴囊下横纹　治风气，眼反口噤，腹中切痛，灸阴囊下第一横理十四壮。《千金翼》　又胸痛口噤，阴囊下十字纹、期门、大陵、神门各灸三壮。

阴茎　治卒癫病，灸阴茎上宛宛中三壮，得小便通即瘥，当尿孔上是穴。○又灸阴茎头三壮。

羊矢　在会阴旁三寸，股内横纹中，按皮肉间有核如羊矢，可针三分，灸七壮。

阑门二穴　在玉茎旁二寸。　治疝气冲心欲绝，针入二寸半，灸二七壮。

囊底　在阴囊下十字纹。　主治肾脏风疮及小肠疝气，一切肾病，灸七壮。

势头　治癫痫，穴在阴茎头，尿孔上宛宛中。灸三七壮，着火哀乞即瘥，不问男女，重者七七壮，轻者五壮、七壮。

【点评】此篇文字是以《类经图翼》卷十的"奇俞类集"为主体，以《东医宝鉴》"别穴"、《针灸经验方》"别穴"及病症针灸方之别穴为补充合编而成。

禁针穴目录

神庭　脑户　承灵　颅息　囟会　神道　灵台　肩井　膻中　客主人　鸠尾　水分　神阙　会阴　石门　络却　玉枕　云门　承泣缺盆　合谷　五里　气冲　人迎　乳中　伏兔　三阴交　然谷　青灵角孙　横骨　三阳络　承筋　箕门　犊鼻　肺俞　心俞　肝俞　胆俞脾俞　肾俞　四白　天枢

禁针穴

神庭　禁针，针之令人癫狂，目失明。

脑户　禁针灸，刺中脑户，入脑立死。

承灵　禁针。

颅息　禁针，出血多则杀人。

囟会　小儿八岁以前禁针，盖其囟门未合，针之不幸，令人夭。

神道　禁针。

灵台

肩井　此足阳明之会，连五脏气，若针深，令人闷倒，连补足三里须臾平复。凡针肩井者，皆以三里下其气。一曰：此脏气所聚之处，不宜补。

膻中　禁针，针之不幸，令人夭。

客主人　针之则呿不能欠，《甲乙经》曰：针太深，令人耳无闻。一曰禁针。一曰针上关，不得深。

鸠尾　禁针灸。

水分　禁针，水肿病不可针，针而水尽即死。

神阙　禁针，针之恶疡溃矢，死不治。

会阴　禁针。惟卒死者针一寸补之；溺死者，令人倒驮出水，用针补之，尿屎出则活，余不可针。

石门　妇人禁针灸，犯之绝孕。

络却　禁针。

玉枕　禁针。

云门　针太深，令人并息。

承泣　阳跷、任脉、足阳明三脉之会，禁不宜针灸。

缺盆　为五脏六腑之道，针太深，令人逆息，孕妇禁针。

合谷　孕妇不宜针，针之堕胎。

五里　《玉板篇》曰：迎之五里，中道而止，五至而已，五往而藏之气尽矣；《小针解》曰：夺阴者死，皆谓此穴，故禁针。

气冲　气街之中，胆胃脉也。胆之脉，循胁里出气街，绕毛际；胃之脉，夹脐入气街中。禁不可针，灸之不幸，使人不得息。

人迎　针过深，杀人。

乳中　针灸之，生蚀疮。

伏兔

三阴交　妊娠不可针，针之堕胎。

然谷　针不宜见血。

青灵

角孙

横骨

三阳络　禁针。

承筋　禁针。

箕门　禁针。

犊鼻　刺禁论曰：刺膝膑出液为跛。

肺俞　刺中肺，三日死。

心俞　刺中心，一日死。

肝俞　刺中肝，五日死。

胆俞 刺中胆，一日半死。

脾俞 刺中脾，十日死。

肾俞 刺中肾，六日死。

四白 针深，令人目乌色。

天枢 魂魄之舍，不可针，孕妇不宜灸。

【点评】此篇禁针穴目录及"禁针穴"中具体的禁针文字系将《类经图翼》十四经穴中禁针之穴及相关文字逐一辑出而得。

禁灸穴目录

天柱	承光	头维	攒竹	睛明	禾髎	迎香	颧髎	下关	人
迎	天牖	天府	周荣	乳中	腹哀	肩贞	阳池	中冲	少商	鱼
际	经渠	隐白	漏谷	条口	犊鼻	伏兔	阴市	髀关	申脉	委
中	殷门	心俞	承泣	承扶	瘈脉	耳门	丝竹空	白环俞	阴陵
泉	气冲	四白	天枢	哑门	风府	渊腋	鸠尾	脊中	阳关	石
门	脑户	地五会	头临泣	素髎

禁灸穴

天柱 禁灸。

承光 禁灸。

头维 禁灸。

攒竹

睛明 禁灸。

禾髎

迎香 禁灸。

颧髎　禁灸。

下关　禁灸。

人迎　足阳明、少阳之会，禁灸针。

天牖　不宜灸，灸则令人面肿。

天府　禁灸，灸①之令人气逆。

周荣

乳中　禁灸。

腹哀

肩贞

阳池　禁灸。

中冲

少商

鱼际

经渠　禁灸，灸则伤人神明。

隐白

漏谷

条口

犊鼻

伏兔　禁灸。

阴市　禁灸。

髀关　禁灸。

申脉

委中　禁灸。

殷门

心俞　禁灸。

---

① 灸，灸：原脱，据《类经图翼》卷六补。

承泣　禁灸。

承扶

瘈脉　禁灸。

耳门　禁灸。

丝竹空　禁灸，灸之不幸，令人目小及盲。

白环俞　禁灸。

阴陵泉

气冲　灸之不幸，使人不得息。

四白　禁灸。

天枢　孕妇不宜灸。

哑门　禁灸，灸之令人哑。

风府　禁灸，灸则令人喑。

渊腋　禁灸，灸之不幸生肿蚀马刀疡，内溃者死。

鸠尾　禁灸。

脊中　禁灸，灸之令人偻。

阳关　足少阳经穴，禁灸。

石门　妇人灸之绝孕。

脑户　灸之令人喑。

地五会　禁灸，灸之令人瘦，不出三年死。

头临泣　禁灸。

素髎　禁灸。

【点评】此篇禁灸穴目录及"禁灸穴"中具体的禁灸文字系将《类经图翼》十四经穴中禁灸之穴及相关文字逐一辑出而得。

后记

此书原无序跋，不著撰人，前二卷题曰"针灸集成"，后二卷题曰"经穴详集"。今之书目多以"勉学堂针灸集成"为总书名，以清代廖润鸿为撰者。实则此书编辑年代远早于同治年间，编者也与廖润鸿毫不相干。

一、书名与版本

1991 年中医古籍出版社出版《全国中医图书联合目录》（以下简称《联目》）于该书目下著录有以下五种刻本：

1. 清同治十三年甲戌刻本
2. 清光绪五年己卯北京文宝堂刻本
3. 清光绪五年己卯宝名斋刻本
4. 清光绪五年己卯京都琉璃厂二酉斋刻本
5. 1936 年北平打磨厂老二酉堂刻本

上记五种版本中竟出现三家书坊同一年同刻同一种书这种不可能发生的事。经笔者逐一核查，上记五种刻本实为同一种刻本不同年代的印本，其中北京图书馆所藏初刻早期印本，有清怡亲王府"明善堂珍藏书画印记"长方朱印，纸墨精雅，雕刻颇有康熙间刊本特征，且书中只避圣祖名讳，而于世宗、高宗讳皆不避，则此本当刻于康熙年间。1961 年版《中医图书联合目录》将此本定为"清乾隆刻本"，并加按曰："本项系估计版本，原书既无扉页，又无序跋，与著者年代不相符合，尚待续考。"那么此书书名及其著者又是如何确定的呢？是根据该书重修后印本后加的序文而定，而问题正出在此序文上（见图 1－4）：

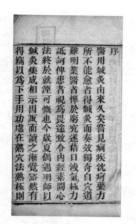

图1　文宝堂挖改序第1版A面

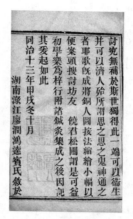

图2　文宝堂挖改序第2版A面

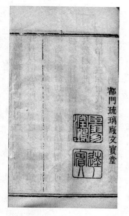

图3　文宝堂挖改序第2版B面

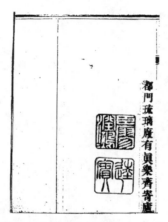

图4　原《考正周身经穴法歌》序

　　此序曰"因将原书《考正穴法》韵以五言"，而《针灸集成》实无此篇目，且书中既无五言"腧穴歌"，书后也无《铜人图》，皆与此序文不合。今考察，此序文乃廖润鸿《考证周身穴法歌》之序。廖氏《穴法歌》是据《针灸大成》卷六、卷七"考正穴法"改编而成，书后附有二幅《铜人图》。以上《针灸集成》序不仅全文出自《考正周身穴法歌》廖氏自序，甚至连版片也直接采用《考正穴法歌》旧版，只是挖去了刻有"考正周身穴法歌序"字样的版心，并将廖氏原序中两处"针灸大成"之"大"字挖改成"集"字，以掩饰作伪痕迹。此外，廖氏原序款识"廖

283

润鸿逮宾氏叙于"下原题作"都门琉璃厂有真乐斋寄庐"(见图4),也被挖改成"都门琉璃厂文宝堂",以示版权所有(见图3)。之所以不惜将早期刻本降为晚期刻本,乃当时文宝堂主人曹光圃往其旧堂主脸上贴金①,真可谓用心良苦。

《联目》则为此伪序所蒙,将《勉学堂针灸集成》的著者定为"廖润鸿",将该书的初刻年代定为"清同治十三年"。试将《针灸集成》的版本源流简述如下:

此书初刻于清康熙间,其早期印本现藏于北京图书馆(见图5);此本后又重印,重印时已有缺版(如卷二第10、12、16、21、49、54页,卷四第6、24页均缺),此重印本现藏中国中医科学院图书馆(见图6)。

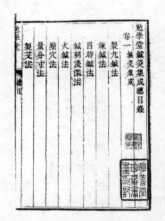 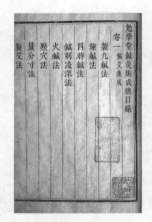 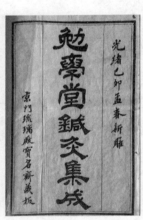

图5 北京图书馆藏初刻早期印本 图6 中国中医科学院藏后印本 图7 宝名斋光绪五年重修本

关于本书的版本著录出现的三家书坊同年刊刻同一书的怪事,如果了解清代琉璃厂书坊刻书的特点,便不足为奇了。当时一种书的版片常常变换主人,新主人用旧版再印时往往一字不动,只是改刻封面(甚至封面也用旧版),另题新主人某某刻梓或藏版而已。虽然在其他年代、其他地方书坊印书也能见到这种现象,但最常见于清代北京

---

① 文宝堂主人先为湖南渌江廖润鸿,后由江西人曹光圃继任。

厂肆，《勉学堂针灸集成》恰好是反映当时这一现象极典型的实例。

约于光绪初，此书旧版归京城琉璃厂时有"厂肆第一书肆"之称的宝名斋，宝名斋得此版后，进行了如下修版工作：将旧版中墨钉全部剜去；补齐了残欠版片，并于版心上补刻"针灸集成"四字①。此重修本印于光绪五年（见图7）。同年就在此修补本刚刚印行不久，宝名斋便遭遇灭顶之灾——因"卖官鬻爵，包揽户部报销，戴五品官服出入景运门"等罪名而被朝廷查封，堂主李炳勋也被遣送原籍山西。关于这桩官司的起诉、查证和判决的过程，在《光绪朝东华录》共有4条详细记载，现将最后判决文字录于下：

光绪五年闰三月—四月第46癸卯谕：前据翰林院侍讲张佩纶、御史李蕃先后具奏商人李钟铭称系尚书贺寿慈亲戚，招摇撞骗及侵占官地等情，并据翰林院侍讲学士黄体芳奏贺寿慈与李钟铭时常往来各节，降旨令都察院堂官会同刑部将李钟铭讯究，兹据该衙门讯明具奏：此案李钟铭即李炳勋，则商人捐纳监生布政司经历职衔，考充誊录，既得议叙，仍在市井营生，辄攀援显宦，交结司坊官员，置买寺观房屋，任意营造，侵占官街，匿税房契，又于差满后擅入东华门内，进国史馆寻觅供事，谋求差使，希图再得议叙，实属不安本分。李钟铭即李炳勋，业已革去职衔，著录所拟，杖六十，徒一年，俟年满后解回山西原籍，交地方官严加管束，毋许出外滋事。李钟铭与贺寿慈认为姻亲，交易往来，讯无干预公事情弊。贺寿慈前已有旨降三级调用，著免其再行置议。

宝名斋被查封后，重修本《勉学堂针灸集成》版片转归文宝堂，如上所述，文宝堂重印时于卷首直接插入了廖氏《考证周身穴法歌》自序的原版，另将宝名斋旧板封面中的"宝名斋"三字挖改作"文宝

---

① 这一蛇足之举反而弄巧成拙，原书只前二卷曰"针灸集成"，后二卷曰"经穴详集"，而将全部四卷版心处皆刻上"针灸集成"，欠妥。

堂"以示版权所有（见图 8）。这里有一个重要细节——文宝堂用宝名斋重修版重印，但其中卷二第 12 页，卷四第 6、24 页采用的却是初刻本的原版片，而没有用宝名斋的补版。至于这 3 页原刻旧版是从宝名斋旧物中寻得还是从别处获得，不得而知。这个细节也成为鉴定宝名斋重修本和文宝堂配补本的关键证据。

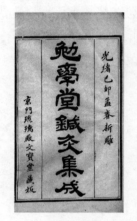

图 8　文宝堂挖改的宝名斋封面

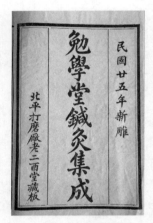

图 9　老二酉堂新刻封面

　　文宝堂配补本之后又归相邻的二酉斋。二酉斋重印时，又重刻《考正周身穴法歌》同治十三年冬月裕麟跋文全文于卷尾，同样也只将原跋中两处"针灸大成"改成"针灸集成"（见图 10）；将旧版廖润鸿序落款"都门琉璃厂文宝堂"挖改为"都门琉璃厂内二酉斋"（见图11）；又将文宝堂旧版封面中的"文宝堂"三字直接挖去而未补刻"二酉斋"字样（见图 12）。

　　最后老二酉堂得此重修版，将旧版中廖氏自序最后一行款识挖去，并不补刻相应堂名；卷尾不载跋文；新刻书名页，于 1936 年重印（见图 9）。

　　综上所述，《联目》所著录上述五种木刻本实际上都是同一版的不同时期的印本，只是在重印过程中递有修补或作伪。参照《联目》通例，该书目著录应如下作：

　　针灸集成二卷　经穴详集二卷　　　　1722 附

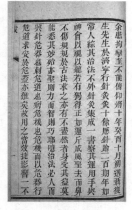 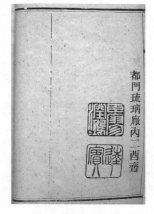 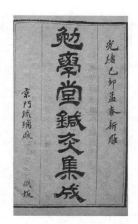

图 10　二西斋印本跋　　图 11　二西斋印本序落款挖改　　图 12　二西斋印本封面

1．清康熙刻本　1　139(后印有8页缺版)

2．清光绪五年己卯(1879)宝名斋重修本　139　140　279……

又文宝堂印本(书前加入廖润鸿《考证周身穴法歌》序伪托廖润鸿编著)　541　590……

又二西斋印本(有廖润鸿《考证周身穴法歌》序、跋文)　186

又1936年老二酉堂印本(有廖润鸿《考证周身穴法歌》序)
2　3　21　139……

《勉学堂针灸集成》现有两种影印本①，一种人民卫生出版社1956年影印，另一种北京中国书店1986年影印。两种影印本均未注明所采用的底本，也未保留底本的书名页(扉页)。

经考察，人民卫生出版社影印本的正文与宝名斋本相合，而序文则见于文宝堂、二西斋和老二酉堂印本。又影印本卷首附有四幅"明堂

---

① 2000年海南出版社影印故宫珍本丛刊第381册也收录了《勉学堂针灸集成》一书，所用底本经比对与宝名斋重修本相同。

图"，笔者经眼的国内各种版本皆无①。可见，人民卫生出版社影印本所采用的底本是由多部不同时期印本拼合而成。这一影印本后成为流传最广的版本，目前《勉学堂针灸集成》一书的点校本即采用此影印本为底本。

中国书店的影印本经比对，与北京图书馆藏本相同，采用的是《勉学堂针灸集成》初刻早期印本影印，而且保留了原本版心及墨钉，因而可靠程度较高。

这里要特别指出的是，清光绪二十二年林翼臣辑有一书名曰"针灸集成"，经核查此书与《勉学堂针灸集成》毫不相干，是两本完全不同的书(见图13)。而1961年中医研究院、北京图书馆合编的《中医图书联合目录》误将此书著录为《勉学堂针灸集成》的一种版本，此后许多中医古籍书目，包括收藏此本的馆藏目录皆沿袭此误。

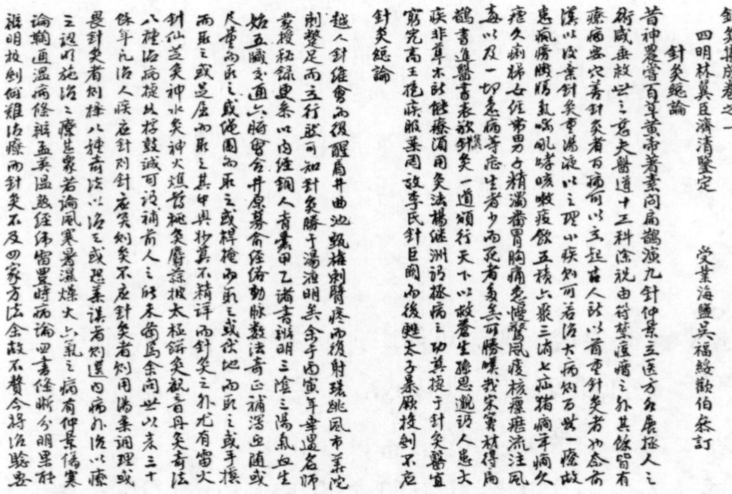

图13 清光绪林翼臣《针灸集成》

---

① 据笔者考察，古医籍原书中配有大幅图板者，绝大多数都被后人抽出，幸存无几的书、图合一的版本多在国外保存。按理说，既然自文宝堂重印宝名斋重修本《勉学堂针灸集成》时直接插入了《考正周身经穴法歌》一书序文，该序明确提及"将铜人图按法缩绘小图"，书坊主自当于书后另附当时很容易得手的全套铜人图或铜人明堂图，以掩盖作伪的痕迹。虽然由于缺乏可靠证据，不能确认当年文宝堂本是否附有四张铜人明堂图，但确知1930年天华馆本附有四大幅铜人明堂图，而笔者经眼的国内收藏的这一版本也未见此套图。

关于本书的书名，从现存各版本来看，全书四卷实由两部分构成，前两卷为第一集"针灸集成"，后两卷为第二集"经穴详集"，无总书名。《北京图书馆善本特藏部藏中国古代科技文献简目(初稿)》著录为"勉学堂针灸集成经穴详集"；1930年天华馆印本、1956年人民卫生出版社影印本、1986年中国书店影印本均作"针灸集成"；现行其他书目关于此书的著录多据清光绪间重修本书名页题作"勉学堂针灸集成"。据笔者考察，古医书合集合编合刊者，不论是编者自编，还是后人合刊，皆可见以合集中第一集名称作为总集名称之例。依此例，这里可以将第一集"针灸集成"用作全集的总名，可是这与元代、清代各一种针灸书完全同名，冠以"勉学堂"三字作"勉学堂针灸集成"以示区别可也。该书总目录作"勉学堂针灸集成总目录"，显然也是将第一集的名称"针灸集成"作为全集的总名。至于北京图书馆采用的书名方案，看起来好像更准确，但毕竟是二集名称的直接叠加，还难以成为一种古医书命名的类型。如果原书有更多的子集，这种命名法便无法操作。

二、内容与刊刻体例

据笔者考察，该书实以三部书为素材按统一的框架重编而成，所引三书一曰《东医宝鉴》，一曰《针灸经验方》，一曰《类经图翼》。其中对于《针灸经验方》一书，引录全书所有文字；对于《东医宝鉴》一书，引录了其中"针灸篇"全文及其他篇中所有"针灸法"文字；《类经图翼》，引录了该书的全部腧穴部分，即卷四禁针、禁灸穴，卷六、七、八全文及卷十"奇俞类集"篇。在编排上，将前二书文字夹杂抄录，即先录一段《东医宝鉴》，插入一段《针灸经验方》文字，再接抄其余《东医宝鉴》《针灸经验方》文字。

早年读《勉学堂针灸集成》，见书中引录《针灸经验方》的文字中有大量墨钉、墨块，我以为《勉学堂针灸集成》所采用的《针灸经验方》可能是晚期印本，旧板漫漶字迹难辨，或有缺版现象。但这一判断又与已经确认的其他事实不合，直到2007年我见到《针灸经验方》的初刻初印本时，才解开这个谜——这些墨钉、墨块原来是《针灸经验方》原书中的朝鲜文注文，而且墨块所占空间与《针灸经验方》原刊本朝鲜文所占空间完全对应。这提示《勉学堂针灸集成》采用的《针灸经验方》是原刊本。

单从形式上看，《勉学堂针灸集成》有理有法，有穴有方，简直就像一部古典针灸学纲要，故颇能吸引针灸人及研究者的目光。其实此书中的理论、刺灸法、腧穴、针灸方皆从不同的文献拼合，并不是一个前后关联的有机整体。特别是卷三、卷四"经穴详集"所集十四经穴内容，每一条经穴皆以"□ ☞ 经共□ 穴"和"□ ☞ 经左右凡□穴"为题集自不同来源的经穴内容，其中"□ ☞ 经共□ 穴"题下的内容录自《类经图翼》，可是令人十分不解的是，所录十四经穴的部位、主治、刺灸法、歌赋选录等所有文字中，唯独关于经穴定位的文字不是录自《类经图翼》，且在现存所有的针灸文献中查不到相对应的文字。如果说这部分文字系编者新编，为何在引用其他文献时没有编者"新编"的痕迹，而独于此处"新编"，且不作任何说明与标注？如果说这些文字同样也是引用他人的文献，又为何查不到出处？这个谜底一直到笔者有幸鉴定明代正统铜人时才揭开——这些文字是依据正统铜人目测点穴的文本。那么，这些十分珍贵的文字为何如此诡异地嵌入在该书所引《类经图翼》的文字中？只有查明《勉学堂针灸集成》的编者才有可能找到问题的答案。

三、编者

此书原本无序跋，编者不详①。然而此书既然是清代雍正乾隆年间皇家宗室允祥及其子弘晓明善堂旧藏，则多半不会出自无名之辈。而书中收录了明正统铜人的目测点穴文本这一事实为考察此书的编者提供了重要的线索——编者或者是撰写此点穴文本的人，或者是有可能得到此文本的人。已知，正统铜人自明正统八年仿宋重做后一直藏在明、清太医院，能够长时间、近距离仔细观察它并写出这种专业性文本的应当是当时的医官；有可能得到这份文本的人除了作者本人之

---

① 从此书全部四卷卷端皆未题编者名氏来看，很可能原书就未题编者。

外还有作者的家人、后人。要进一步缩小选择范围，就必需搞清文本的用途，最直接的用途是仿制明正统铜人，其常规用途可用于考试学习针灸的学徒。这样最有条件的便是同仁堂药室的主人乐显扬（字尊育，1630—1688）。证据如下：

第一，乐氏青年时在清太医院任医士，康熙二十三年（1684）皇帝又诏书晋封乐显扬为太医院吏目，诏书是用满文和汉文分别书写，同时颁发的①。在其任职期间，职掌出纳文书，有机会博览太医院所藏历代医书，完全有条件在清初见到编辑《勉学堂针灸集成》所用的三本书，特别是朝鲜的《东医宝鉴》和《针灸经验方》②。其中，《针灸经验方》是古代朝鲜医书中对中国古典针灸术有阐发有创见难得一见的书，《类经图翼》则是后来清朝廷官修《医宗金鉴》针灸卷的最主要参考书。能选定此二书，足见其眼力过人。

第二，非常巧的是，收藏《勉学堂针灸集成》初刻本的北京图书馆，还收藏了清抄本《□医针灸经验方》一书（见图14），卷前钤有"明善堂览书画印记"，也系清怡亲王府明善堂的旧藏（见图15），书的外封还注有"清宫秘本"四字（见图16）。经逐条比对，确认此抄本抄录的是《东医宝鉴》针灸卷及其他卷"针灸法"，也即《勉学堂针灸集成》抄录《东医宝鉴》一书的全部文字，据此可判定此抄本封面书名残缺的首字为"東"字，识作"宋"字者乃后人臆测不足据也。同时可判定《东医针灸经验方》原书应当有两册包括《东医宝鉴》和《针灸经验方》两部。据笔者考察，《针灸经验方》一书原书除见于清太医院藏书目录外，国内私人及公共图书馆皆无收藏③，因此这部由怡亲王府收

---

① 任旭. 同仁堂创办者与清太医院[J]. 中华医史杂志，2006（3）：176–177.

② 在《御药房旧存新收医书》所载旧存医书有：东医宝鉴（一部四套；一部二十五本）、刺灸经验方（一本）；御药房嘉庆四年新收医书：东医宝鉴（一部二匣）。其《针灸经验方》一书，被抄作"刺灸经验方"，在同一份目录中《针灸大成》也被抄作"刺灸大成"，乾隆官修《医宗金鉴》针灸部也作"刺灸心法要诀"，可见将《针灸经验方》抄作"刺灸经验方"不像是笔误，至于将"针灸"改作"刺灸"的原因不详。

③ 中国中医科学院图书馆著录一抄本，经核查系今人据日本安永七年刊本抄录。

藏的"清宫秘本"也只能是当时清太医院的医官抄写，而可能性最大的抄写者依然是乐显扬。其一，乐氏早年在太医院正是负责管理图书，有近水楼台之便；其二，也是最关键的铁证是，抄本《东医针灸经验方》现存的《东医宝鉴》文本的错别字也见于《勉学堂针灸集成》（见下表），这只能说明《东医针灸经验方》的编者与《勉学堂针灸集成》的编者是同一人。《东医针灸经验方》的抄录实为接下来《勉学堂针灸集成》的编辑做准备。此后成品书《勉学堂针灸集成》刊刻出版，而用作《勉学堂针灸集成》编写素材的《东医针灸经验方》未刊，收藏于清太医院，后归清怡亲王府明善堂的旧藏，又经收藏家李次愚之手最后归属于北京图书馆，历经周折与《勉学堂针灸集成》同归一处，也称得上一段奇缘。

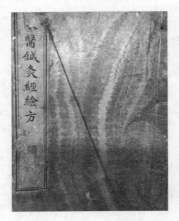

图14　清抄本封面

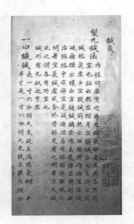

图15　明善堂览书画印记

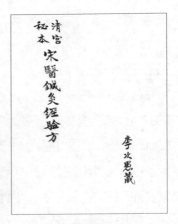

图16　清抄本外封

篇名	东医宝鉴	东医针灸经验方	勉学堂针灸集成
用针宜审顺逆	刺不知逆顺，真邪相搏	刺不知逆顺，其邪相薄	同抄本
六合所出所入	阳陵泉者，正竖膝与之齐	阳陵泉者，正竖膝与之脐	同抄本
禁针灸	刺中膈，为伤中，其病虽愈	刺中膈，为伤，其病虽愈	同抄本
	刺郄中大脉，令人仆脱色	刺郄中大脉，令人伸脱色	同抄本
	刺上关者，㕮不能欠	刺上关去，㕮不能欠	同抄本
	刺眶上陷骨中脉	刺眶上陷省中脉	同抄本

续表

篇名	东医宝鉴	东医针灸经验方	勉学堂针灸集成
禁灸穴	申脉	中腕	同抄本
	阳关	阳阙	同抄本
别穴	明堂一穴	明堂二穴	同抄本
手阳明大肠经左右凡四十穴	温留二穴一名逆注	温留二穴一名通注	同抄本
足少阴肾经左右凡五十四穴	通谷二穴……在上脘旁	通谷二穴……在上肮旁	同抄本
手少阳三焦经左右凡四十六穴	天井二穴……留七呼	天井二穴……陷七呼	同抄本
足少阳胆经左右凡九十穴	带脉二穴在季肋端	带脉二穴在季肋端	同抄本
奇穴	不出于《灵枢》	不出在《灵枢》	同抄本
取膏肓俞穴法	使胛骨开离，勿令动摇	使脾骨开离，勿令动摇	同抄本

第三，长期在太医院供职使乐氏完全有条件近距离接触到藏于太医院中的明正统铜人，并通过目测写出详细的点穴文本。

第四，据笔者考察，乐氏曾铸针灸铜人，笔者经眼的有两具，一具现藏于北京同仁堂（见图17），另一具原为济南宏济堂旧物，现藏于济南市中心医院（见图18）。经仔细比对，两具铜人的腧穴定位特

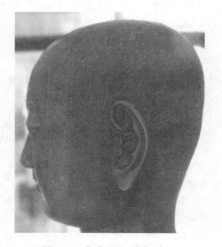

图17　北京同仁堂铜人

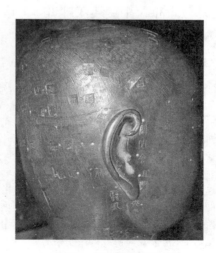

图18　济南宏济堂铜人

征与隐藏于《勉学堂针灸集成》中明正统铜人点穴文本完全吻合，显然是珍藏于清太医院的明正统铜人的仿制品，而且是已知铜人中仅有的明正统铜人的仿制。仿制明正统铜人，这在当时是一件重大事件，非与朝廷有特殊关系者连想都不敢想。即便是有这样特殊的背景，乐氏也不敢张扬，而是有所掩饰，其一，铜人的高度不及原铜人的一半；其次，外形上也有所区别。与皇室及朝廷有关系密切者当然不只乐氏一人，然而在那个特定的时间段拥有特权，并且有明确的仿制铜人的需求和动机者只乐氏一人。乐显扬仿制明正统铜人的目的和动机有以下三点：其一，受明朝正统八年为建太医院重铸天圣铜人、重刻《铜人图经》的壮举的影响；其二，复制铜人并考试学徒，而且确有关于乐氏曾用此铜人考试学徒的记载①；其三，作为同仁堂的标识。"铜人"与"同仁"同音，一语双关，从而为以针灸铜人用作同仁堂标识埋好了伏笔，该铜人至今仍作为北京同仁堂镇堂之宝珍藏于该堂。

第五，现藏于乐家老铺北京同仁堂和济南宏济堂的针灸铜人，皆比原型正统铜人多出"中枢"一穴，又恰与《类经图翼》载穴吻合。关于此穴的收录，张景岳有如下说明："此穴诸书皆失之，惟《气府论》督脉下王氏注中有此穴，及考之《气穴论》曰'背与心相控而痛，所治天突与十椎'者，其穴即此"，这提示明正统铜人的仿制与《勉学堂针灸集成》的编写是同时进行的，或者编书在前铸铜人紧接在后，点穴文本的编者与《勉学堂针灸集成》的编者应当是同一人。因为如果这两个文本出自不同的编者，而铜人只是依据明正统铜人点穴文本点穴，无论如何也不会多出一穴，而且多出的一穴又恰好是收录在《勉学堂针灸集成》中张景岳《类经图翼》最先归入经穴的"中枢"（见图

---

① 杨建业. 前门传说[M]. 北京：北京出版集团公司，2012：99. 乐氏此举极可能是受同样出自浙江的明代针灸大家凌云的影响。《明史·凌云传》载"孝宗闻云名，召至京，命太医官出铜人，蔽以衣而试之，所刺无不中，乃授御医"，乐氏祖籍浙江宁波府慈水镇（今宁波镇海），祖上几代都以行医卖药为业，明永乐年间（1403～1424年）迁居北京，对此后传为佳话的凌云这段特殊经历一定印象深刻，最终由乐显扬完成了向凌云致敬的壮举。

19），同时这份珍贵的明正统铜人文本也不可能恰好与《类经图翼》十四经穴文字"打包"而一道载入《勉学堂针灸集成》。

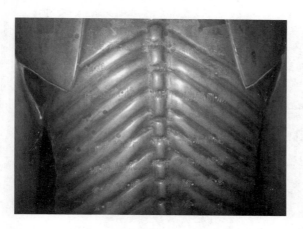

图 19 同仁堂、宏济堂铜人背部督脉穴均较明正统
铜人多出"中枢"一穴，独与《类经图翼》合

　　虽然乐氏后人也有可能通过家传得到这份点穴文本，但已知铜人的铸造与《勉学堂针灸集成》的编辑作为一个整体，且书的编写不晚于清康熙间，那么乐显扬四个儿子中有可能铸铜人的只有最终继承药业的第三子乐凤鸣（1661—1742）。然而乐凤鸣早年一心科举仕途，至康熙四十一年（1702）继承父业后主要精力又在丸散膏丹及各类剂型配方的整理研究①，短时间内很难在针灸方面达到较高的水平；更主要的是，如要编辑《勉学堂针灸集成》，除了有明正统铜人的点穴文本外，还必须同时拥有《类经图翼》《东医宝鉴》《针灸经验方》三书，而已知的证据表明，《针灸经验方》只见于太医院收藏，乐显扬不可能据为己有并传与其后人（事实也表明，乐显扬离开太医院后，并没有将用作《勉学堂针灸集成》编写素材的《东医针灸经验方》带走，而是留在了太医院），因而可以排除乐凤鸣为《勉学堂针灸集成》编者的

① 鲁波，许珑. 告诉你一个真实的同仁堂[M]. 郑州：中州古籍出版社，2006：34－42.

可能。

那么，是否还存在这样的可能性：乐显扬的某一精于或爱好针灸的同事根据目测编写了明正统铜人的点穴文本；又抄录了《东医宝鉴》一书的针灸内容及《针灸经验方》，基于此再加上《类经图翼》一书的腧穴文字，完成了《勉学堂针灸集成》的编辑，最后乐显扬又根据《勉学堂针灸集成》铸造了后来用作同仁堂药铺标识的针灸铜人。首先，没有铸造铜人动机的人不可能编写出如此详细的点穴文本，更不可能也没有必要如此诡异地将此文本隐藏于《类经图翼》的腧穴文字之中；其次，如果不是点穴文本的编写者，是不可能从《勉学堂针灸集成》一书中辨认出哪些文字属于点穴文本，不可能明白其意义，也就谈不上根据这些文字复制针灸铜人。因此这一可能性完全不存在。

在排除了其他的可能性之后，形成一条完整而坚实的证据链并得到如下的结论：《勉学堂针灸集成》的编写和针灸铜人的铸造是作为一个整体由同一人完成的，即同仁堂的创始人乐显扬，他既是明正统铜人点穴文本的编者，又是《东医针灸经验方》《勉学堂针灸集成》的编者，也是同仁堂铜人的铸造者。只有具备这样特殊经历和背景的乐氏才深知此点穴文本的意义与价值，以其得之不易欲其传世，又不想引起当时人注目，于是便采用极其隐蔽的方式——与《类经图翼》经穴定位文字移花接木；很可能正是因为书中收录了当时不便公开的内容——尽管采用了极其隐蔽的手法嵌入，故原书不冠序言，也不题编者。

随着《勉学堂针灸集成》编者的考定，与此书同时而铸的同仁堂、宏济堂铜人年代之疑也随之澄清。现藏于同仁堂的针灸铜人标牌标注"明代刻有针灸穴位的铜人模型"，现藏于济南中心医院的原宏济堂铜人则笼统说"乃明末、清初所铸"①。准确的表述应作"清康熙年间仿明正统针灸铜人"。

---

① 济南市卫生局 1985 录制 DVD 光盘《泉城针刺手法荟萃》. 济南：齐鲁电子音像出版社，2011.

　　顺便提及，乐氏后人因机缘巧合与《勉学堂针灸集成》发生交集的是乐家老铺宏济堂创始人乐镜宇（1872—1962），字铎，是同仁堂乐氏家族第十二代传人第三房乐叔繁的长子。光绪三十三年（1907），乐镜宇济南"宏济堂"药店挂牌营业，成为北京老乐家在京城外开设的第一家药铺。这位乐显扬的第十三代重孙也像其先祖当年创建"同仁堂"时完成铸造针灸铜人的壮举一样，在光绪三十三年创建"宏济堂"时，完成了校正祖传铜人图并勒石刻碑的壮举——也是针灸史上的一个创举（见图20、21）。乐镜宇博采群书，对家传明以前旧图详加校勘，使原图中的错误得到了较彻底的纠正，仍依旧图尺寸令人上版刻石。此套《明堂图》石刻四方，并题记一方，共五方，成为此套图中的精品。然而乐镜宇显然不知其先世乐显扬曾编辑出版有《勉学堂针灸集成》一书①，更不曾想到30年后，书商将他曾亲手校订的四幅铜人明堂图附于该书之后②（见图22、图23）。

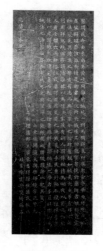

图20　乐镜宇校明堂图题记

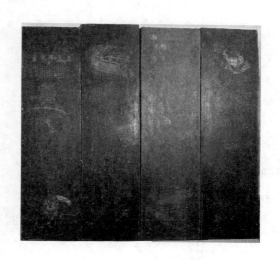

图21　三人明堂图及脏腑图石刻

---

　　①　如果他知晓此书的来龙去脉，不可能容忍当时将此书的知识产权归属于廖润鸿。
　　②　虽然大多原本图与书合一的《勉学堂针灸集成》版本，由于种种人为的因素，如今图、书分离而难以具体考知何时何家书坊将明堂图附于书中。但可以确定的是，1930年天华馆刻本以及人民卫生出版社影印本皆附有四大幅明堂图。

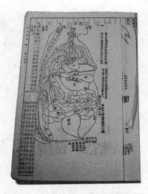

图 22　人卫影印本明堂图

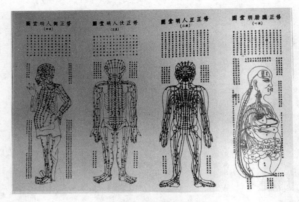

图 23　天华馆明堂图

　　历史竟是这样惊人的相似，当年乐显扬观正统铜人撰点穴文本、编《针灸集成》、铸针灸铜人的壮举被历史冰封，200 多年后其后人乐镜宇校铜人图勒石刻碑的创举同样被冰封，不为人知。

　　然而，历史又会在人们意想不到的时候以意想不到的方式消融冰封，重现真相：历史先安排我与乐镜宇创制的五块"明堂图"石碑朝夕相处了 3 年①，但由于史料匮乏，始终没能将这一孤立事件找到确

---

　　①　这 5 块明堂图石碑从我 1983 年读研究生时就知其藏于由我所在的文献研究室分管的针灸博物馆，1994 年我所办公楼维修，我曾在这个博物馆中办公约 3 年时间，与这五块碑天天见面，但就是不知主持此明堂图修订的乐镜宇是何许人也，更不知他的先世乐显扬曾编辑《针灸集成》、仿制明正统铜人。

定的关联，也不知乐镜宇是何许人也。这时历史又安排我于 2002 年前往圣彼得堡与明正统铜人相见，虽先后找到一个个证明其身份的证据，但由于铜人所刻的穴名绝大多数已被磨灭，不仅失去了确证身份的完整"指纹"，更要命的是铜人的复制工作无法完成。就在鉴定和复制明正统铜人的关键时刻，历史又再次将隐藏于《勉学堂针灸集成》中的点穴文本——明正统铜人的目测点穴文本的意义浮现，从而一举完美解决了这一看似不可能解决的难题。最后又先后于 2006 年和 2009 年让我与同仁堂铜人和宏济堂铜人"偶遇"。在目睹了明正统铜人、破译了《勉学堂针灸集成》的点穴文本的意义之后的我，再看这两具铜人时，很快便看破了其来历——据明正统铜人的仿制品，这时再回看那五方与我朝夕相处的石刻明堂图，那种"众里寻他千百回，蓦然回首，那人却在灯火阑珊处"惊喜难以言表。当这一件件被岁月冲散的物件重新集合在一起时，它们的意义层层显现，一条完整的证据链形成。今天回放整个历史事件的冰封与化解过程，表面看起来，似乎历史事件的发生是偶然与巧合，其真相的发现也是一个个偶然与巧合，然而被历史冰封三百年、相隔千万里、散落国内外、记载着乐氏家族传扬针灸伟绩的所有物证都由我一人在很短的时间内一个个地偶然巧遇，这还能用"偶然"和"巧合"来解释吗？我一直在想，整个事件是否正是命运的安排？先埋下一个个"伏笔"，再于合适的时候一个个"浮现"，这些以往人们只能在悬疑电影或小说中才可见到的场景都一个个在这本小书中展现，而且表现得更加扑朔迷离，这个奇特案件的侦破，让我对文献研究、史学研究有了新的认识：古医籍的鉴定出一个错是那样的容易——不论是初入此门的新人，还是深谙此道的老手、大家，发现并纠正一个错是那样的难（那么多明显的错误在那么长的时间内竟无一人看破），而要揭开最后一层面纱露出真面目很多时候单凭用心和努力还不够，还需要"运气"相助，或者说是命运的垂青。

　　乐显扬《勉学堂针灸集成》的编辑和明正统铜人的仿制，及其 13

代孙乐镜宇精校祖传铜人明堂图并勒石刻碑以为规范，抚去300年的历史尘封而重现光彩。明朝廷于正统八年为建太医院重铸天圣铜人、重刻《铜人图经》的壮举，200多年之后一个家族以一家之力完成了足以媲美的壮举，更神奇的是相隔200多年的两次重铸铜人充满传奇色彩的命运竟然由一本同样充满传奇色彩的小书紧紧地连在了一起——没有明正统仿宋铜人，也就不可能有我们今天所见的同仁堂铜人；而没有藏于《勉学堂针灸集成》书中点穴文本的发现，被历史冰封的明正统铜人很难获得新生，一座座历史的丰碑展现了乐氏家族不为人知的、深长的针灸之缘①，在中国针灸发展史留下了炫彩的一页。

四、价值与影响

《勉学堂针灸集成》最大的价值在于完整载录了明正统铜人的点穴文本，其腧穴定位文字中大量出现的是"大些""小些""微上""微下""微高些""微向内""二寸少""五寸大些""一寸微外些""横开一寸大些"等这类明显带有目测性质的字眼，对于穴与穴之间相对位置关系的描述特别详细，与我们常见的腧穴文献的体例完全不同，所描述的腧穴位置以及相邻腧穴位置关系与现藏于圣彼得堡米国立塔什博物馆的明正统铜人腧穴定位完全吻合。说明这是一份目测正统铜人描述腧穴定位的文献，而且也是传世针灸文献中现知的唯一一种直接根据针灸铜人描述腧穴部位的文献。该文本不仅是乐氏当年仿制明正统铜人的关键文本和考试学徒取穴的依据，更于300多年后成为鉴定和仿制明正统铜人的关键文本，正是借助这一珍贵文献，再核照明正统石刻《铜人图经》文本，成功而准确地辨认出了现藏于圣彼得堡米国立塔什博物馆的明正统铜人上的全部穴名，解决了这一原以为无法完美解决的难题。从而也重新赋予了明正统铜人在腧穴定位上的学术生命。

同时这份非常珍贵的文本，其腧穴定位的表述方法对于当今的国

---

① 甚至完全有理由相信："同仁堂"正是出自"铜人堂"的谐音。

家标准《经穴部位》修订很有启示：对于腧穴定位的描述应注意与相邻穴的位置关系的说明，即古人所谓"取五穴用一穴而必端"，尽可能减少由于文字表述的局限性、人体形状的不规则性以及人体不同部位取穴折量单位长度的不一致性所造成的对同一腧穴定位描述文字不同理解的可能性。

《勉学堂针灸集成》的文献价值还在于完整辑录了朝鲜许任《针灸经验方》一书。《针灸集成》所撰用的三部书中，《东医宝鉴》《类经图翼》两部书在中国流传很广，而《针灸经验方》一书在中国境内极少流传，当代中国针灸人几乎都是通过《勉学堂针灸集成》才得以接触《针灸经验方》的内容。经考察，当今针灸教材及工具书凡引《集成》文字几乎全出自该书引录《针灸经验方》的部分；今人对于该书学术价值的好评实际也是针对其中《针灸经验方》部分①，针灸医生在临床应用该书的效穴验方也出自这部分，例如国内最早重新发现干针疗法并用于临床也是源出自《勉学堂针灸集成》②，只是人们一直将此书作为中国针灸古籍加以称引，毫不察觉实际引用的是朝鲜针灸古籍。

该书对于晚清、民国时期的针灸学也产生了一定影响：晚清周树冬的《金针梅花诗钞》、民国代表人物承淡安的代表作《中国针灸治疗学》皆以《勉学堂针灸集成》作为重要参考文献③。

黄龙祥
2018 年 5 月

---

① 盛燮荪，崔增骅，江一平. 略论《针灸集成》的学术成就[J]. 北京中医，1986(5)：52 – 53.

② 江一平. 针灸肩臂痛病案介绍[J]. 江苏中医，1963(1)：26 – 27.

③ 《中国针灸治疗学》一书的腧穴主治实录自《勉学堂针灸集成》，而承淡安皆未标明出处，我的博士生王勇通过逐条逐字对照而确认了这一事实。